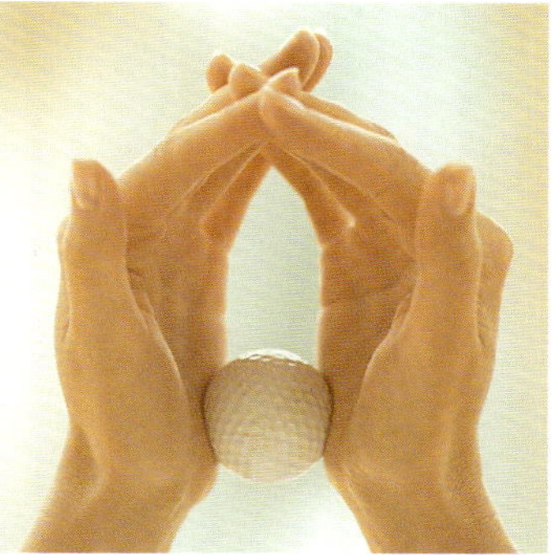

reflexología

la salud en tus manos

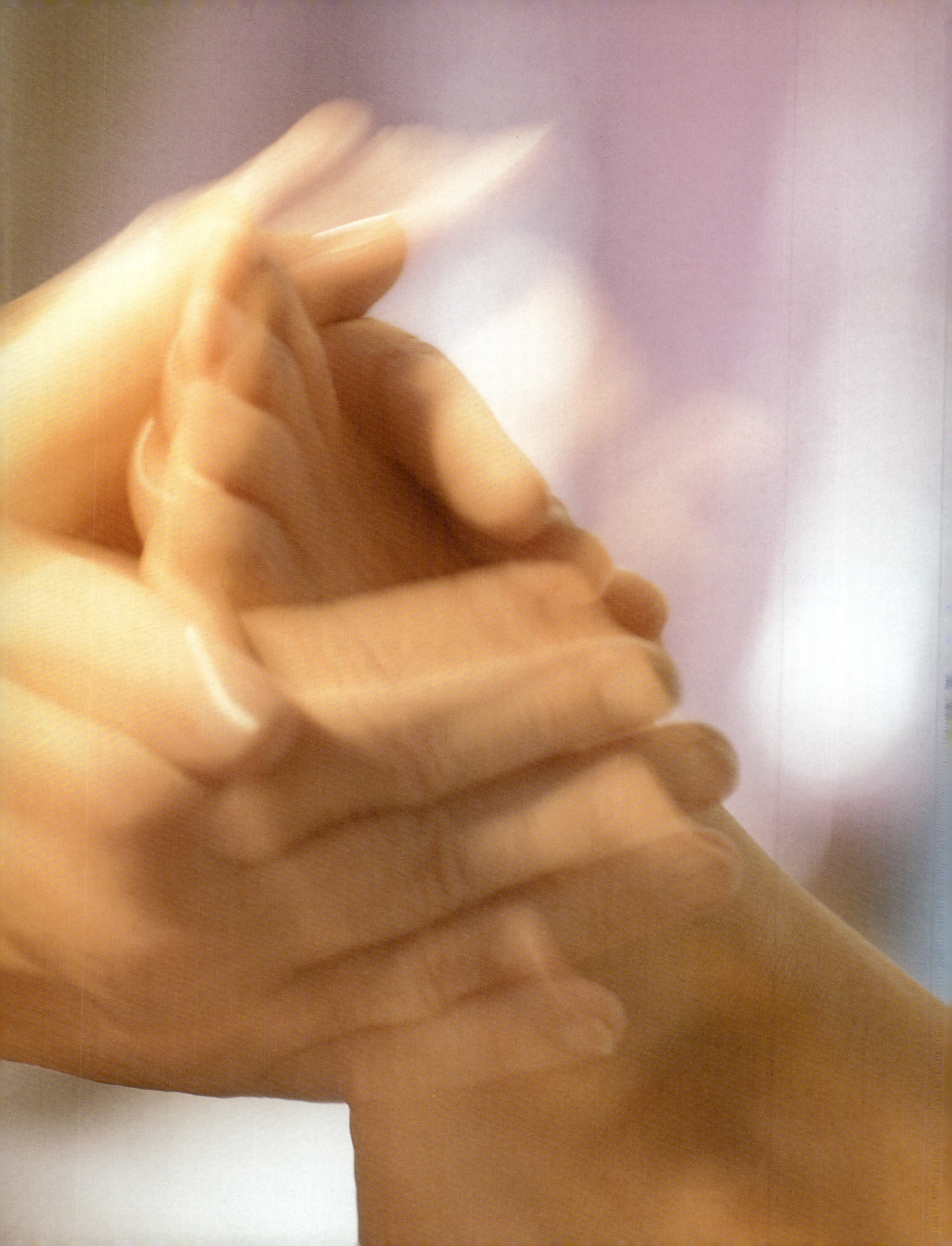

reflexología

la salud en tus manos

BARBARA Y KEVIN KUNZ

FOTOGRAFÍA DE RUTH JENKINSON

CÍRCULO de LECTORES

LONDRES, NUEVA YORK, MUNICH,
MELBURNE y DELHI

Editor: Shannon Beatty **Diseñador:** Mark Cavanagh
Editor en jefe: Penny Warren **Editor artístico en jefe:** Margherita Gianni
Editor ejecutivo: Stephanie Farrow **Editor artístico ejecutivo:** Mabel Chan
Diseñador en DTP: Sonia Charbonnier **Editor de la colección:** Mary-Clare Jerram
Director artístico: Carole Ash **Director de producción:** Louise Daly

Traducción: Alejandra Perucha Martínez
Título original: *Reflexology. Health at your fingertips*

Círculo de Lectores, S.A. (Sociedad Unipersonal)
Travessera de Gràcia, 47-49. 08021 Barcelona
www.circulo.es
1357940048642

Licencia editorial para Círculo de Lectores
por cortesía de Dorling Kindersley Limited.
Está prohibida la venta de este libro a personas
que no pertenezcan a Círculo de Lectores.

Primera publicación en Gran Bretaña en 2003
por Dorling Kindersley Limited.

ISBN: 84-672-0532-6
N.° 32243

Impreso en Portugal

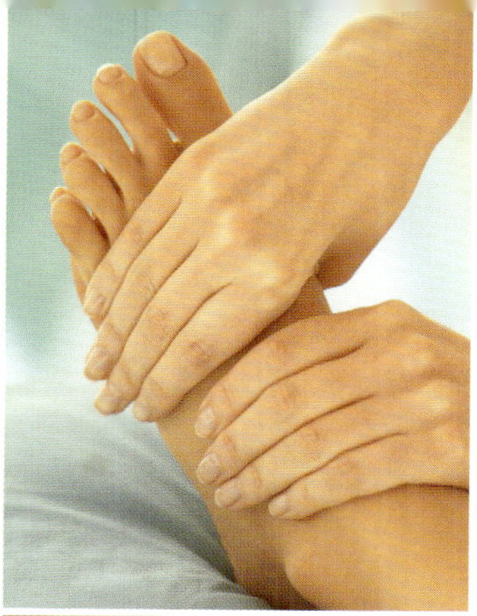
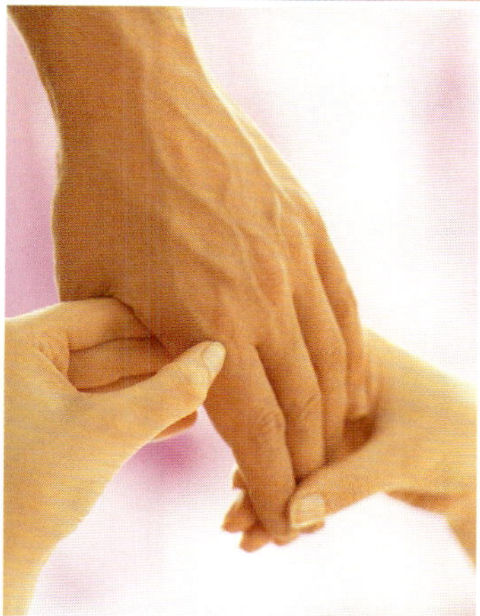
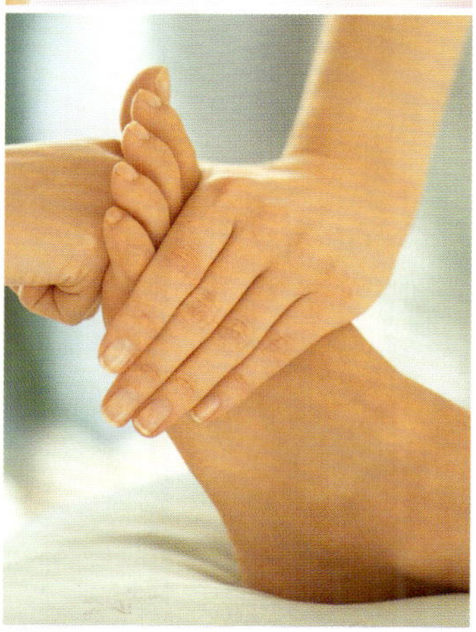
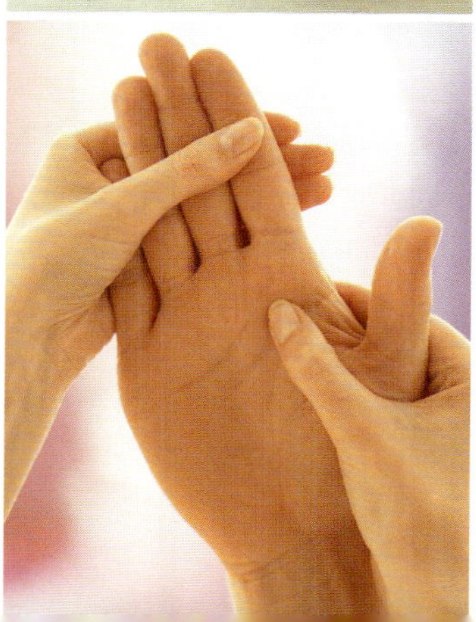

ÍNDICE

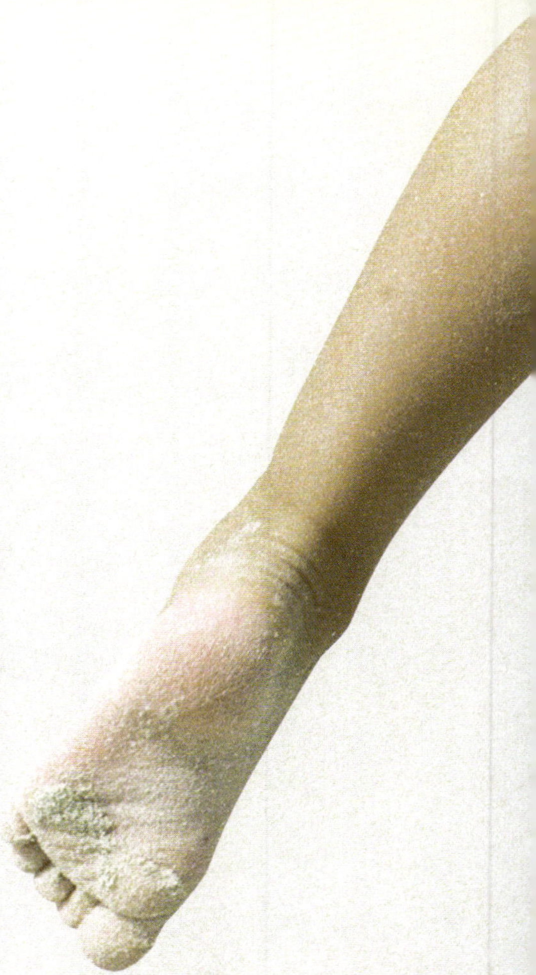

INTRODUCCIÓN

Después de 27 años como reflexólogos profesionales, escritores y profesores, podemos —y lo haremos en este libro— explicarle la historia y la teoría de la reflexología, sus beneficios y las investigaciones al respecto, las técnicas, los mapas y su uso como tratamiento médico. En esta introducción, sin embargo, nos gustaría mostrarle qué ha hecho la reflexología por tantas y tantas personas.

Siempre nos ha sorprendido que el trabajo con la reflexología, para muchos, tenga una motivación personal. El deseo de ayudar a otras personas está fuertemente arraigado en las prácticas y los valores de la reflexología. Una vez preguntamos a los reflexólogos por qué habían elegido esta profesión. La respuesta de terapeutas de 11 países diferentes fue unánime: para ayudar a la gente.

Como observó Barbara Dobbs en su innovador estudio, «Alternative Health Approaches», publicado en el *Nursing Mirror* (vol. 160, núm. 9, 27 de febrero de 1985), «nuestro propósito al utilizar la reflexología con estos pacientes (cáncer) era aliviar el dolor, pero pronto nos dimos cuenta de su efecto beneficioso en el estado de ánimo de los enfermos y de sus familias: se estaba haciendo algo por ellos, existía un tratamiento complementario indoloro. En tres situaciones enseñamos a un pariente a utilizar la reflexología y las dos partes parecían beneficiarse por igual de los resultados… Los comentarios de los pacientes sobre la reflexología mostraban su alegría por disponer de una manera de percibir el apoyo y la presencia de un familiar en sus últimos días, al mismo tiempo que éste sentía que contribuía al bienestar de una persona amada».

Nos introdujimos en el mundo de la reflexología gracias a la madre de un niño con ceguera parcial

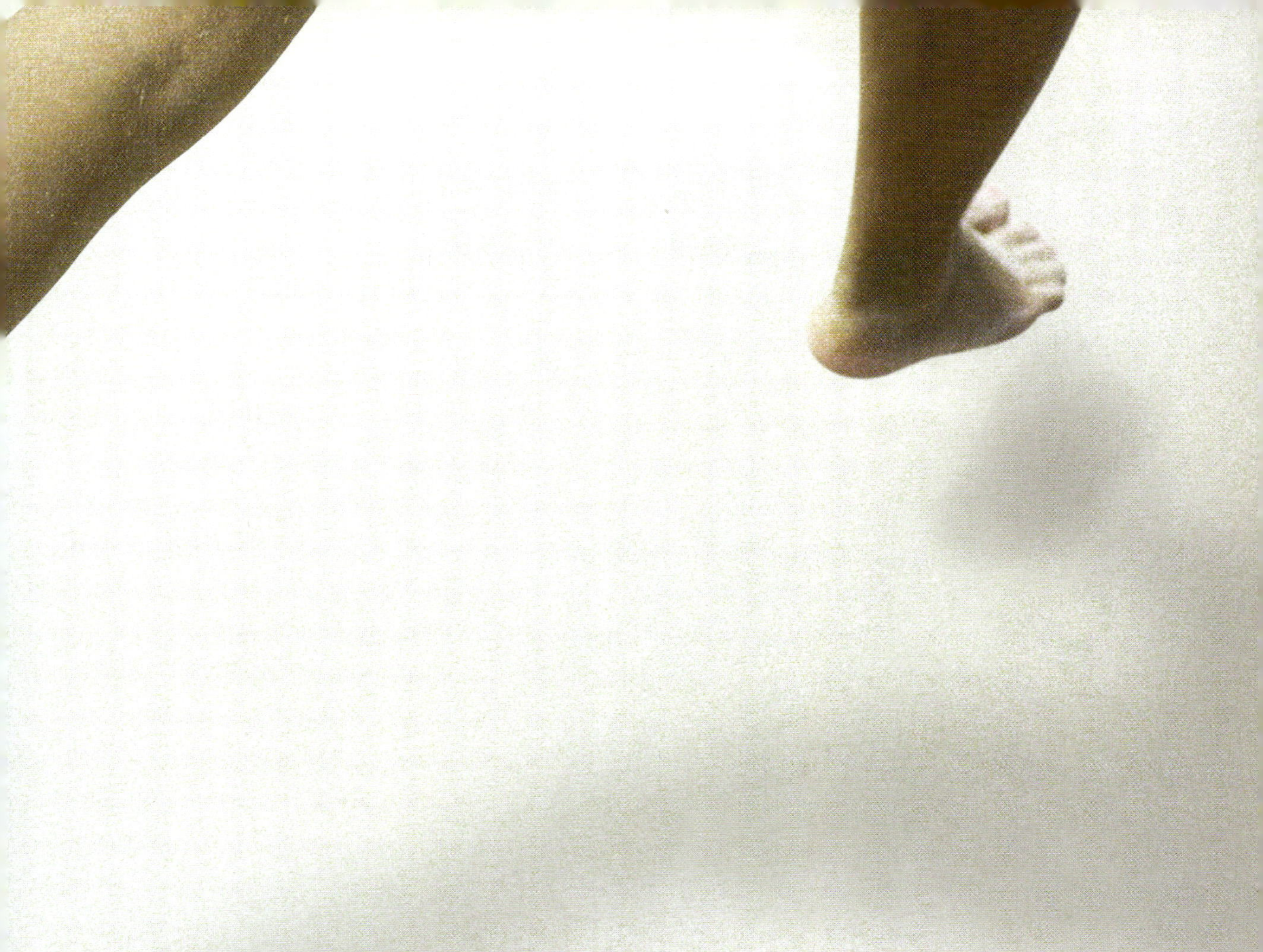

provocada por un accidente. Ella ya la había utilizado para dominar su artritis y aplicó su habilidad para ayudar al ojo ciego de su hijo a focalizar de forma normal. Otra amiga nuestra tenía una hija a quien los médicos habían recomendado ingresar, ya que no se esperaba que pudiese recuperarse lo suficiente de un accidente de coche como para vivir de forma independiente. No obstante, después de que su madre aplicara la reflexología, la hija regresó a su trabajo como profesora.

En otro caso similar, un maestro retirado que acudía a nuestras clases de reflexología para mejorar la movilidad de sus manos artríticas empezó a aplicar las técnicas a su mujer. Cuando la conocimos, vimos por qué estaba tan interesado en ayudarla: había sufrido un derrame cerebral, y él quería demostrarle que se interesaba y que intentaba ayudarla.

¿Puede la reflexología servirle para ayudar a un ser querido? A medida que lea este libro y aprenda cómo aplicar las técnicas, podrá comprobar usted mismo cómo esta terapia puede ayudarle a mejorar su propia salud, así como la de la persona amada. Mantenerse sano ya resulta de por sí beneficioso para los demás, pero si aplica la reflexología a otra persona, como el maestro retirado, además sentirá la satisfacción de haber ayudado a alguien.

Barbara K. Kunz

Kevin M. Kunz

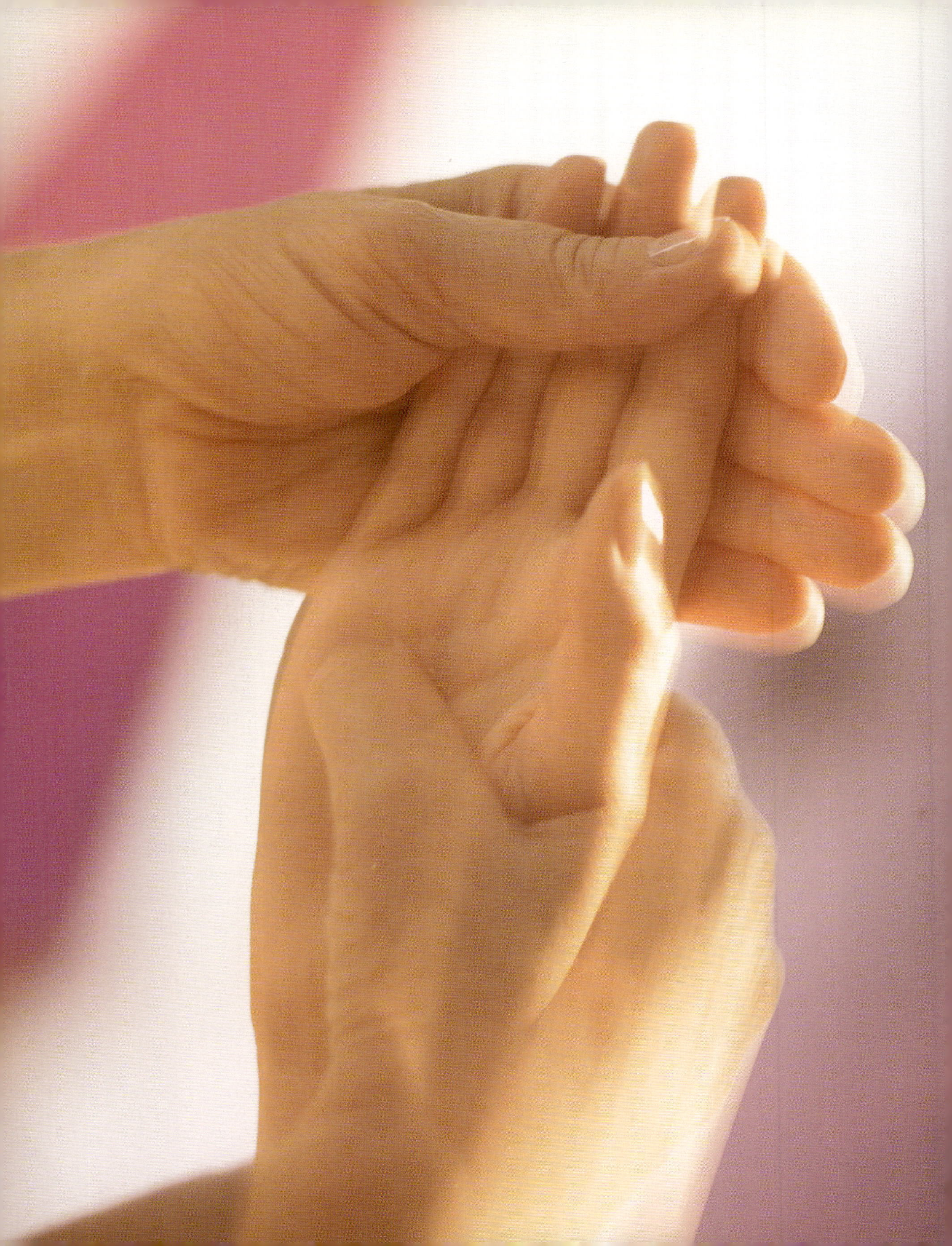

PRINCIPIOS DE LA REFLEXOLOGÍA

La reflexología consiste en aplicar presión en puntos específicos de las manos o los pies para influir en la salud de las partes correspondientes del cuerpo. «Los sensores de presión» de las manos y los pies están conectados con diferentes partes del cuerpo, y como las técnicas de reflexología estimulan estos sensores, todo el cuerpo recibe el estímulo. En este capítulo, ofrecemos una idea general de los principios y la historia de la reflexología, y revelamos cómo se utiliza para mejorar la salud y fomentar la relajación, prevenir enfermedades, aliviar el dolor y mejorar la calidad de vida.

HISTORIA DE LA REFLEXOLOGÍA

La reflexología moderna surge en el siglo XIX y se desarrolla por completo en la década de 1930, cuando Eunice Ingham y otros conciben los mapas de las zonas reflejas para las manos y los pies. No obstante, existen pruebas arqueológicas que sugieren que en la Antigüedad ya se aplicaba presión en manos y pies, como muestran unos pictogramas egipcios del año 2330 a.C.

Aunque no ha quedado constancia de la terminología exacta y de los principios en que se basaban, o se ha perdido a lo largo de la historia, existen objetos arqueológicos que demuestran el claro intento de algunos sanadores de sociedades antiguas de curar y prevenir enfermedades aplicando presión en las manos y los pies.

ANTIGUO EGIPTO

Se han encontrado objetos en Egipto que nos ofrecen una clara evidencia de la terapia podal en la historia antigua. Por ejemplo, en la entrada a la mastaba del médico Ankmahor en Saqqara hay una pictograma del 2330 a.C. que representa masajes en los pies y las manos. El emplazamiento destacado de este pictograma en la tumba denota las actividades asociadas con la vida del muerto, por lo que se puede deducir que se trataba de un médico que practicaba masajes en los pies. La traducción del jeroglífico resulta intrigante para los reflexólogos: «no me hagas sufrir» y «agradecerás mis acciones» —hoy en día todavía surgen conversaciones similares durante las sesiones.

En el Antiguo Egipto los masajes en los pies se consideraban un tratamiento médico.

En el templo de Amón en Karnak, que conmemora una victoria militar de Ramsés II, que reinó del 1279 al 1213 a.C., se encontró otro pictograma en el que se muestra a un sanador palpando los pies de los soldados en la batalla de Qadesh. Esta campaña militar, que data del año 1276 a.C., incluyó una larga marcha y, presumiblemente, muchos soldados con dolor de pies. Estos pictogramas cobran sentido para los reflexólogos, quienes a menudo tienen que luchar contra los pies cansados de sus clientes. Los historiadores constatan que el líder militar romano Marco Antonio (83-30 a.C.) frotaba los pies de la reina egipcia Cleopatra VII (69-30 a.C.) —el emperador Octavio (62 a.C.-14 d.C.) describe la actitud de Antonio como «esclavización patética... incluso le masajeaba los pies durante las fiestas»—. Para los reflexólogos, la imagen de Antonio amasando los pies de su amada supone una comunicación más allá de las palabras.

ANTIGUA CHINA

La medicina tradicional china atribuye el estado de salud al libre flujo del *qi* por los canales de energía del cuerpo, o meridianos, que empiezan y llegan hasta los pies y las manos, y que se puede manipular mediante la presión en puntos vitales. En China se empezó a utilizar

Una de las pruebas más antiguas de los masajes en los pies proviene del este relieve egipcio *(derecha)* de la capilla del visir Ptahhotep II en Saqqara, datada de 2330 a.C.

el concepto de reflexología hace unos 5.000 años. *The Method of Toe Observations* consta en un libro de medicina de aquella época, el *Hwang Tee Internal Text*, y atestigua el interés de los científicos de la época por los pies y su conexión con el estado de salud. Unos 3.000 años después, un médico chino escribió el *Tao of Foot Centre*, libro que investigaba y sistematizaba las enseñanzas antiguas del *Examining Foot Method*.

Después de los cambios de dinastías, no obstante, el primer emperador de la dinastía Qin ordenó la quema de todos los libros, incluyendo quizás el *Tao of Foot Centre*, lo que explicaría el declive en su enseñanza. Otra explicación posible puede ser el aumento de popularidad de la acupuntura. Esta tradición podría ser la responsable del desplazamiento de los masajes de pies, que se olvidó en la China urbana. Afortunadamente, los aldeanos continuaron practicando este antiguo precursor de la reflexología moderna, manteniendo viva la tradición y preparando su redescubrimiento en el siglo XX.

JAPÓN

El potente simbolismo del pie en la cultura, la espiritualidad y la curación japonesas se revela en la legendaria huella de Buda grabada en el pie elevado de la figura sedente de Buda (679 d.C.) en el Templo *Yakushiji* (de los profesores de medicina) en Nara, Japón. Además, en los suelos del templo se encuentra el *Bussokudo*, un edificio que alberga la famosa huella de piedra de Buda, el *Bus-soku-seki*. Al representar el contacto de Buda con la Tierra, estas huellas han perdido su significado exacto, pero su existencia ilustra la importancia simbólica de los pies en el budismo y en las diferentes culturas de Oriente: existen huellas similares datadas del siglo XIV a.C. en otros 15 países, incluyendo la India, China, Tailandia y Malasia.

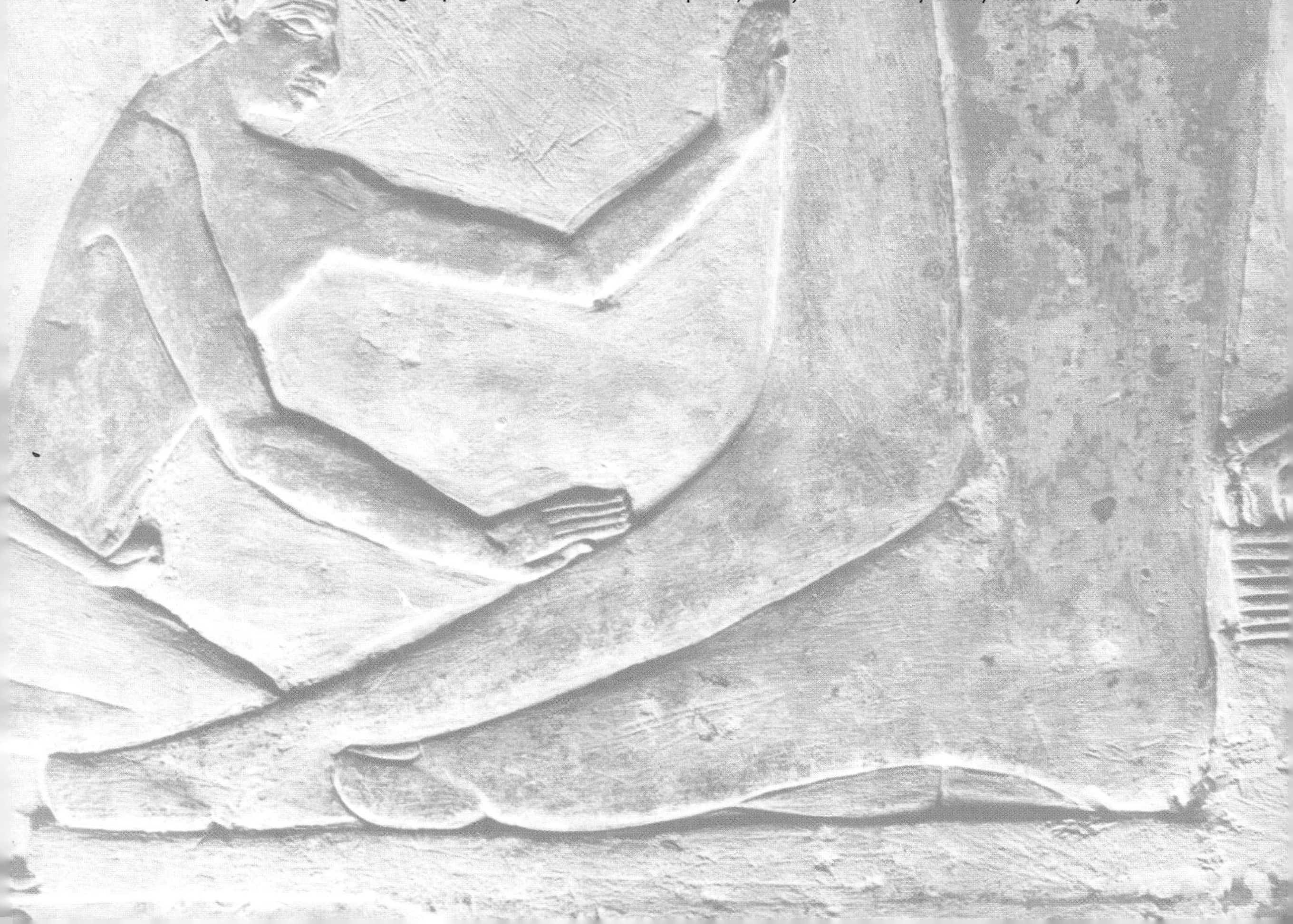

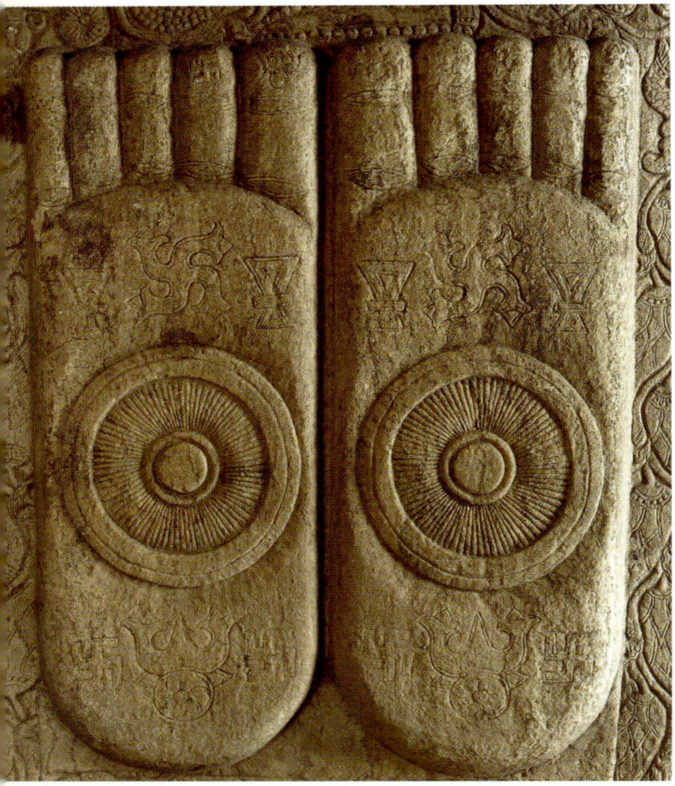

Este relieve indio del siglo I a.C. de las «huellas» de Buda simboliza «la base de lo trascendente». En la India, los pies son objeto de respeto desde hace mucho tiempo.

OTRAS CULTURAS

Las creencias de muchas culturas antiguas de distintas partes del mundo ilustran el papel especial de los pies en sus sociedades. Barbara Walker afirma en *The Woman's Dictionary of Symbols and Other Sacred Objects* (1988): «los egipcios, los babilonios y otros pueblos antiguos consideraban que se debía pisar el suelo sagrado con los pies descalzos para absorber la influencia divina de la Madre Tierra». Incluso en la actualidad, la tribu kogi de Colombia considera que el calzado rompe su contacto con la Madre Tierra. De hecho, los kogi todavía van descalzos. Además, en Rusia, prevalece la idea de que caminar descalzo sobre superficies naturales resulta beneficioso para el cuerpo, mientras que muchas sociedades de Asia, África, Alemania e India tienen costumbres relacionadas con la salud que incluyen masajes en los pies. Estos ejemplos sugieren que numerosas sociedades tradicionales ven los pies como un conducto hacia la espiritualidad y el bienestar general.

PENSAMIENTO OCCIDENTAL

El concepto de reflexología como terapia médica surgió en el siglo XIX, basado en las investigaciones de científicos y médicos occidentales sobre el sistema nervioso. Su descubrimiento básico –el hecho de que se puede influir en la salud y el bienestar mediante acciones reflejas– estableció las bases de las prácticas reflexológicas actuales.

El sistema nervioso detecta e interpreta la información del mundo exterior y ordena la respuesta del cuerpo. Los investigadores médicos de principios del siglo XIX estudiaron el concepto del reflejo y determinaron que era «una respuesta involuntaria a un estímulo». Entonces, empezaron a explorar los «reflejos» y sus efectos en el estado de salud del cuerpo. Se aplicaba calor, frío, escayolas y emplastos de hierbas en una parte del cuerpo –el área de proyección– con el objetivo de influir en otra. Por ejemplo, se demostró que si se aplicaba un emplasto en el pecho, se afectaba a la función de los pulmones. El concepto de «zonas de influencia» –en que la acción que se realizaba sobre una parte del cuerpo causaba una reacción en otra parte diferente– parecía explicar estos fenómenos. Como uno de los muchos artículos médicos de la época exponía, «la acción refleja (se considera) la causa de una enfermedad y (un) medio de cura».

INVESTIGACIONES EN EL REINO UNIDO

En 1893, Sir Henry Head (1861-1940) realizó un gran avance en la comprensión del sistema nervioso. Descubrió que podían aparecer zonas de hiperalgesia (piel anormalmente sensible al dolor) en la superficie del cuerpo como respuesta a la enfermedad de un órgano interno. El Dr. Head halló que el órgano y esa zona de la piel estaban conectados porque recibían nervios que emanaban del mismo segmento de la médula espinal. Su modelo de relación entre la piel y las distintas partes del cuerpo se empezó a conocer como «Zonas de Head»; a las áreas de piel relacionadas mediante el sistema nervioso con otras partes del cuerpo ahora se les llama «dermatomas». Los médicos pudieron refinar este modelo durante la Primera Guerra Mundial (1914-1918) observando que las heridas de bala podían causar dolor no sólo en la parte del cuerpo dañada, sino a lo largo de todo el camino del nervio afectado.

INVESTIGACIONES EN RUSIA

Ivan Pavlov (1849-1936), ganador del Premio Nóbel, demostró que los órganos internos de los perros podrían estar condicionados para responder a ciertos estímulos. Partiendo de este punto, los médicos rusos de principios del siglo XX formularon la hipótesis de que la salud puede estar afectada como respuesta a los estímulos externos. Este concepto se conoció como «terapia de reflejo»: el médico Vladimir Behterev (1857-1957) acuñó el término «reflexología» en 1917. Los investigadores médicos de la época creían que un órgano enfermaba porque recibía órdenes erróneas del cerebro. Según esta teoría, al interrumpir estas «malas» instrucciones, un reflejoterapeuta podría acelerar la curación del cuerpo. Influir en la salud mediante acciones reflejas es un concepto que sobrevive en algunas prácticas médicas actuales.

TERAPIA ZONAL Y MÁS ALLÁ

El médico estadounidense William Fitzgerald (1872-1942) impulsó unas ideas similares en su país. Influido por una visita a Inglaterra a principios del siglo XX, observó que la presión directa podía producir un efecto paliativo del dolor, y enseñó que al apretar un dedo de la mano o del pie, que representaba una de las diez zonas del cuerpo, se podía aliviar el dolor de la parte correspondiente de la anatomía. El Dr. Fitzgerald llamó a esta técnica terapia zonal *(véase cuadro)*, y algunos médicos contemporáneos aceptaron su teoría, utilizándola para tratar enfermedades y como anestésico durante cirugías menores. Después, surgió la controversia en la comunidad médica y la terapia zonal se vio desplazada cuando los fármacos modernos y los procedimientos médicos prevalecieron.

Las teorías del Dr. Fitzgerald continuaron a principios del siglo XX mediante el trabajo de individuos como el Dr. Joseph Riley, su ayudante, la fisioterapeuta Eunice Ingham (1879-1974) y otros, que añadieron sus propias ideas al concepto simple de las diez zonas. Al aplicar los principios básicos de la terapia zonal a los pies, añadieron tres líneas laterales y más detalles para crear un mapa de los pies y las manos mostrando qué puntos de presión correspondían a las distintas partes del cuerpo.

En 1938, Eunice Ingham escribió su innovador libro, *Stories the Feet Can Tell,* en el que examinaba la respuesta refleja a la aplicación de presión en los pies. Se le atribuye el desarrollo y el mantenimiento del concepto de terapia zonal y de reflexología. Durante sus viajes a EE.UU., Canadá y Europa, Ingham introdujo a miles de personas en la práctica de la reflexología.

La reflexología moderna florece ahora en todo el mundo. En el Reino Unido, Doreen Bayley continuó el trabajo de Ingham, mientras que Hanne Marquardt continúa la práctica en Alemania. El padre Josef Eugster, un cura jesuita que reside en Taiwán, fomentó el renacer de las antiguas tradiciones chinas de los masajes en los pies durante la década de 1980.

> En muchas culturas, el pie se considera un conducto hacia la espiritualidad y el bienestar.

¿QUÉ ES LA TERAPIA ZONAL?

La terapia zonal del Dr. Fitzgerald dividía el cuerpo en diez zonas longitudinales que iban desde la cabeza hasta los pies. Había cinco zonas en cada lado del cuerpo, y cada una se ramificaba a lo largo del brazo correspondiente y llegaba hasta un dedo de la mano. También continuaba por el cuerpo y por la pierna correspondiente para alinearse con el dedo del pie.

CÓMO FUNCIONA

Los reflexólogos utilizan una serie de técnicas de presión para estimular zonas reflejas específicas en los pies y las manos con la intención de invocar una respuesta beneficiosa en otras partes del cuerpo. Los mapas reflexológicos *(véase pp. 16–23)* muestran las distintas zonas de proyección con las partes del cuerpo correspondientes. Esta imagen del cuerpo en los pies y las manos ayuda a los reflexólogos y a otros terapeutas similares a localizar la parte que deben manipular.

Los sensores de presión en los pies se comunican de forma instantánea con el cerebro, los órganos internos y otras partes del cuerpo debido a antiguas necesidades de supervivencia: en peligro extremo, cuando se necesita una reacción de lucha o de huida, los pies se deben preparar para participar en la defensa o la evasión. Esta acción se produce al procesar la información externa que se recibe mediante los sensores de presión en las plantas del pie, lo que ayuda al cuerpo a determinar los niveles óptimos de energía y oxígeno. La necesidad de correr, por ejemplo, requiere más oxígeno que caminar; unos pies listos para escapar necesitan distintos niveles de energía y oxígeno que otros preparados para luchar. Así, las señales de las plantas de los pies dicen al cerebro si el cuerpo está de pie, sentado o tumbado, lo que ayuda a discernir si se alcanzan los niveles de azúcar en sangre, de oxígeno, de contracción muscular y de relajación necesarios. Piense en lo que ocurre cuando corre. La presión sobre los pies le dice al cerebro que está corriendo. El cuerpo ajusta los órganos para prever la energía adecuada. A medida que pasa el tiempo, su cuerpo se acondiciona para realizar mejor la acción. La reflexología es como correr sin peso, y ejercita receptores de presión similares sin las demandas de estar de pie o de soportar peso.

> Los pies actúan como sintonizadores para el resto del cuerpo: los movimientos de los pies estimulan todo el sistema.

CÓMO FUNCIONAN LAS ZONAS

La teoría zonal *(véase pp. 12-13)* establecía que el cuerpo se puede dividir en diez zonas longitudinales que van desde la cabeza hasta los dedos de los pies, y que todas las partes de una zona están conectadas. La tensión en una parte concreta afecta a toda la zona. Trabajando en cualquier punto de ésta, las manos y los pies pueden liberar la tensión y restaurar el equilibrio de la zona y, por lo tanto, del cuerpo. Los reflexólogos utilizan también tres líneas longitudinales para dividir el cuerpo, en los hombros, el diafragma y la cintura; estas mismas líneas se reflejan también en las plantas de los pies y en las palmas de las manos; y pueden ayudar a localizar de forma más precisa qué parte del pie o de la mano debe tratarse con reflexología: el dedo gordo del pie o el pulgar corresponden a la cabeza, la pelvis se encuentra alrededor de los talones... El pie o la mano se convierten, pues, en un mapa tridimensional del cuerpo.

CÓMO FUNCIONAN LOS REFLEJOS

Imagínese que pisa un clavo. Como respuesta, se produce una acción refleja en todo el cuerpo: una acción muscular retira el pie y el cuerpo experimenta una inyección de adrenalina, así como cambios en el equilibrio y en la función de los órganos internos. La reflexología trabaja sobre el mismo principio: en el sistema nervioso todo ocurre de forma refleja.

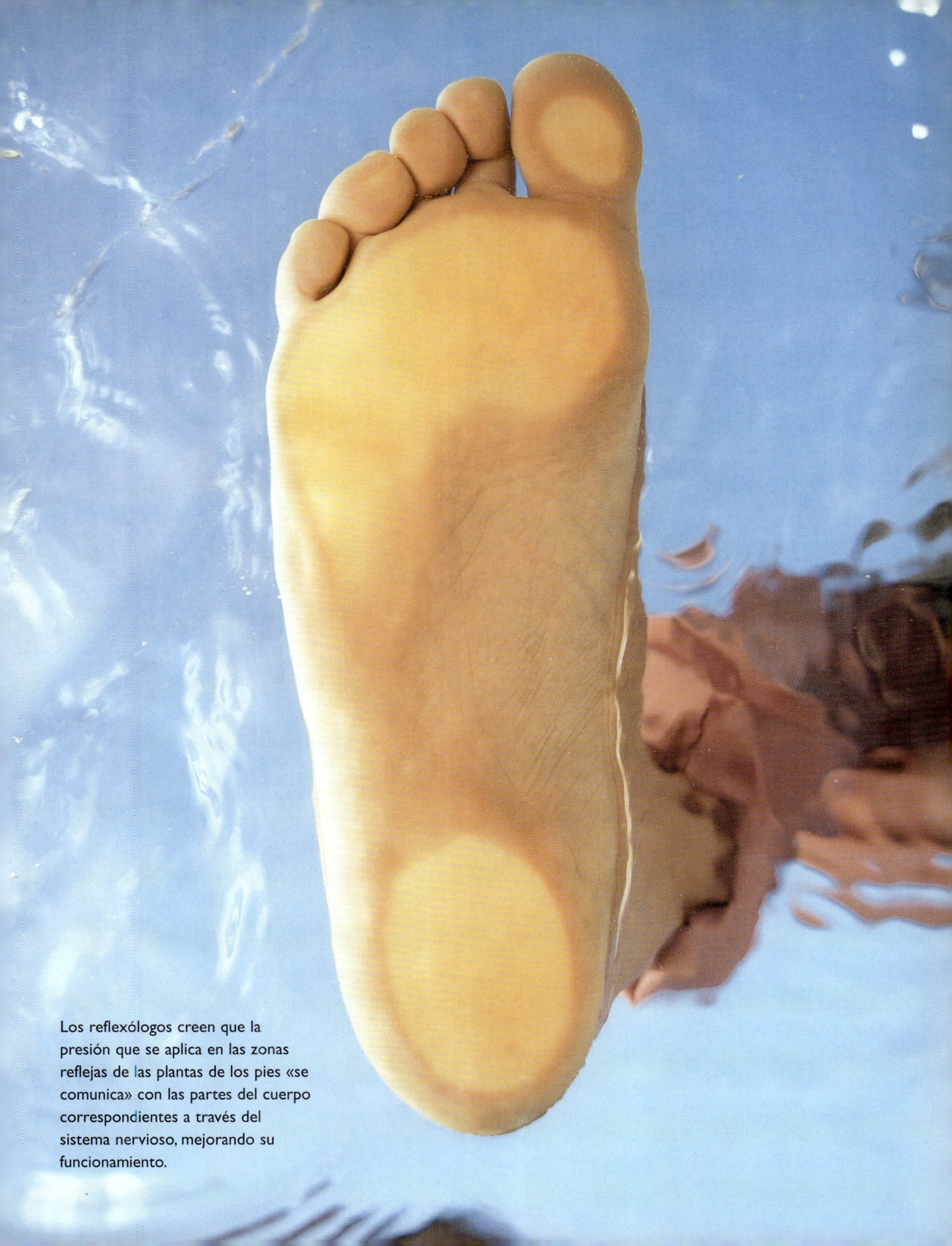

Los reflexólogos creen que la presión que se aplica en las zonas reflejas de las plantas de los pies «se comunica» con las partes del cuerpo correspondientes a través del sistema nervioso, mejorando su funcionamiento.

MAPAS DEL PIE

Las zonas reflejas del pie forman «mapas» que se aproximan a la anatomía humana, con áreas en los dedos y los talones, por ejemplo, que proyectan la cabeza y la región lumbar de la espalda respectivamente. Algunas zonas se superponen, lo que se indica con línea discontinua.

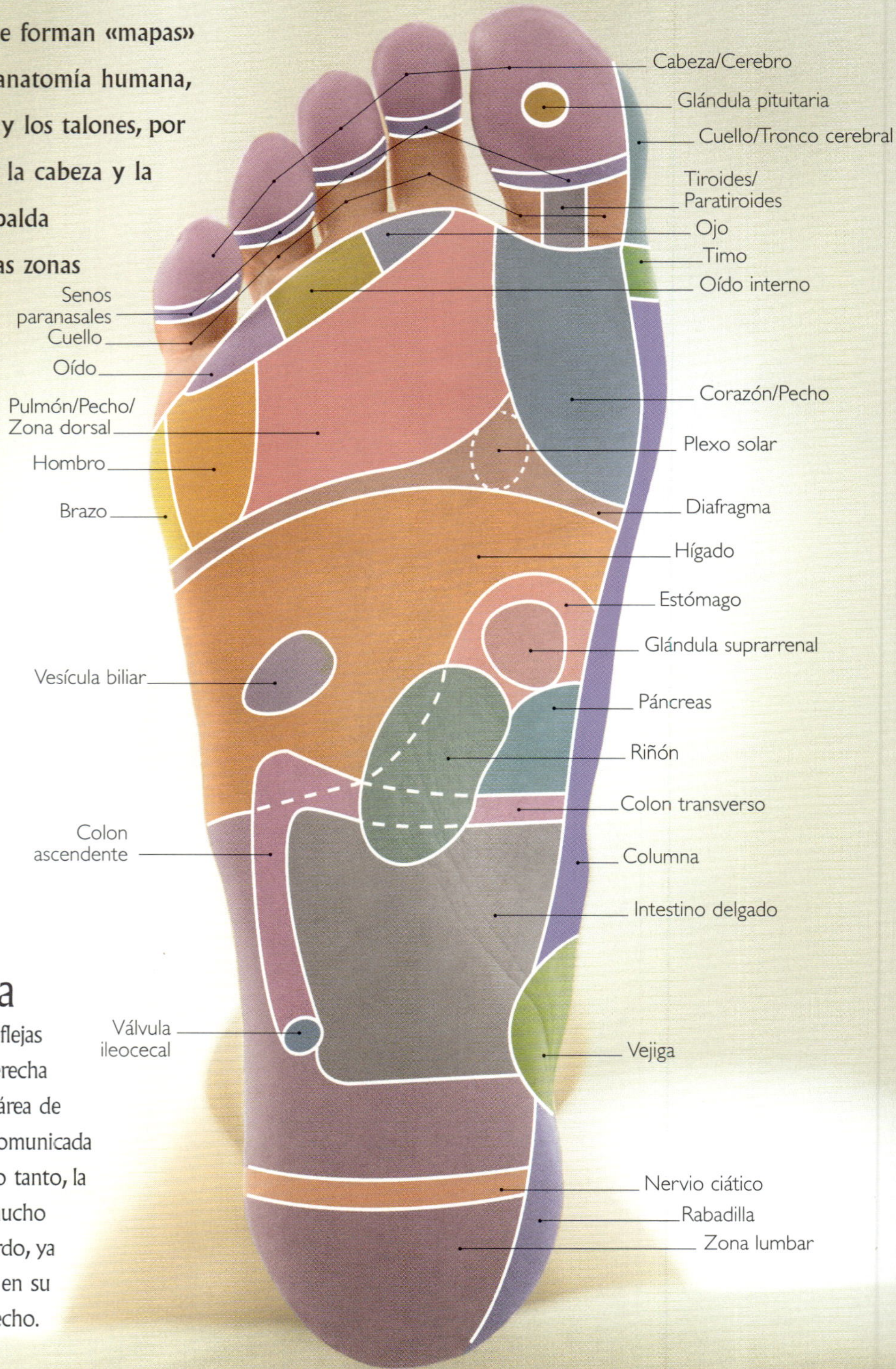

Planta derecha

Este mapa muestra zonas reflejas relacionadas con la parte derecha del cuerpo. Por ejemplo, el área de proyección del brazo está comunicada con el brazo derecho. Por lo tanto, la zona refleja del hígado es mucho mayor que la del pie izquierdo, ya que el hígado se encuentra en su mayor parte en el lado derecho.

Planta izquierda

Las zonas reflejas del pie izquierdo se relacionan con la parte izquierda del cuerpo. Las áreas de proyección del corazón, el estómago y el páncreas son mucho mayores que las del mapa del pie derecho; reflejando el hecho de que estos órganos se localizan en la parte izquierda del cuerpo.

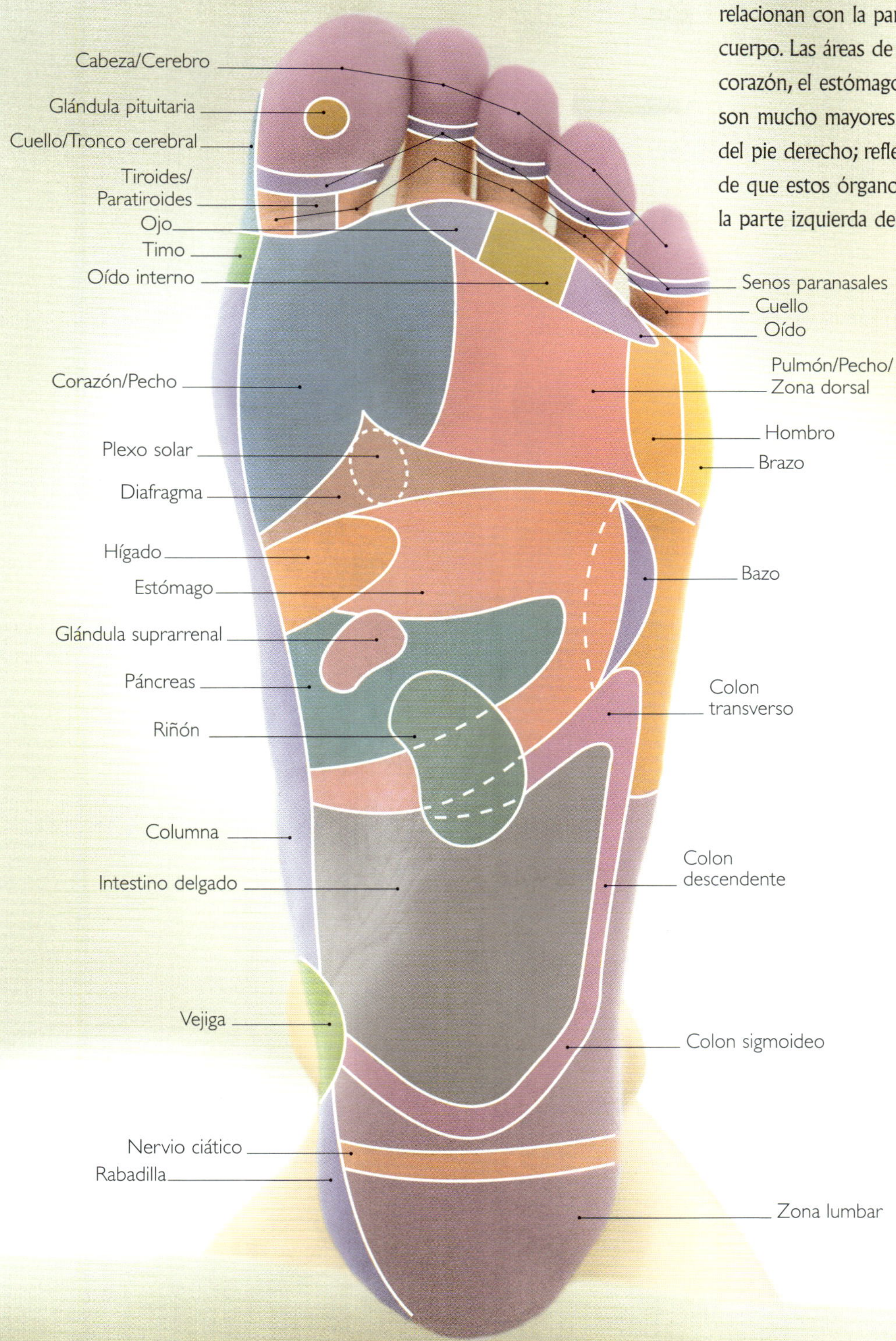

Dorso del pie izquierdo

Las zonas reflejas que aquí se muestran se refieren a la parte izquierda del cuerpo. Para orientarse, el área de proyección de la columna reside en la cara interna del pie y las zonas reflejas del hombro en la externa. Las áreas de proyección de los pulmones, el pecho, las mamas y la zona dorsal de la espalda están representadas como una sola. No obstante, al igual que el pecho y los pulmones están «detrás» de la espalda, sus zonas reflejas se localizan detrás del área de proyección de la espalda.

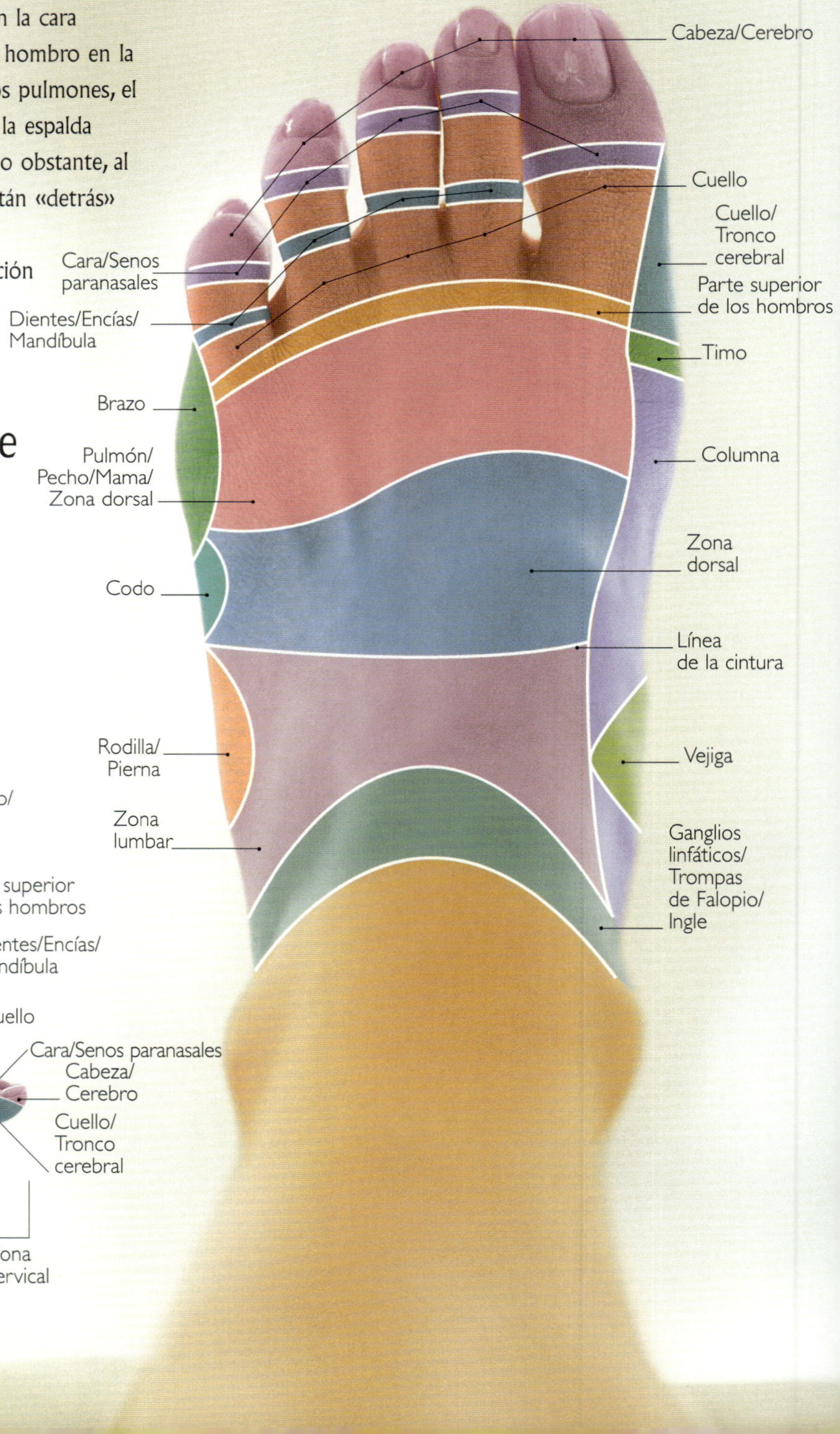

Cara interna del pie

Esta vista muestra cómo las zonas reflejas de la columna se sitúan a lo largo de la cara interna del pie. El cuello está representado por el dedo gordo; la zona entre los omóplatos, en la parte que sobresale; la región lumbar, en el arco; y la rabadilla, en la base del talón.

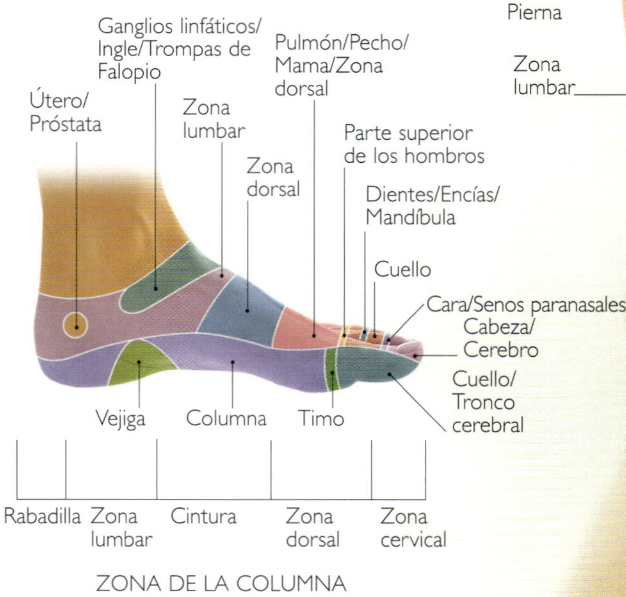

Dorso del pie derecho

Sobre el dorso del pie derecho se sitúan las zonas reflejas de esa parte del cuerpo, como el brazo y la pierna derechos. Hacia la mitad del pie hay una línea que se conoce como la «cintura». La zona dorsal y sus órganos se sitúan por encima de esta marca, y la zona lumbar y los órganos internos que contiene, por debajo. Los puntos de proyección de los ganglios linfáticos y la ingle se encuentran alrededor del tobillo.

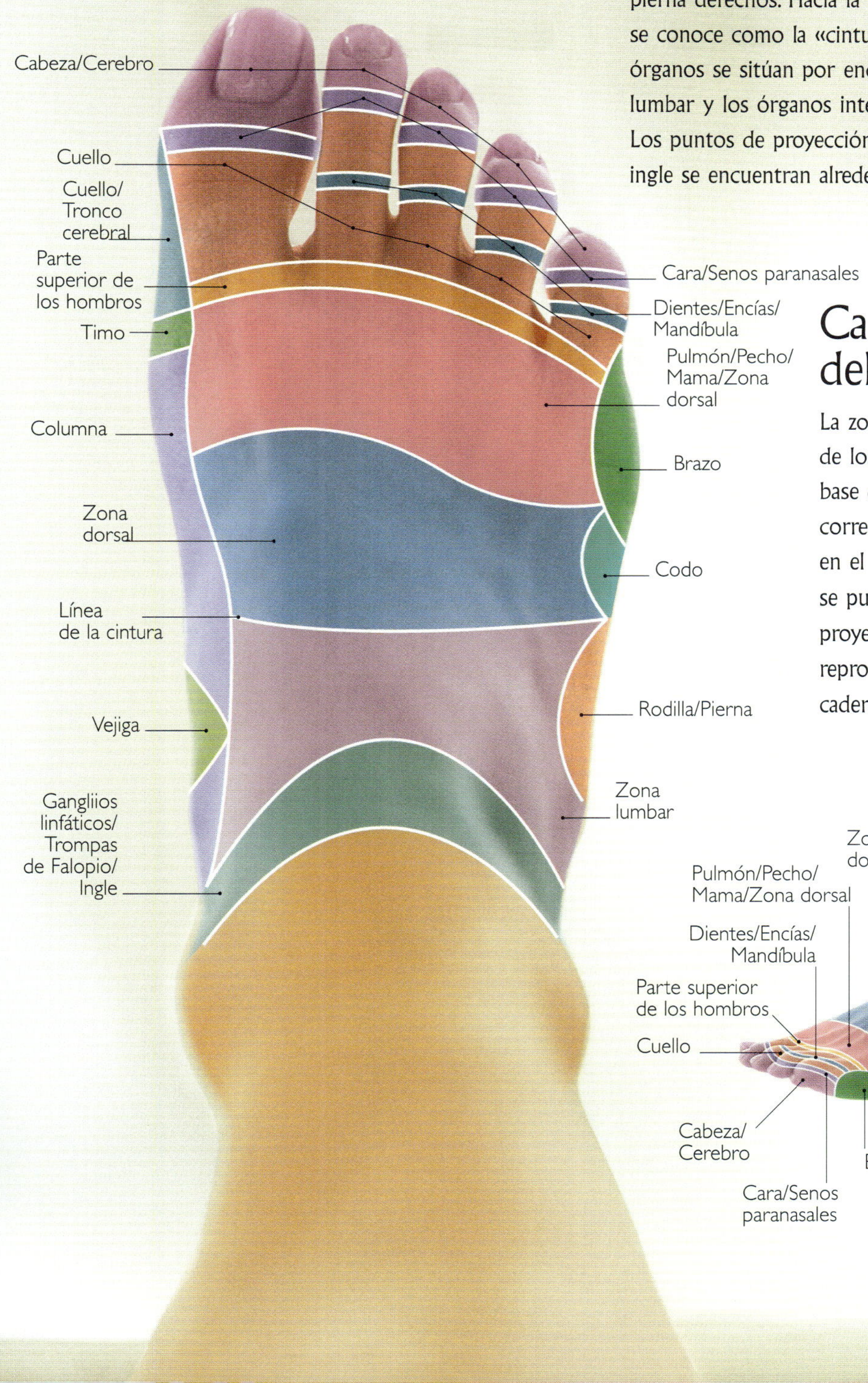

Cara externa del pie

La zona refleja de la parte superior de los hombros se localiza en la base de los dedos, con las zonas correspondientes al brazo y el codo en el lateral del pie. En esta imagen, se pueden observar las áreas de proyección de los órganos reproductores, el nervio ciático y la cadera, que rodean el tobillo.

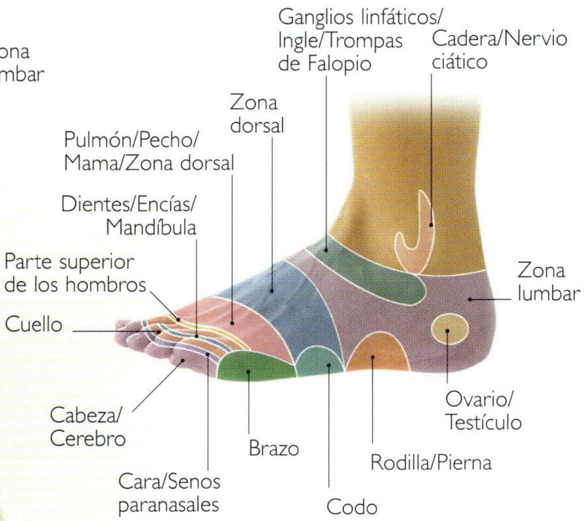

MAPAS DE LA MANO

Como las manos y los pies tienen formas diferentes, sus mapas reflexológicos son distintos. Por ejemplo, las zonas reflejas de la cabeza y el cuello son mucho mayores que en los dedos de los pies.

Palma izquierda

Las zonas reflejas de la palma izquierda se refieren a esa parte del cuerpo. El área de proyección de la columna reside en el canto interno, y la de los hombros, en el externo. Las zonas reflejas de la cabeza y el cuello se sitúan en los dedos, y la de la rabadilla, cerca de la cintura.

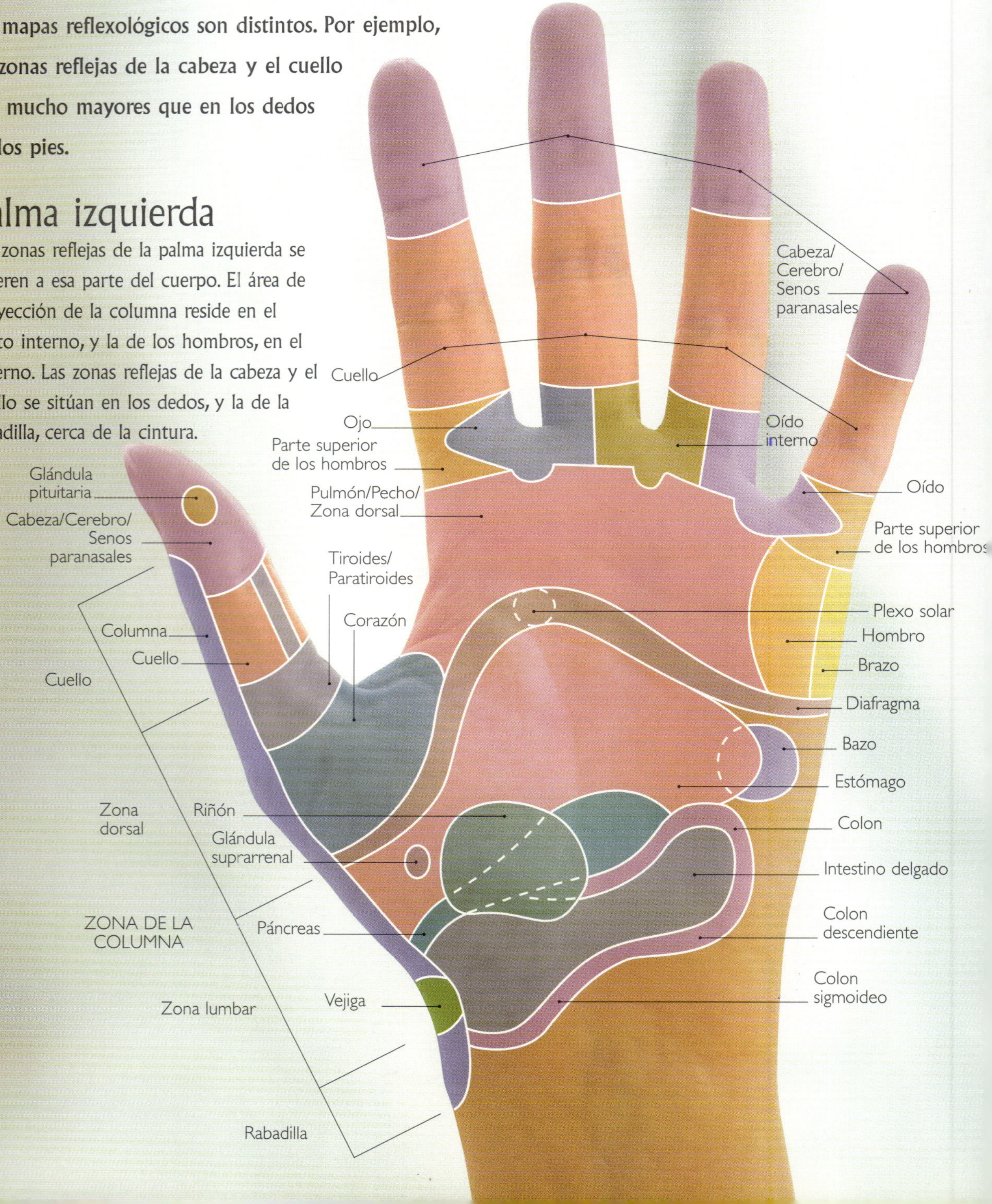

Palma derecha

Las zonas reflejas de la palma derecha se relacionan con esa parte del cuerpo. En tanto que las dos partes del cuerpo albergan diferentes órganos internos, existen claras diferencias entre los mapas reflexológicos de las manos derecha e izquierda. Por ejemplo, sólo en la palma derecha hay un área de proyección del hígado.

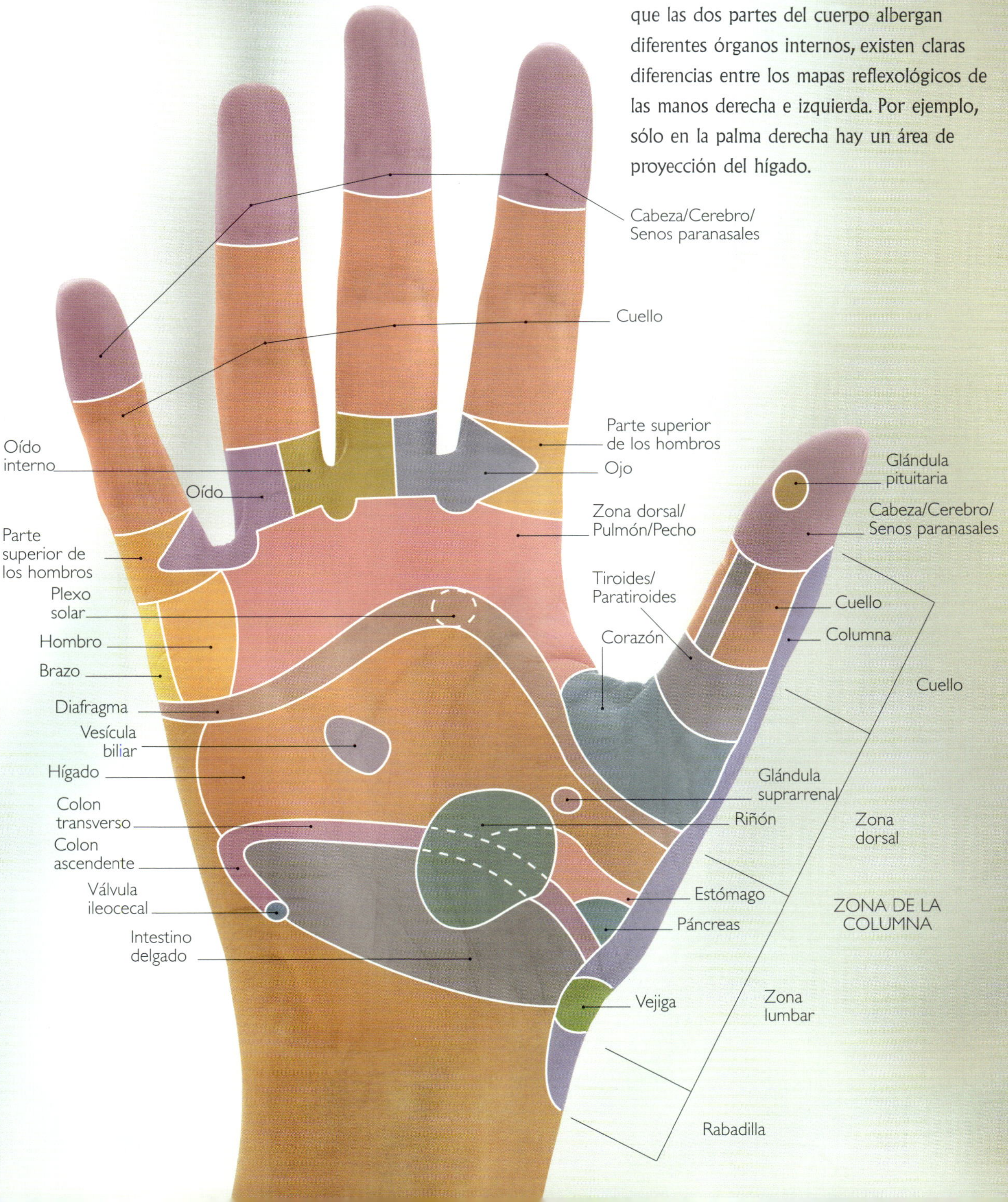

Dorso de la mano izquierda

El dorso de la mano izquierda muestra una serie de zonas reflejas en bandas, que representan el cuerpo desde la parte izquierda de la cabeza hasta la rodilla izquierda. Las áreas de proyección de los ganglios linfáticos, la ingle y las trompas de Falopio rodean la muñeca.

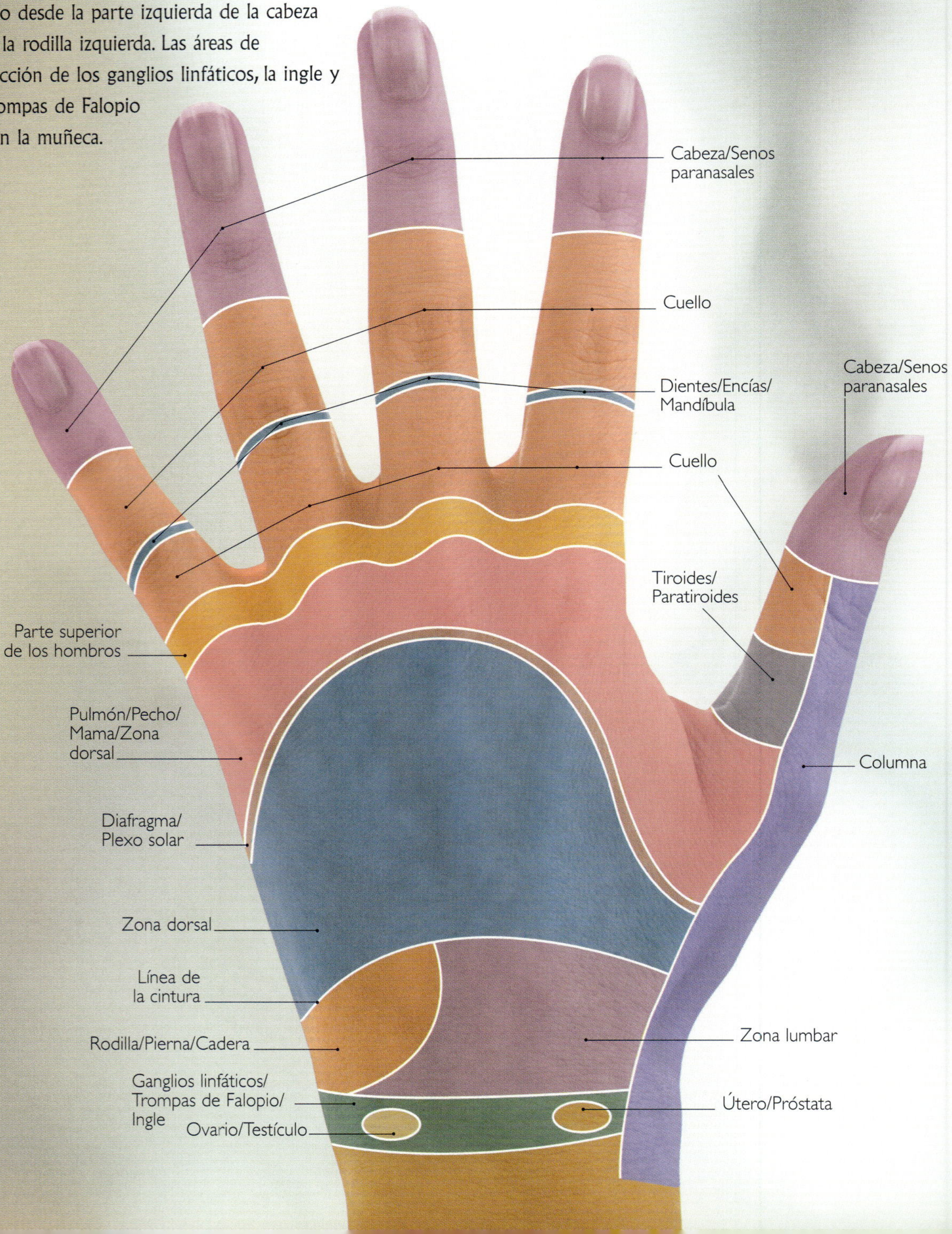

Dorso de la mano derecha

Para orientarse, las zonas reflejas de la mano derecha se refieren a la parte derecha del cuerpo. En la base de los huesos largos de la mano existe una línea invisible –la «cintura»–. El área de proyección de la zona dorsal se encuentra por encima de la línea, mientras que la de la zona lumbar, la cadera y los órganos internos que contiene están por debajo.

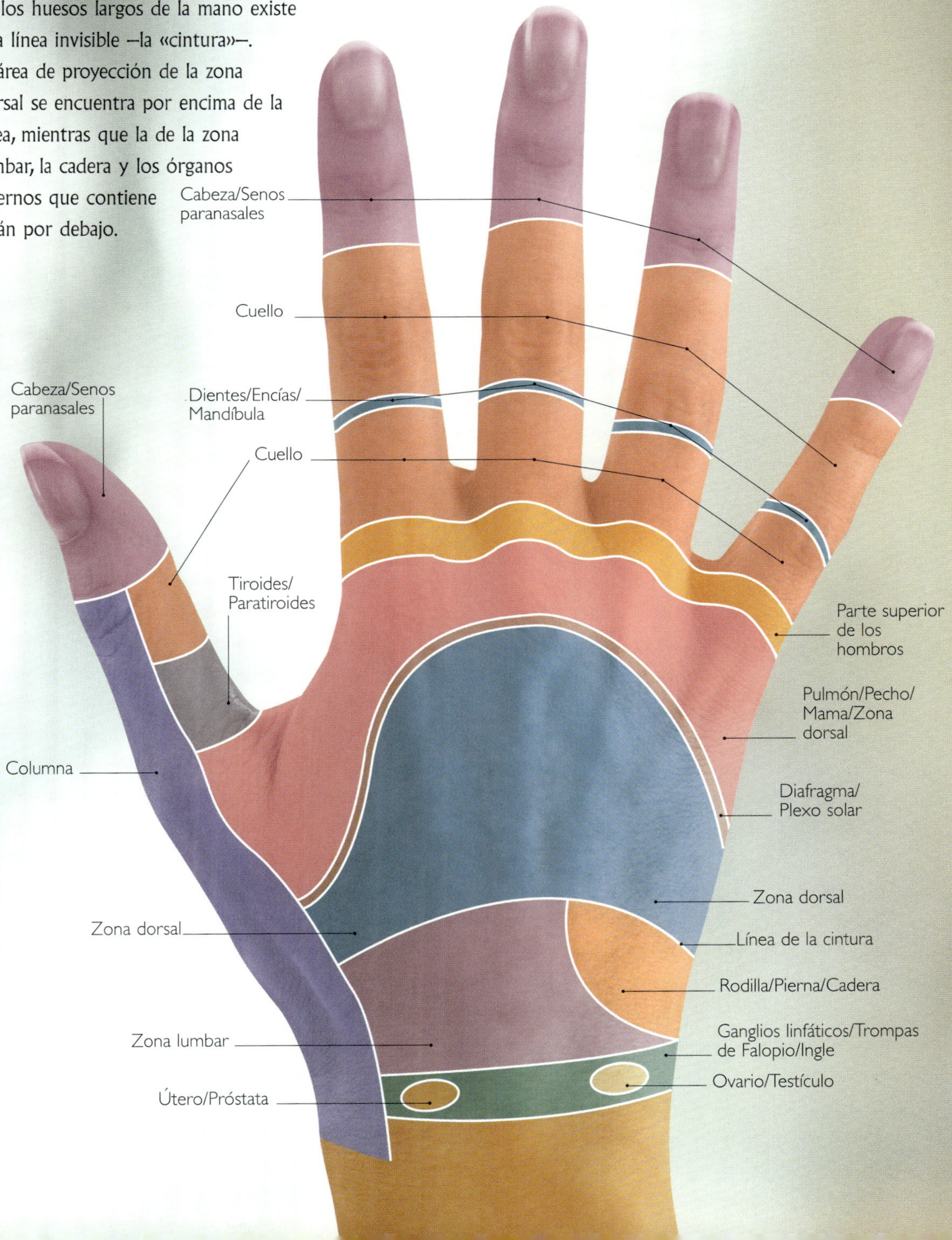

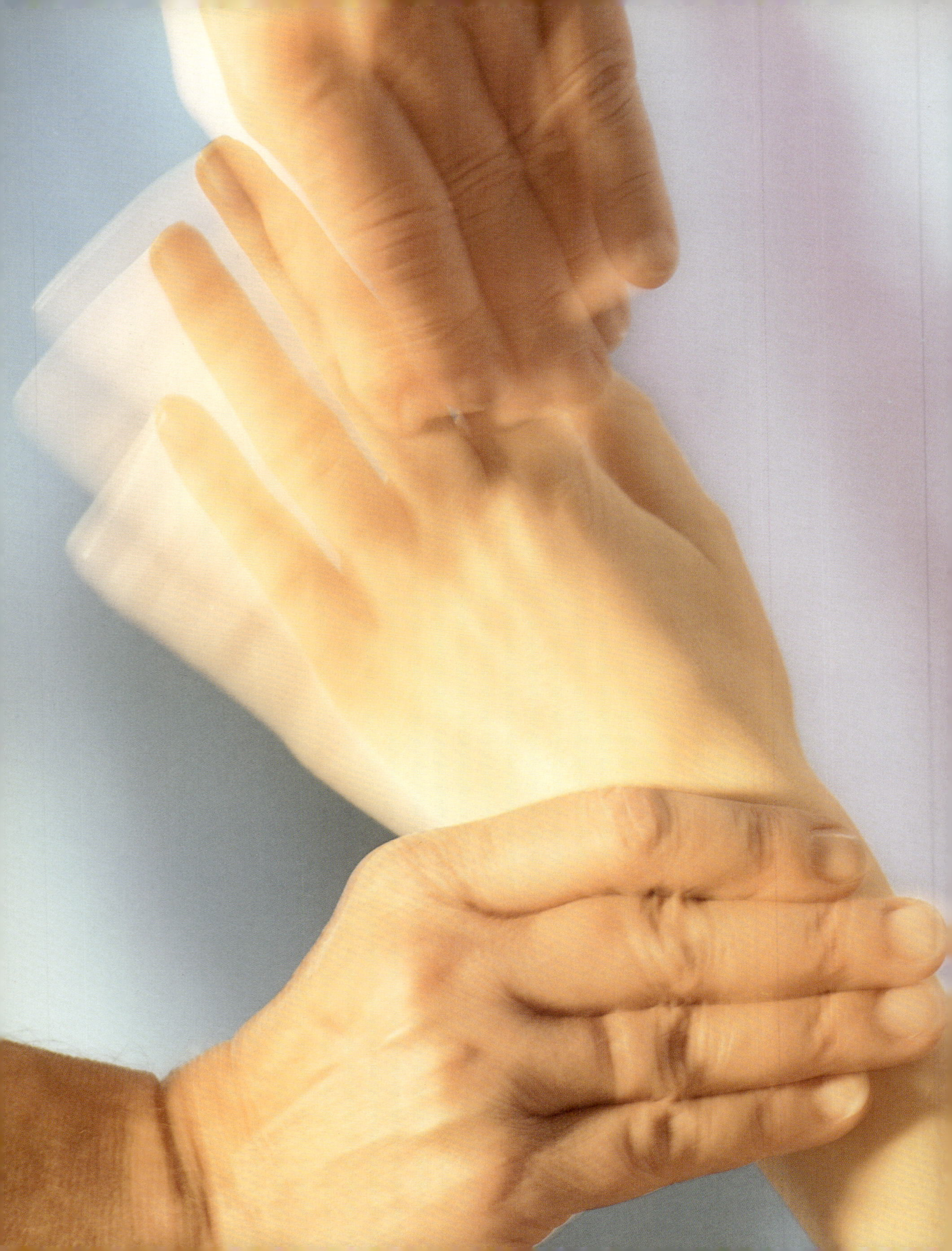

BENEFICIOS DE LA REFLEXOLOGÍA

Todo el mundo puede obtener grandes beneficios de la reflexología. Ya sea visitando a un profesional, aplicándose presión usted mismo o mediante un amigo. Los estudios que se citan en este capítulo sugieren que la reflexología puede ayudarle a relajarse, a paliar los síntomas de algunas enfermedades y a mejorar su calidad de vida en general. Al mismo tiempo que explica los beneficios de la reflexología, este capítulo también responde a las preguntas más frecuentes, le aconseja cómo elegir un reflexólogo profesional y explica lo que debe esperar de una sesión.

¿POR QUÉ ACUDIR A LA REFLEXOLOGÍA?

La mayoría de las personas acuden a la reflexología porque constituye una opción segura, efectiva, natural, de fácil acceso y de sencilla aplicación. Algunos se ven atraídos porque se trata de un método no invasivo en el que no se necesitan fármacos; a otros les gusta que resulte fácil de aprender y de aplicar –los masajes se pueden realizar en cualquier lugar, por uno mismo y a cualquier hora–. La gente está descubriendo que la reflexología puede ayudarles a tratar las causas de muchos problemas médicos, a liberar las tensiones diarias y a paliar el impacto de una lesión o de una enfermedad pasada. También supone una oportunidad de ofrecer el regalo del contacto directo o de mostrarle a una persona amada que se interesa por ella.

Un componente común de estos beneficios es la oportunidad que ofrece la reflexología de liberar el estrés, considerado el factor principal de las enfermedades en un 80% de los casos y un factor que influye en el otro 20%. Aplicar presión en las manos y los pies de forma simultánea produce una relajación general mientras se trata una zona en concreto. El investigador del estrés, Hans Selye (1907-1982) apuntó en 1956 que lo que causa el desgaste del cuerpo no sólo es el estrés, sino una exposición prolongada a la tensión. Los masajes rompen los patrones de estrés llevando al cuerpo a una experiencia fuera de la rutina y lo mundano. Una aplicación interrumpe el estrés; más sesiones provocan un cambio; un tratamiento prolongado enseña al cuerpo a operar de forma más efectiva.

La reflexología ofrece una oportunidad para descansar de la tensión diaria. Poner los pies en alto y desconectar durante algunos minutos resulta efectivo por sí mismo –el dolor en las manos o los pies nos puede arruinar el día–, pero las técnicas reflexológicas amplifican estos resultados.

Una lesión en cualquier parte del cuerpo tensa todo el sistema. El dolor es estresante. Sin embargo, la reflexología libera endorfinas, unas sustancias químicas del cuerpo que alivian el malestar de forma natural. También ayuda al cuerpo a adaptarse a una lesión. Por ejemplo, un hombro lesionado hace que el cuerpo responda de forma diferente. La reflexología en las lesiones mejora la flexibilidad y la movilidad, ejercita la destreza y permite caminar. Todo ello contribuye a que los músculos, tendones y articulaciones utilicen toda su amplitud de movimiento, con lo que se asegura la máxima movilidad en las personas mayores.

¿POR QUÉ ELEGIR LA REFLEXOLOGÍA?

- Constituye un tratamiento natural y sin fármacos para muchos problemas de salud.
- La reflexología se puede utilizar para recuperarse de una lesión, especialmente en las manos y los pies.
- Ofrece una forma no intrusiva de expresar amor o cariño por alguien, beneficiando tanto al emisor como al receptor.
- Ayuda a aliviar los pies y las manos cansados por el uso.
- La terapia se puede utilizar para paliar el dolor.
- La reflexología ayuda a mantener la movilidad y la destreza de las manos.
- Se puede utilizar esta terapia como prevención.
- La reflexología fomenta la relajación.
- Libera endorfinas, las sustancias químicas del cuerpo que nos hacen «sentir bien».

Respuesta a sus preguntas

¿Puede ayudarme la reflexología con mi problema de salud?

Ésta es una pregunta imposible de responder. Hay muchos factores que afectan a la curación, como durante cuánto tiempo se ha sufrido la dolencia, cómo es de serio el problema, y si padece o no otros problemas de salud. Dicho esto, en nuestro trabajo como reflexólogos a menudo nos hemos sorprendido de la capacidad de la terapia para curar. Vale la pena darle una oportunidad a la reflexología: solucione o no el problema, ya está tomando un camino positivo al cuidar su salud.

¿Qué es más efectiva, la reflexología de la mano o la podal?

Éste es el tema de un debate continuo. A algunas personas les gustan más los masajes en las manos, mientras que otras prefieren que se les manipulen los pies. El trabajo pueden ser un factor en cuanto a las preferencias: las personas que están de pie o caminando todo el día suelen preferir los masajes en los pies, mientras que para los que pasan mucho tiempo frente al ordenador no hay nada como un descanso para sus manos. Generalmente, la reflexología podal se considera más eficaz porque el pie es más sensible, ya que está enclaustrado en los zapatos todo el día. También podría servir de argumento el hecho de que los pies juegan un papel vital en la supervivencia, por lo que están más ligados al sistema nervioso y responden mejor a la aplicación de técnicas de presión. Las manos, sin embargo, poseen unas cualidades únicas que les proporcionan sus propias ventajas: son más accesibles para el autotratamiento, por lo que se pueden aplicar las técnicas con mayor frecuencia. Para los que buscan mejorar la función de sus manos o mantener una vida independiente, la reflexología de la mano resulta más efectiva a la hora de recuperar la capacidad de abotonarse, abrocharse una cremallera y manipular objetos.

Generalmente los masajes en los pies se consideran más efectivos porque estas partes del cuerpo suelen ser muy sensibles, pero los masajes en las manos tienen sus propias ventajas.

Resuelva o no su problema de salud, saber que ya está haciendo algo por mejorar su salud resulta muy positivo.

¿Qué es mejor, el autotratamiento o dejar que alguien me dé un masaje?

La ventaja de recibir un masaje es que usted puede sentarse y no hacer nada, ganando una mayor sensación de relajación. Sin embargo, el autotratamiento resulta conveniente si se pretende mejorar un problema médico crónico.

¿Puedo hacerme daño?

La reflexología es muy, muy segura. Pero, como con cualquier actividad relacionada con el cuerpo, si se lleva al extremo, la excesiva presión puede provocar cardenales. También puede haber otras respuestas del cuerpo a los masajes (una sensación como de síntomas parecidos a los de la gripe, como malestar general y cansancio) mientras el cuerpo intenta liberar las toxinas acumuladas. Estas molestias deberían desaparecer al cabo de una hora.

REFLEXOLOGÍA PARA TODOS

No importa su trabajo, su edad o su estado de salud actual, la reflexología tiene algo que ofrecerle. Durante todas las etapas de la vida, esta terapia curativa pretende ayudarle a mantener su salud, mejorar su calidad de vida y liberar el estrés de una forma muy agradable.

BEBÉS

Muchos reflexólogos encuentran en los bebés unos receptores únicos para esta terapia. Por ejemplo, en un viaje en avión, apretar el punto de proyección del oído justo antes del despegue y el aterrizaje les libera del dolor que suelen conllevar estas experiencias. El bebé de una amiga estaba armando un gran escándalo durante una visita y nos pidió ayuda. Unas ligeras presiones en el punto reflejo del plexo solar en el pie calmaron al niño. «¿Por qué no aprendemos a hacer eso?», preguntó su marido. En este libro encontrará sencillas estrategias de autoayuda, como ésta, para resolver muchos problemas de salud comunes en los bebés, como los cólicos, la diarrea y los problemas de sueño *(véase pp. 118-119)*.

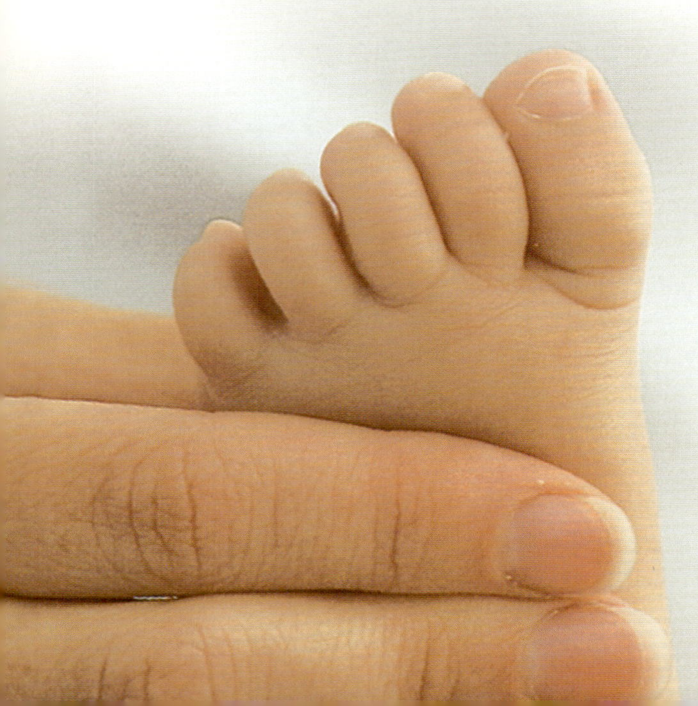

NIÑOS

De los relatos sobre la aplicación de la reflexología a niños se desprenden muchos recuerdos del contacto directo. A una mujer, su sobrina de dos años la llamaba «pie» en vez de «tía» al relacionarla con los masajes. Otro cliente no había olvidado los masajes en los pies que su madre le daba por las noches cuando era niño, aunque habían pasado 40 años.

Un niño de cinco años, durante un viaje, insistió en regresar a casa a por «su» pelota de golf. Los padres se dieron cuenta de que había cogido el hábito de copiar a su niñera la técnica reflexológica de la pelota de golf *(véase pp. 50-51)*. Mientras ella la usaba para aliviar sus dolores de cabeza, el niño la había adoptado para paliar las migrañas. El valor de conferirle a un niño el poder de influir en su cuerpo mediante una terapia como la reflexología es inestimable. ¿Qué mejor para fomentar la independencia que ofrecer al niño una forma de comunicarse con su cuerpo? La aplicación de las técnicas de autoayuda le da al niño una oportunidad para interactuar con su cuerpo. Además, la reflexología puede llegar a desempeñar un papel único en la vida de un niño debido a su curiosidad natural y a su capacidad innata para aprender: la habilidad para «jugar» con las manos y los pies para beneficio propio no se escapa a la inteligencia de los niños.

La reflexología ofrece una forma poderosa de conectar con los niños. Todavía más en el caso de un niño enfermo, cuando a menudo muchos padres acuden a la reflexología para reforzar la medicina convencional. Utilice este libro para aliviar los dolores típicos de la niñez *(véase pp. 118-119)*.

PERSONAS MAYORES

Muchos clientes mayores empezaron a demandar citas los viernes: la razón se aclaró cuando uno preguntó por la técnica para «ponerse a tono». Explicó que otro cliente les había dicho a sus amigos cómo la reflexología le había ayudado en su vida amorosa y cómo los fines de semana ahora resultaban más divertidos, lo que indica cómo la reflexología puede mejorar la calidad de vida de las personas mayores. La vejez presenta unos retos únicos y una creciente demanda de soluciones para problemas concretos. Utilice las ideas contenidas en este libro para su propio beneficio *(véase pp. 122-123)*.

DISCAPACITADOS FÍSICOS

Una enfermedad degenerativa grave afectó a uno de nuestros clientes hasta tal punto, que no podía manejar el mando a distancia de la televisión, robándole su última forma de entretenimiento. Las sesiones de reflexología, sin embargo, le ayudaron a recuperar el uso del pulgar y retomar el control de la televisión. La reflexología se puede utilizar para ofrecer una estimulación especial para personas especiales. La falta de presión en las plantas de los pies, por ejemplo, puede provocar la degeneración de los músculos, nervios y huesos afectados. Así que para las personas que pasan mucho tiempo en una silla de ruedas, la reflexología ofrece una estimulación sensorial muy apreciada. Para los que intentan mantener la función de las manos, los masajes pueden estimular las habilidades manipulativas. En nuestro trabajo, también hemos visto cómo la reflexología aumentaba la tonificación muscular y tenía un impacto positivo en los órganos internos. En el libro encontrará masajes generales en las manos y los pies *(véase pp. 68-117)*, y técnicas para paliar ciertos problemas de salud *(véase pp. 130-153)*.

ENFERMOS GRAVES

Una amiga nos llamó no hace mucho para pedirnos que le recomendáramos algún reflexólogo en su ciudad. Quería ayuda para su hermana separada, a quien le acababan de diagnosticar cáncer y le quedaba poco tiempo de vida. En lugar de ello, la enseñamos a utilizar la reflexología para ayudar a su hermana. Más tarde nos escribió para decirnos lo que había significado para las dos. La reflexología, al mismo tiempo que ofrece el potencial de contrarrestar el dolor y ayudar a paliar los síntomas de problemas específicos, supone un medio para el proveedor de mostrar su cariño a una persona amada en un momento difícil, algo que va más allá de lo que los profesionales pueden ofrecer. Disfrute de la oportunidad de aliviar el dolor de una persona querida con las secuencias para tratar problemas de salud específicos *(véase pp. 130-153)*.

MUJERES EMBARAZADAS

Mientras la llevaban al paritorio, nuestra sobrina insistió en que le llevásemos su pelota de golf. Las enfermeras se sorprendieron de que diese a luz de forma tan fácil y rápida. El uso de la reflexología está aumentando entre el personal sanitario que atiende en los embarazos y partos, y los estudios dan fe de su eficacia. En *The Effects of Reflexology on Labour Outcome* (R.U., 1989), los Drs. Gowri Motha y Jane McGrath encontraron que las mujeres embarazadas que seguían un curso de diez sesiones de reflexología experimentaban unos beneficios extraordinarios en el parto. Algunos apenas duraban

> Las mujeres embarazadas que siguieron un curso de reflexología de diez sesiones percibieron unos beneficios extraordinarios en el parto.

2-3 horas: las mujeres entre 20-25 años tenían una primera fase de 5-6 horas, una segunda de 16 minutos de media, y una tercera de 7 minutos. Estas cifras contrastan con las medias de los libros de texto: 16-24 horas para la primera fase del parto, y 1-2 horas para la segunda. Gabriella Bering Liisberg afirmaba en *Easier Births Using Reflexology* (1989) que el 90% de las mujeres que elegían la reflexología como alternativa a los analgésicos o a los fármacos que inducen y estimulan el parto, afirmaban que las técnicas les habían ayudado a reducir el dolor.

Si desea utilizar las técnicas para aliviar el dolor en el parto, o simplemente quiere paliar los síntomas y las incomodidades asociadas al embarazo y al parto, como los edemas o lumbalgias, este libro le ofrece los recursos necesarios *(véase pp. 120-121 y 130-153)*.

EN EL LUGAR DE TRABAJO

Sue, una clienta, consideró dejar su profesión como profesora por el dolor de pies. No obstante, una vez que conoció las técnicas reflexológicas para romper los patrones de estrés, ideó una solución a su problema: varias veces al día, caminaba con los pies descalzos sobre los palos redondos que utilizaba para la clase elemental de música.

La reflexología resulta especialmente beneficiosa para los trabajos que requieren muchas horas de pie o caminando, como los de profesores, enfermeras, peluqueras, camareros y comerciales o vendedores. Además, permite interrumpir el estrés provocado por estar de pie y el uso excesivo de una parte del cuerpo, ofreciendo un descanso en la rutina. También ayuda a establecer nuevos patrones para utilizar el cuerpo y para adquirir una forma más relajada de ser, ya que, parafraseando al investigador del estrés, Hans Selye, no es sólo el estrés lo que genera el problema, sino la continuidad de esa tensión.

Por las mismas razones, los que trabajan mucho tiempo frente a un teclado de ordenador a menudo utilizan la reflexología de la mano para aliviar los síntomas causados por el uso excesivo de esta parte del cuerpo. Pruebe las técnicas de autoayuda para las manos y los pies, y las secuencias para las personas que trabajan en oficinas y que tienen que viajar para acudir a su lugar de trabajo *(véase pp. 124-129)*.

PERSONAS CON PROBLEMAS MENTALES

En una clínica mental británica, un reflexólogo y un orientador trabajaron con 74 enfermos entre 1996 y 1997, 49 recibían reflexología, y los otros 25, terapia psicológica. Todos los pacientes que seguían la reflexología, menos dos, informaron de que se sentían más relajados y menos ansiosos. Liberar la tensión hablando aumentaba la relajación, aliviaba los dolores de cabeza y mejoraba el sueño. Estos estudios subrayan el papel de la reflexología y de otras terapias complementarias para paliar los síntomas de las enfermedades mentales. Especialmente importante fue el hecho de que los pacientes se hicieran conscientes de los efectos de la tensión, y descubriesen que habían mejorado su capacidad para cambiar su estado. El resultado fue una mejora alentadora en el estado emocional, especialmente cuando se ofrecía la reflexología y la orientación conjuntamente.

Para eliminar los sentimientos de miedo, preocupación y desesperación y cambiarlos por emociones más positivas, pruebe las sesiones generales de pies y manos *(véase pp. 68-117)*, así como las técnicas de autoayuda *(véase pp. 124-129)*.

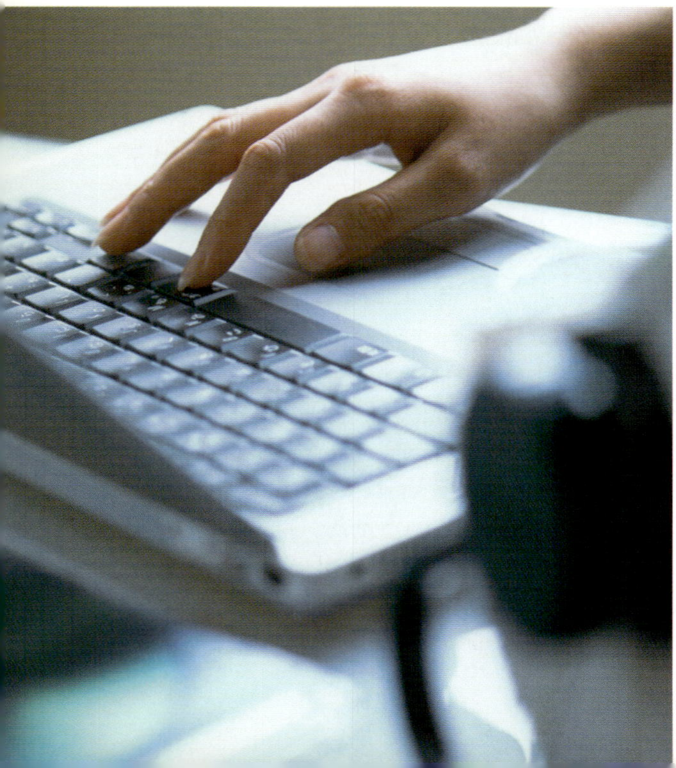

El trabajo repetitivo como escribir a ordenador puede causar estrés: la reflexología puede interrumpir este estrés y aliviar las tensiones asociadas.

INVESTIGACIÓN EN REFLEXOLOGÍA

Durante los 60 años de historia de la reflexología, los terapeutas han comprobado el éxito de su método. Ahora la investigación clínica produce estudios que atestiguan los beneficios de la reflexología: reducción del postoperatorio o descenso en los síntomas asociados con las enfermedades coronarias.

Investigaciones recientes muestran que la reflexología resulta efectiva a la hora de que el cuerpo regrese a su estado natural de equilibrio. Por ejemplo, un estudio realizado en Austria en 1999 y otro realizado en China en 1994 mostraron respectivamente que las funciones de los riñones y el hígado parecían más eficientes en las personas que habían recibido reflexología. Tres ensayos clínicos realizados en China en 1996 demostraron que las madres a menudo daban a luz y de mamar de forma más fácil y rápida, que los niños con parálisis cerebral mostraban un aumento en la tasa de crecimiento, y que los pacientes que recibían reflexología demostraban un descenso en los niveles de radicales libres.

PALIAR LOS SÍNTOMAS

Un estudio realizado en 1998 en China reveló que los pacientes que recibían sesiones de reflexología podal experimentaban descensos en los síntomas de insuficiencia respiratoria, enfermedades coronarias y angina de pecho, y que los niveles de presión sanguínea disminuían. La reflexología podal ayudó a pacientes a liberar las piedras de riñón y de uréter más deprisa (China, 1996) y con menos dolor (Dinamarca, 1993). Algunos pacientes de postoperatorio que recibieron masajes de reflexología exhibieron un aumento en la actividad de los riñones y del intestino grueso y un descenso en la necesidad de medicación comparado con grupos de control (Suiza, 1994). Varios trabajos de investigación centrados en enfermedades específicas demuestran que los pacientes que reciben reflexología muestran una reducción de los síntomas: sinusitis (EE.UU., 2000), dolor de cabeza (Dinamarca, 1997), dolor de muelas (China, 1994), SPM (*Obstetrics and Gynecology*, 1993), amenorrea (China, 1996), disfunción sexual masculina (China, 1996), hiperlipidemia (altos niveles de grasa en sangre: China, 1996), estreñimiento (China, 1994) y esclerosis múltiple (R.U., 1997).

¿UNA OPCIÓN MÁS SEGURA?

Varios estudios científicos realizados en China entre 1993 y 1998 sugieren que la reflexología puede ser más segura que los tratamientos médicos convencionales a la hora de aliviar los síntomas de ciertas enfermedades: urosquésis (retención de orina después de una operación), dispepsia, neurodermatitis, leucopenia (un contaje anormalmente bajo de células blancas en sangre) y enfermedades coronarias. Existe evidencia en otros ensayos clínicos que sugieren que la reflexología combinada con los tratamientos convencionales podría mejorar la efectividad de la medicación en la diabetes, la infección de riñones y la neumonía infantil.

Más importantes, quizá, son las conclusiones de algunos estudios donde se afirma que la reflexología puede mejorar la calidad de vida. En 1995, se informó en el R.U. de que las personas con enfermedad de Alzheimer que recibían reflexología veían aliviados los síntomas de inquietud y reducían la rigidez y la artritis. Un estudio de 1997 realizado por Peta Trousdale y Andrea Uphoff-Chmielnik obtuvo resultados positivos en enfermos mentales. Los que recibían reflexología exhibían un aumento de la relajación, un descenso de la ansiedad, alivio de los dolores de cabeza y mejora de los hábitos de sueño.

LA REFLEXOLOGÍA COMO TRATAMIENTO COMPLEMENTARIO

Algunos médicos, obstretas y matronas han admitido la reflexología como tratamiento complementario para su propia práctica, y para acelerar los cuidados intensivos y paliativos.

OBSTETRICIA Y GINECOLOGÍA

Las enfermeras y matronas de las unidades de obstetricia y ginecología han adoptado la reflexología para paliar los dolores del parto y resolver complicaciones. Por ejemplo, se puede utilizar para inducir el parto –de hecho, algunas enfermeras y matronas de la página www.babyworld.co.uk sugieren que puede ser más efectivo que romper las membranas– y para aumentar la fortaleza y la eficacia de las contracciones. Además, también sirve para calmar las contracciones demasiado dolorosas, o para regular las esporádicas. Algunos médicos afirman que la reflexología puede reducir la duración del parto u ofrecer a las pacientes un descanso, o incluso sueño. En la tercera fase del parto, la reflexología puede utilizarse para expulsar la placenta retenida y para aliviar la retención de orina después. Estos resultados están confirmados por el Departamento de Reflexología del National Maternity Hospital de Dublín, Irlanda. Además, el tratamiento se ofrece para la depresión pre y posparto, la endometriosis y el SPM.

REFLEXOLOGÍA EN HOSPITALES

El uso médico de la reflexología no está limitado a las maternidades. También se incluye en programas de algunos departamentos de cirugía de la Universidad de Columbia, en Nueva York. El Integrative Medicine Program del Departamento de Cirugía ha establecido que la reflexología constituye una terapia ideal tanto para las unidades de cuidado intensivo como para el postoperatorio, ya que aplicar las técnicas reflexológicas al pie impide que duelan otras partes sensibles del cuerpo.

La reflexología también juega un papel importante en la Unidad de Cuidado Coronario Complementario del Centro Médico Presbiteriano de Nueva York. Allí, la inclusión de la medicina complementaria junto con el cuidado convencional ha sido llevado por los pacientes –muchos enfermos de corazón ya han explorado terapias complementarias–. El centro ha observado que los masajes y la reflexología, por ejemplo, son muy populares entre los pacientes del programa y que cerca del 60% de los pacientes que ingresan en la unidad ya los usan. Esto es, de los 1.400 pacientes de la unidad de cuidado coronario que se ven cada año, el 60% elige participar en este tipo de medicina complementaria.

APOYO AL PACIENTE

En algunos centros de salud de EE.UU. se ofrecen clases de reflexología a los pacientes para enseñarles

USO DE LA REFLEXOLOGÍA EN MEDICINA

Los centros hospitalarios utilizan la reflexología para complementar las enfermedades en los siguientes ámbitos:

Obstetricia y ginecología, especialmente durante el parto y sus complicaciones.

Postoperatorio.

Clases de apoyo al paciente.

Cuidado paliativo para los enfermos de cáncer.

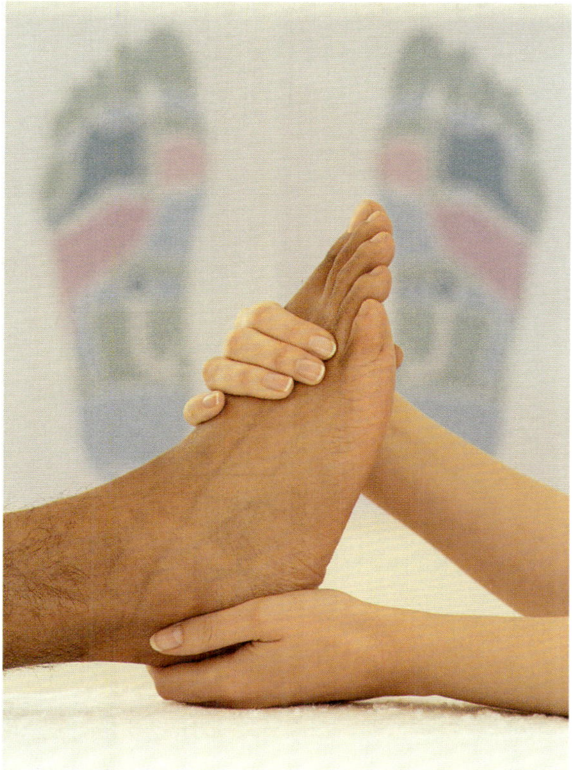

La reflexología se está integrando en los programas de cuidado médico de varios hospitales, jugando un papel importante en el cuidado paliativo y el postoperatorio.

estrategias de autoayuda que puedan aliviar sus problemas médicos. Por ejemplo, en el Suburban Hospital de Bethesda, Maryland, se imparten clases de reflexología para personas con incontinencia. También se ofrecen clases en el Southpoint Hospital de Chagrin Falls, Ohio, y en el Wellness Center del Avera Queen of Peace Hospital en Dakota del Sur. Algunos médicos están interesados en el potencial apoyo emocional y preventivo que estas terapias de autoayuda pueden ofrecer. El Dr. Mehmet Oz, cofundador de la Unidad de Cuidado Cardíaco Complementario del Centro Médico Presbiteriano de Columbia en Nueva York, quiere aprender cómo las terapias complementarias como la reflexología pueden ayudar a paliar el impacto postoperatorio en los pacientes con depresión, ansiedad, dolor e infecciones: «...igual que los alópatas, los médicos sienten que no están formados para ofrecer el cuidado emocional, paliativo y/o preventivo que solicitan los pacientes».

CUIDADO PALIATIVO

La reflexología también resulta cada vez más importante en el cuidado paliativo de los enfermos de cáncer. En el R.U., la reflexología se ofrece en los centros de terapias complementarias de las unidades de oncología en el Charing Cross Hospital, el Hammersmith Hospital, la clínica Harley Street y el Lister Hospital. Y fuera de estos centros, los grupos de apoyo al cáncer, como el Cancer BACKUP Cancer Support Service y el Hampshire County Council Cancer Care Society, ofrecen servicios de reflexología, información y referencias sobre especialistas. Pero ofrecer estos tratamientos no está confinado a los sanitarios, también hay familias preocupadas y voluntarios deseosos de expresar su cariño mediante el contacto directo que ofrecen la reflexología a las personas amadas junto con los profesionales pagados de las unidades de cáncer y los hospitales.

En todo el Reino Unido, los servicios de reflexología han surgido para satisfacer los objetivos médicos, que son ofrecer dignidad y capacidad de elección y control a cada paciente y su familia. Los objetivos específicos de la reflexología son: mejorar la calidad de vida del paciente, ofrecer comodidad y fomentar el sentido del bienestar físico, emocional y espiritual, con lo que se ayudará a controlar los síntomas de ciertas enfermedades.

El *American Cancer Society Journal* encontró que un tercio de los enfermos de cáncer utilizaba la reflexología como un tratamiento médico alternativo.

TESTIMONIOS DEL ÉXITO

El mundo de la reflexología está vivo gracias a las historias de su éxito que relatan tanto pacientes como terapeutas. Esta evidencia anecdótica atestigua el deseo de los pacientes de participar en el proceso de curación, un factor que puede resultar vital para la eficacia de las terapias complementarias.

Los relatos del éxito ilustran los beneficios de la reflexología y, sobre todo, su capacidad para suscitar una respuesta de relajación en el cuerpo y la mente de forma natural y sin fármacos. Esta relajación también se debe a la liberación de endorfinas, las sustancias químicas del cuerpo que nos hacen «sentir bien», posiblemente la mejor forma de combatir el estrés. Los tratamientos reflexológicos ayudan a nuestros clientes a sobrevivir a las demandas de un trabajo que supone mucha presión, a una vida familiar atareada y al ejercicio intensivo.

La reflexología está muy valorada como medio de fomentar en el cuerpo una respuesta a ciertas dolencias y, al reequilibrar el cuerpo, la mente y las emociones, mantener la salud previniendo la aparición de problemas médicos o su empeoramiento. Existe evidencia de que algunas técnicas reflexológicas pueden incluso reducir la necesidad de fármacos, o aumentar la efectividad de las medicinas. La reflexología ofrece, por lo tanto, un medio de interactuar con el cuerpo y de controlarlo.

A nivel práctico, hay muchos testimonios a favor de la reflexología como medio para recuperarse de una lesión, especialmente en los pies y las manos, e incluso de lesiones pasadas. Al aliviar los pies y las manos sobrecargados, se cree que la reflexología también previene las lesiones y ayuda a mantener la destreza manual y la movilidad en la vejez.

Ejemplos de casos

La respuesta de relajación

No es raro que nuestros clientes se duerman durante una sesión. De hecho, algunos optan por la reflexología por su efecto relajante en todo el cuerpo. Los beneficios de una relajación así son difíciles de cuantificar. Un cliente, por ejemplo, al percibir que soportaba demasiada tensión, considera que la reflexología le ha «salvado la vida»; agradece las sesiones de reflexología como una oportunidad para que su cuerpo descanse y se recupere del estrés de la jornada.

Al entrar en la consulta para la sesión, una clienta preguntó qué ruido era ése. «Es su marido», respondió Kevin. El marido, un abogado importante, se había dormido durante la sesión y estaba roncando.

Recuperación de una lesión

Habían pasado 40 años desde que el autobús escolar le envió de vuelta a casa con un talón roto. No obstante, nuestro cliente todavía se resentía de la lesión, ya que viajaba por negocios, corriendo por los aeropuertos, y jugaba al tenis en su tiempo libre. «Cuando voy al médico, me da una receta», nos dijo. «Cuando vengo al reflexólogo, me siento mejor.»

Aliviar problemas de salud comunes

La sinusitis y los dolores de cabeza relacionados habían transformado la vida de Bob, un cliente, en una pesadilla: los fármacos ya no podían ayudarle, y otras terapias complementarias tampoco parecían ayudar. Mostramos a Bob una técnica reflexológica simple, la de la pelota de golf *(véase p. 50)*, que le ayudó a paliar su enfermedad. Sin embargo, Bob desarrolló un nuevo problema: le molestaba la sinusitis de un compañero de trabajo. Cansado de escuchar sus síntomas, le dio una pelota de golf y le enseñó la técnica. La reflexología no sólo permitió a Bob tratar su enfermedad, sino que también pudo ofrecer una ayuda no intrusiva a otros en su misma situación.

Con la reflexología, Bob no sólo pudo controlar su propio estado de salud, sino también ayudar a otros.

Liberarse de la medicación

El asma y los problemas para respirar despertaban a Susan, otra clienta, en medio de la noche. Su preocupación era que la medicación ya no resultaba eficaz. Le mostramos una técnica de autoayuda para aplicar en la zona refleja de la glándula suprarrenal. Nos comentó que, después, podía respirar profundamente.

Rejuvenecer las manos y los pies

El negocio de catering de Sharon, otra clienta, la mantenía de pie durante horas. Las manos y los pies cansados le estaban empezando a afectar a todo el cuerpo: dolores de cabeza, de espalda y fatiga. Sharon sentía que su salud empeoraba por momentos. Al aliviar los síntomas, las sesiones de reflexología le suponían toda una devoción. Dice que le han cambiado la vida.

Sharon, como muchos otros, ha extendido el uso de la reflexología a toda su familia. El problema ocular de su madre, el traumatismo cervical de su hija y el cansancio de su otra hija se afrontaron con un tratamiento reflexológico.

Resultados instantáneos

Nuestra clienta era la agradable mujer de un pastor que se comería lo que se le sirviera en casa de un feligrés, aunque le causara un trastorno digestivo grave. De camino al hospital tras un hecho similar, probó una técnica reflexológica que le habíamos enseñado. El conductor dio la vuelta al ver que ella misma se había curado casi por completo.

Una clienta nos dijo que no sólo apreciaba el alivio de su trastorno gástrico, sino también el de no tener que acudir a urgencias.

ACUDIR A UN REFLEXÓLOGO

Acudir a un reflexólogo es como visitar a otro profesional sanitario, y debe esperar el mismo entorno profesional y la misma actitud que de un médico o un dentista. Un entorno profesional está constituido por un lugar de trabajo limpio, bien iluminado y atractivo. Tendrá que sentarse en una silla reclinable o quizás en una camilla; compruebe que el terapeuta se asegura de que tiene las rodillas apoyadas durante el masaje. Tendrá que quitarse los zapatos y los calcetines o medias; en este caso, se le debería ofrecer una toalla para que se cubra las piernas desnudas. Si se siente incómodo, siempre puede llevar pantalones.

La duración de una sesión de reflexología puede variar de 30-45 minutos a incluso una hora. Un reflexólogo profesional debería aplicar las técnicas de forma sistemática y minuciosa en cada pie. Después de terminar el masaje en un pie, el terapeuta debería manipular además las zonas donde lo considere necesario. Deberían aplicarse «postres» o técnicas de relajación.

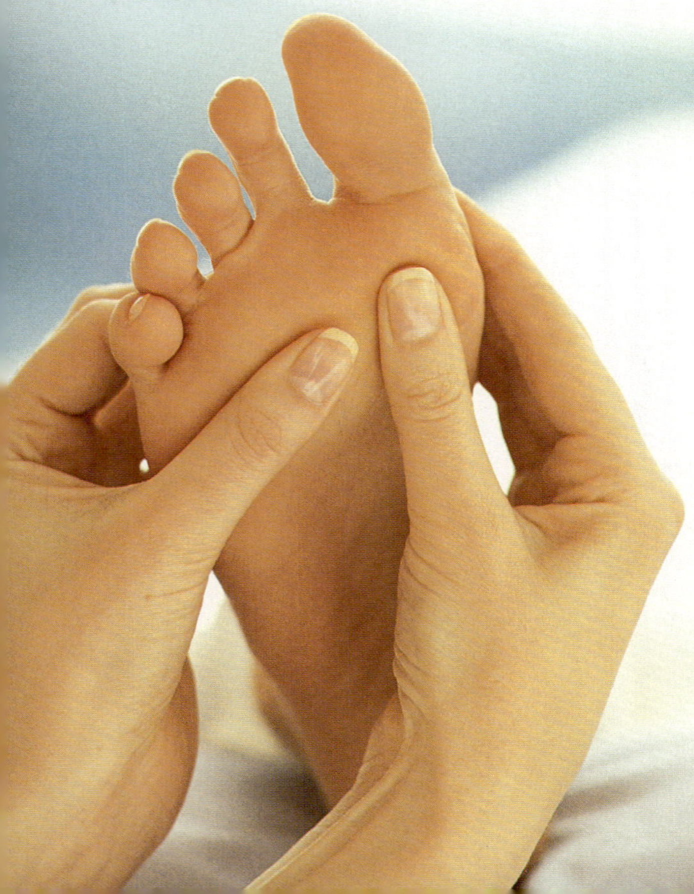

Usted siempre debe sentirse cómodo mientras se le aplican las técnicas. Esto quiere decir que si duele, debe «doler bien» y no percibirse en ningún momento como una amenaza. Si siente alguna molestia, pida al reflexólogo que apriete menos: el terapeuta debería hacerle caso.

Espere de un reflexólogo profesional que, mientras lleva a cabo la sesión y evalúa las distintas zonas de reflejo, aplique las técnicas necesarias y de forma adecuada para que usted se relaje. Al mismo tiempo, escuchará sus inquietudes y prestará atención a lo que le guste o disguste. El reflexólogo debería recordar sus postres preferidos, las zonas en que debe aplicar las técnicas y las partes que usted diga que «duelen bien», para posteriores sesiones.

¿MASAJE O REFLEXOLOGÍA?

Muchos consideran que la reflexología es una ciencia, pero también hay algo de arte en este oficio. Aunque existan normas en la práctica de esta profesión, hay detalles en las técnicas de presión que pueden variar de una persona a otra dependiendo de dónde se haya recibido la formación. Algunos reflexólogos utilizan cremas, lociones y aceites, mientras que otros opinan que esos productos son más propios de simples masajes en los pies.

Preguntas que hacer

Cuando se haya decidido por la reflexología, debe ser consciente de sus propios gustos y recordar por qué ha elegido esta opción. Ya sea porque tenga los pies cansados, por la relajación, para curar un problema de salud o cualquier otra razón, hágale saber al reflexólogo cuáles son sus intereses. Es importante preguntar al reflexólogo, así se asegurará de recibir el tratamiento adecuado. Puede resultarle útil empezar reflexionando sobre las siguientes cuestiones.

Preguntas que debe hacerse:

¿Cómo me siento después de la sesión?

Después de haber probado una sesión de reflexología, pregúntese si siente que se ha realizado un buen trabajo sobre sus pies y manos, si se ha respondido completamente a sus preguntas y si se le ha tratado de forma profesional. Por último, intente evaluar si ha valido la pena por lo que ha pagado.

¿Qué sensaciones físicas tengo?

Después de una sesión, debería experimentar relajación. Algunas personas se centran en las sensaciones que experimentan los pies. Las afirmaciones comunes son: «me siento más ligero» o «me siento como si caminara sobre almohadas».

Preguntas para el reflexólogo:

¿Qué formación y experiencia posee?

Un reflexólogo que ha completado un curso de al menos 50 horas o que tiene al menos un año de práctica a menudo poseerá la formación y experiencia necesarias. Sea consciente de que las normas han cambiado con los años. Hace diez años, un cursillo de fin de semana resultaba suficiente. Una persona con diez años de experiencia tras un cursillo de fin de semana merece la pena, pero un terapeuta recién graduado en un cursillo de fin de semana y casi sin práctica puede no ser capaz de ofrecerle los servicios específicos que usted solicita. Busque los credenciales de su reflexólogo y su pertenencia a asociaciones (*véase p. 154*).

¿Ofrece otros servicios o vende productos?

Tenga en cuenta que alguien que se ha expandido y vende productos u ofrece otras terapias complementarias puede no tener tanta experiencia como un reflexólogo a tiempo completo.

¿Qué tipo de servicios ofrece?

Pregunte al reflexólogo sobre la naturaleza de sus servicios: por ejemplo, si prefiere trabajar en las manos o los pies. Usted puede preferir un masaje en las manos en vez de en los pies, quizá dependiendo de su trabajo o de su uso diario de estas partes del cuerpo. Otro factor es si utiliza cremas, aceites o lociones. Se trata de averiguar si el terapeuta ofrece servicios de reflexología o de masajes en los pies. Debería asegurarse de que las respuestas coinciden con sus propios gustos y necesidades.

¿Cuántas sesiones necesito para ver los resultados?

Debería empezar a notar los resultados a partir de la segunda o la tercera sesión –puede que se sienta más relajado o que los síntomas hayan empezado a remitir–. Desconfíe de un terapeuta que ejerza demasiada presión o cuyo tratamiento dure demasiado tiempo. No obstante, recuerde que cuanto más tiempo haga que padece el problema, más tiempo pasará hasta que observe los resultados.

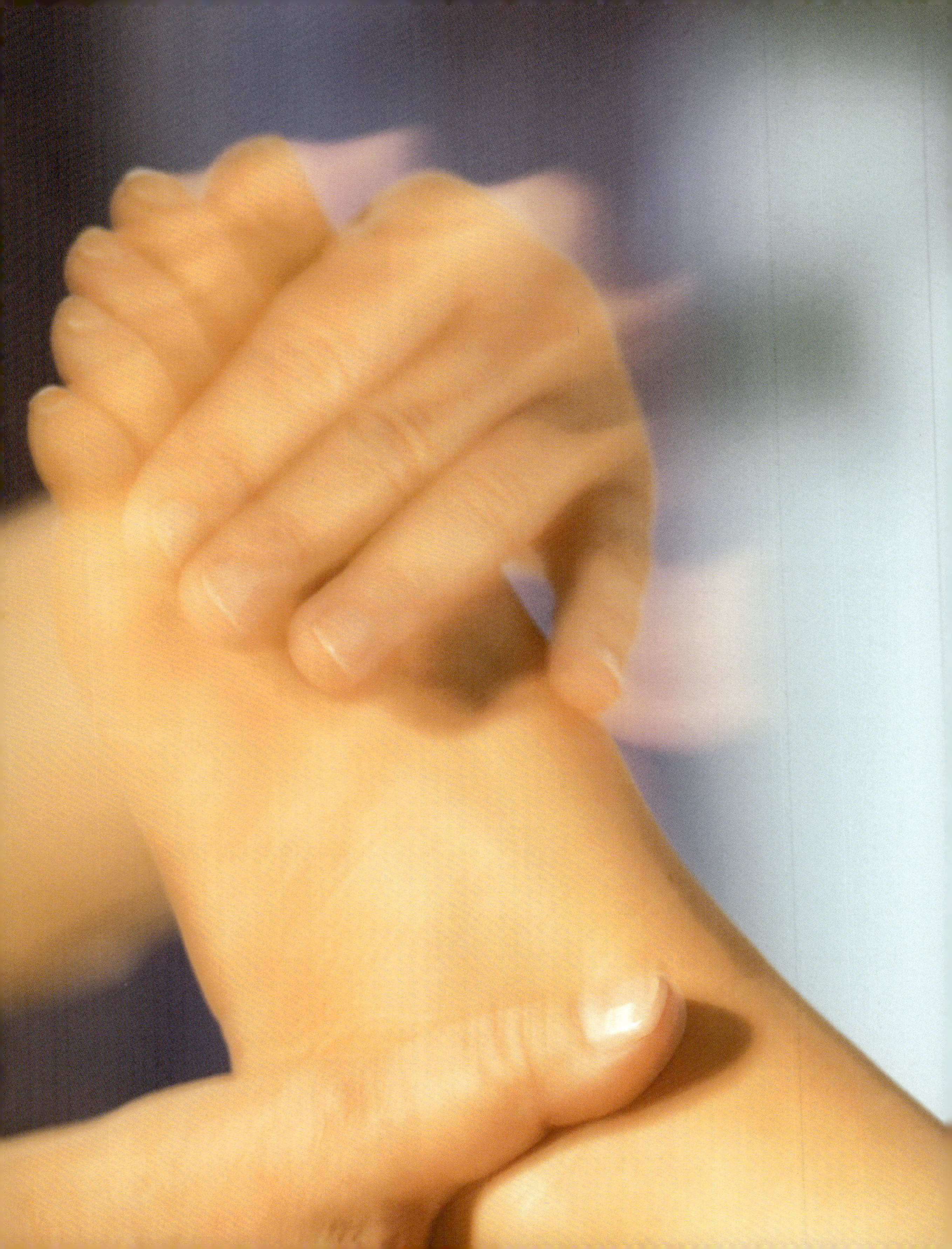

CUIDAR DE LAS MANOS Y LOS PIES

Con todas las tensiones que experimentan las manos y los pies a diario, no se debe asombrar de que unas sesiones regulares de reflexología constituyan un tratamiento tan saludable. En este capítulo encontrará consejos para utilizar las herramientas de autoayuda para relajar los pies y las manos, y para romper los «patrones de estrés» potencialmente dañinos causados por las actividades diarias repetitivas, como caminar o escribir en un teclado. Además, también le explicaremos qué tipo de zapatos debe –y no debe– llevar.

ANATOMÍA DE LAS MANOS Y LOS PIES

Los humanos son la única especie que camina completamente erguida sobre dos piernas, pero con cada paso el pie soporta dos veces y media el peso del cuerpo. La estructura del pie ha evolucionado para acomodarse a esta presión con una disposición compleja de 26 huesos, músculos, ligamentos y nervios.

Normalmente, estamos más familiarizados con la anatomía de los pies que provocan problemas que con los que funcionan bien. Pero ya que el pie constituye la principal superficie de contacto diario del cuerpo con el suelo, cada estructura que contiene juega un papel importante, esté el cuerpo caminando, corriendo o de pie.

Cuando estamos de pie, el talón y la parte anterior de la planta forman una plataforma estable que soporta el peso del cuerpo. Cuando caminamos o corremos, el talón recibe el impacto inicial. Entonces, el pie rueda hacia delante con la ayuda del arco longitudinal, mientras el tendón de Aquiles en la pantorrilla se contrae para levantar el talón. El peso del cuerpo cambia a la parte anterior, donde se encuentra el arco metatarsiano, que cruza el pie de forma transversal y ayuda a girarlo hacia dentro y/o hacia fuera para adaptarse al terreno. Por último, los dedos impulsan el pie y el cuerpo hacia delante.

Las enormes presiones que experimentan los pies a diario en esta acción repetitiva e inconsciente se acrecientan con los inventos modernos (como los zapatos y las superficies planas), las lesiones y, más notablemente, las características heredadas de los pies. Por ejemplo, un segundo dedo más largo que el gordo no le generaría ningún problema a alguien que viviera una existencia descalza. No obstante, cuando se trata de zapatos y de las superficies modernas, planas y duras, un segundo dedo largo puede causar que el centro del pie literalmente se bloquee, por lo que ya no poseería la capacidad de absorber los impactos de cada paso. El resultado: un pie tenso y cansado.

El 86% de la población mundial padece algún problema en los pies a lo largo de su vida.

El arco también se ve afectado por los factores hereditarios. Un arco alto o pies planos son dos trastornos opuestos, y cuanto mayor sea la desviación, menos efectiva será la estructura. El mal funcionamiento del arco puede causar dolor y deformidades, como dedos de martillo o fascitis plantar, una inflamación localizada del tejido conectivo. La tendencia hacia las manos artríticas y la formación de juanetes en los pies también es genética, la última asociada con otros problemas, como callos, dolor, encontrar zapatos que encajen y dificultad al caminar.

LAS MANOS

Las manos están diseñadas para realizar una gran variedad de tareas precisas y complicadas, y para ello dispone de 26 huesos y de músculos, tendones y nervios colocados de forma compleja. No obstante, las manos y las muñecas pueden llegar a doler casi tanto como los pies. El dedo prensil que la humanidad ha desarrollado nos permite agarrar, pero la repetición de ese movimiento puede conllevar molestias en el pulgar. Otro problema doloroso es el síndrome de túnel carpiano, en que los tejidos inflamados de la muñeca pinzan el nervio que la atraviesa. Las manos son muy receptivas a la reflexología porque poseen muchas terminaciones nerviosas.

Huesos de las manos y los pies

Los huesos de las manos y los pies reflejan sus usos diferentes. Las falanges de los pies, por ejemplo, son mucho más cortas que las de las manos, porque los dedos de los pies sólo se usan para el equilibrio y para elevarse, mientras que los de las manos se usan para agarrar. Los huesos de los pies son lo suficientemente fuertes como para soportar el peso de todo el cuerpo, aunque lo suficientemente ligeros para moverse con facilidad. Los pequeños huesos carpianos de la muñeca, los metacarpianos de los dedos de las manos y el dedo prensil operan conjuntamente como una serie de palancas sofisticadas para poder agarrar objetos.

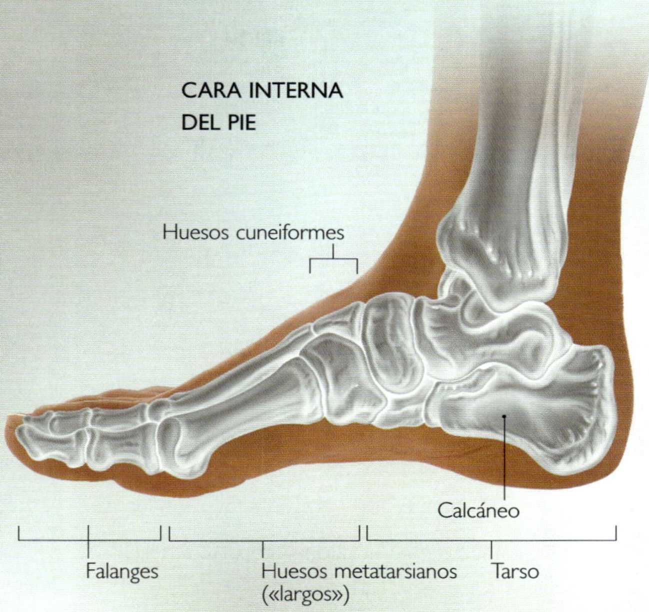

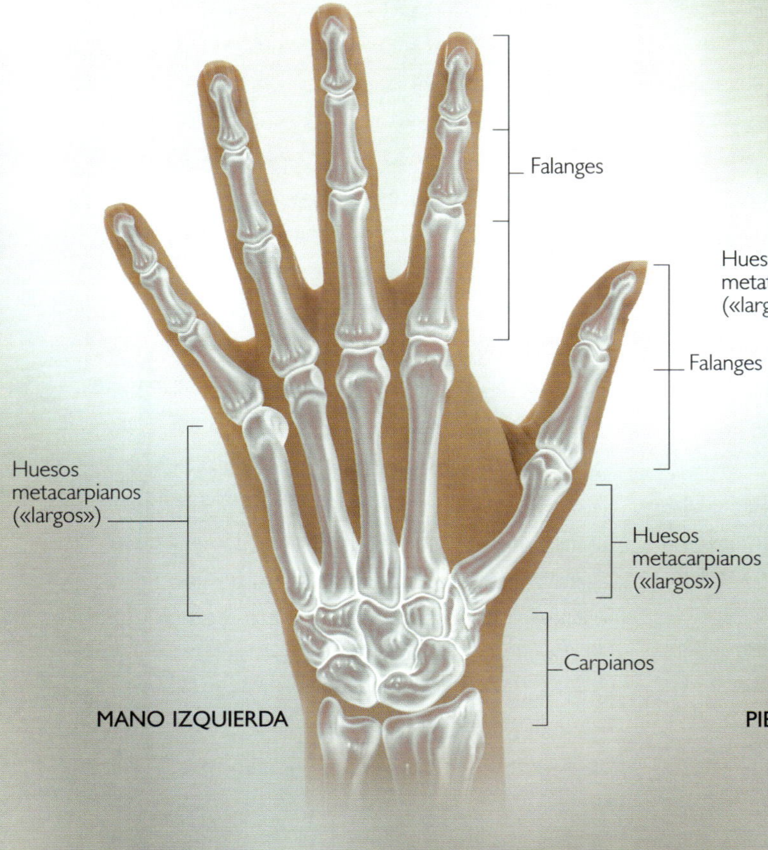

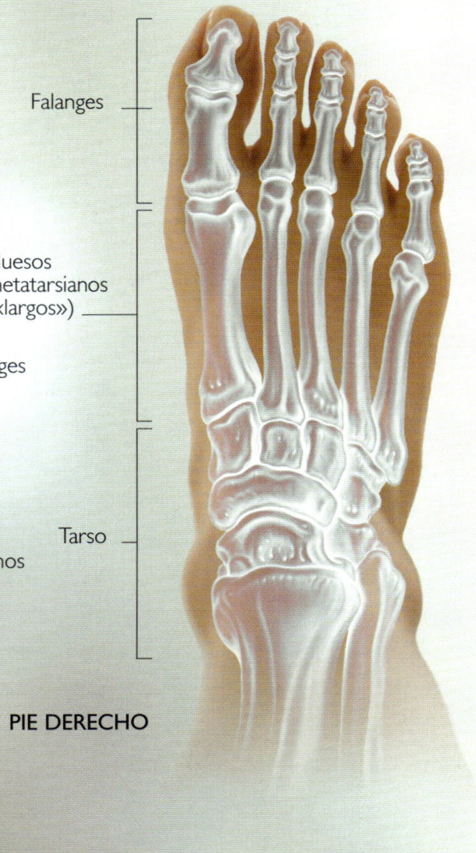

MANOS Y PIES: MANUAL DEL USUARIO

El mundo no es plano, pero la mayoría de los pies urbanos nunca lo sabrán. Las carreteras de adoquines han dejado paso a los pavimentos de hormigón, pero esta modernización de las superficies ha resultado en una pérdida de textura y de la variedad de suelos y, por lo tanto, los pies tienden a moverse de la misma forma, todos los días. Evite lesiones combinando el consejo que sigue para los pies (y también para las manos estresadas) con sesiones de reflexología regulares.

El pie se adapta muy bien a una serie de demandas específicas, como caminar sobre pavimentos lisos. Sin embargo, si estas demandas no varían lo suficiente, los pies, y como consecuencia el resto del cuerpo, pagan un precio. Como con todas las formas de ejercicio, el poco uso de cualquier estructura de los pies puede provocar que sufran pérdida de fuerza, lo que causará problemas de salud complejos, a menudo sutiles. El pie también puede adaptarse a las situaciones de tensión cambiando la responsabilidad de la parte correcta de su anatomía a otra parte que está mal diseñada para esa función. Estos movimientos incorrectos y repetitivos pueden ocasionar un mal desplazamiento del peso en el cuerpo, lo que conlleva rigidez y restricción de movimiento.

RESTITUIR EL POTENCIAL DE LOS PIES

La salud de los pies se puede mejorar caminando, corriendo y estando de pie sobre una variedad de superficies que estimulen los distintos sensores de presión y que permitan a cada pie utilizar toda la amplitud de movimiento. Caminar sobre las distintas texturas de un camino de salud, por ejemplo, puede estimular sensores de presión olvidados en el pie y romper los patrones de tensión arraigados. Los caminos de salud *(véase pp. 46-49)* combinan los beneficios de la fuerza de la gravedad con una variedad de texturas de superficie que suponen un reto para músculos, tendones, huesos y sensores de presión.

El pie reacciona ante los terrenos variables con su capacidad para moverse en las cuatro direcciones básicas. Las direcciones más utilizadas se experimentan durante el movimiento talón-punta de un paso. Otras dos direcciones menos comunes son las de hacia dentro y hacia fuera. Practicar estas cuatro direcciones devuelve al pie toda su amplitud de movimiento. Las superficies sobre las que caminamos también juegan un papel importante en la absorción de impactos. Si estas superficies no aceptan parte del choque, el cuerpo debe absorberlo todo. La dureza de una superficie determina cuánta parte del golpe absorbe –las superficies duras como el hormigón, el asfalto o las maderas duras absorben poca parte, mientras que las superficies blandas y flexibles como la hierba y la arena absorben más–. La vida sería perfecta si fuera «un paseo por la playa», pero los caminantes de hoy deben enfrentarse a superficies duras, rígidas e implacables. Con los caminos de salud, la reflexología ofrece la oportunidad de compensar el entorno en que vivimos y relajar todo el cuerpo.

CUIDAR LAS MANOS

No debemos pasar por alto las manos. El simple ejercicio de empujar los dedos ofrece unas mini-vacaciones a los dedos comprimidos por escribir todo el día en un teclado. Retorcer las manos también puede

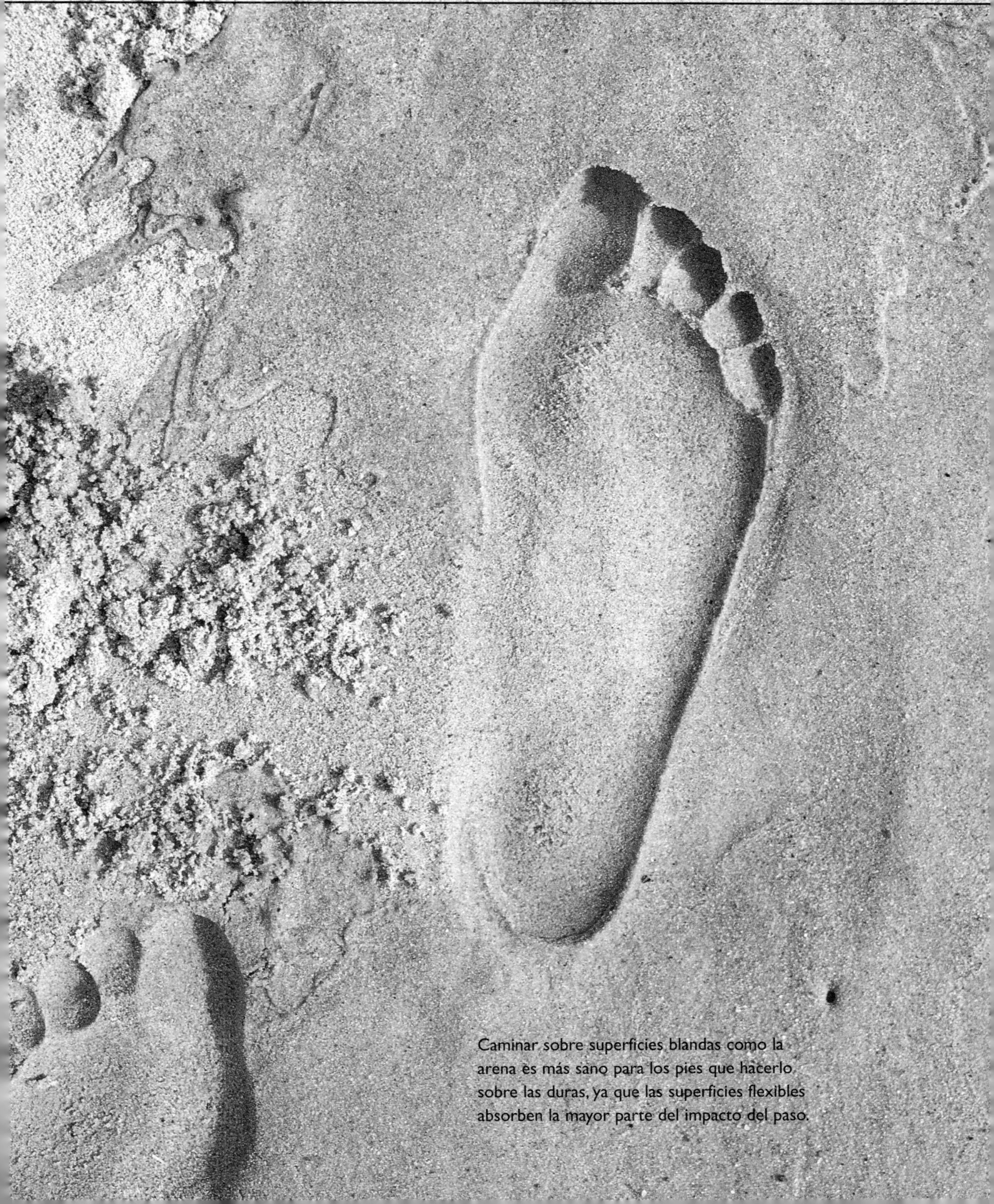

Caminar sobre superficies blandas como la arena es más sano para los pies que hacerlo sobre las duras, ya que las superficies flexibles absorben la mayor parte del impacto del paso.

ser una oportunidad de mover las manos en una dirección diferente. Existen ejercicios básicos para las manos similares a los de los pies *(véase pp. 54-55).*

ELEGIR LOS ZAPATOS

En las superficies naturales es mejor ir descalzo, pero los investigadores han encontrado que ir descalzo no es lo ideal en superficies como el hormigón. Con sólo la protección de los talones, los pies descalzos no poseen ningún aislamiento de los impactos en una superficie dura. Por lo tanto, los zapatos correctos tienen una influencia enorme en el bienestar de sus pies, así como en el del resto del cuerpo. Si sigue los consejos que se ofrecen a continuación, encontrar el calzado adecuado para usted se convertirá en una acción automática. Si duda, recuerde la máxima: no compre o lleve zapatos que le hagan daño.

Talla: puede creer que conoce su talla de pie, pero puede no saber que la talla de un adulto puede cambiar, especialmente en las mujeres durante el embarazo. Un niño puede cambiar hasta 26 veces de talla de zapato. Mídase los pies cuando vaya a comprar zapatos y encontrará que, como en la mayoría de la gente, un pie es más grande que el otro. Compre para el pie grande. Para asegurarse de que se ajustan bien, compre zapatos a última hora de la tarde, después de que se haya producido la hinchazón.

Comodidad: no compre los zapatos por su estilo o apariencia, sino por su comodidad. Un zapato mal diseñado puede parecer bonito, pero si le hace daño, todo el cuerpo sufrirá. Un zapato con tacón alto, por ejemplo, empuja el peso del cuerpo hacia delante, hacia la zona del metatarso, donde resulta excesivo, lo que obliga a mantener una mala postura. Los zapatos de punta no permiten que los dedos realicen su función al andar. Un

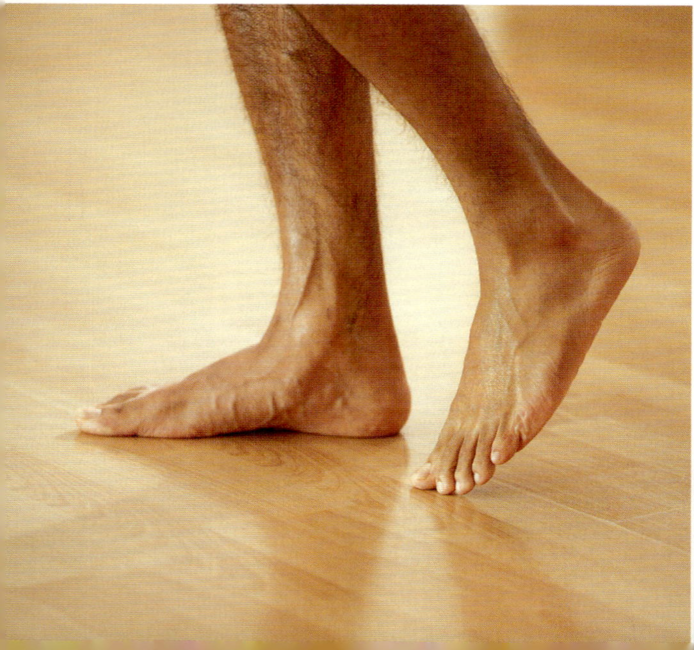

Pies descalzos

Los pies actúan como base para el cuerpo, manteniéndolo erguido y estable. También impulsan al cuerpo en movimiento. El pie absorbe cualquier impacto que ocurra en el movimiento, y reparte el peso del cuerpo por todas su estructuras. Aunque caminar descalzo es bueno en las superficies blandas, las estructuras duras pueden dañar los pies.

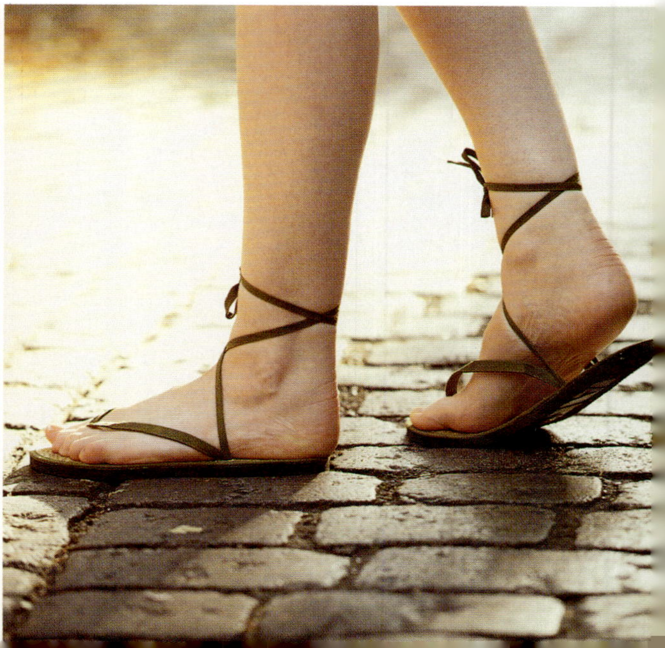

Sandalias

Este tipo de calzado no cubre los pies, lo que a menudo restringe el movimiento y resulta doloroso. Sin embargo, debe percatarse de que, aunque resulten cómodas, no todas las sandalias ofrecen el apoyo necesario para andar sobre superficies duras, caminar largas distancias o correr.

zapato con tacón de aguja, aunque sea bajo, ofrece muy poca base sobre la que equilibrarse y caminar. Los zapatos de plataforma pueden provocar torceduras de tobillos, y las zapatillas de deporte de alta tecnología tienen una vida útil muy corta. Todos estos zapatos pueden tener una buena apariencia, pero pueden dañar mucho a los pies. Recuerde también que incluso los zapatos bien hechos pueden resultar peligrosos una vez desgastados.

Calcetines: cuando compre zapatos, póngase el tipo de calcetines o medias que llevaría con ese zapato. Debería poder estirar los dedos y moverlos dentro del zapato.

Forma: la forma del zapato debería ajustarse a la forma de su pie. Si los huesos largos o los dedos –estructuras integrales de movimiento– se vuelven rígidos e inflexibles, se puede ejercer presión sobre el dedo pequeño y en la cara externa del pie, en vez de sobre el gordo y la cara interna, donde debería. Si los músculos del pie están lo suficientemente desequilibrados, los huesos largos acabarán haciendo la mayor parte del trabajo, en vez de los dedos. En este caso grave, los dedos a menudo se tuercen. Así que si tiene un pie cuadrado, debería llevar un zapato cuadrado. Si su pie tiene un empeine ancho, debería comprar un zapato que encaje. Si su pie o talón es estrecho, elija pensando en ello. Si el zapato le roza el empeine porque tiene el puente alto, compre unos con cordones: se acomodan mejor a este rasgo congénito.

Suela: elija un zapato apropiado para la superficie en la que camine más a menudo. Para la mayoría de superficies, una suela blanda es la más adecuada porque absorbe parte del impacto que un suelo duro repele. Sin embargo, los investigadores de Nike Corporation han encontrado pruebas de que los zapatos con suelas duras son los más convenientes para un pie que está constantemente adaptándose para mantener el cuerpo erguido.

Zapatos blandos

Acaba de desarrollarse una nueva generación de zapatos especialmente pensados para el trabajo, para realizar deportes y para el ocio. Tienen en común un empeine blando que deja mover los dedos, una suela flexible, tacón bajo y materiales que permiten que el aire circule por todo el pie.

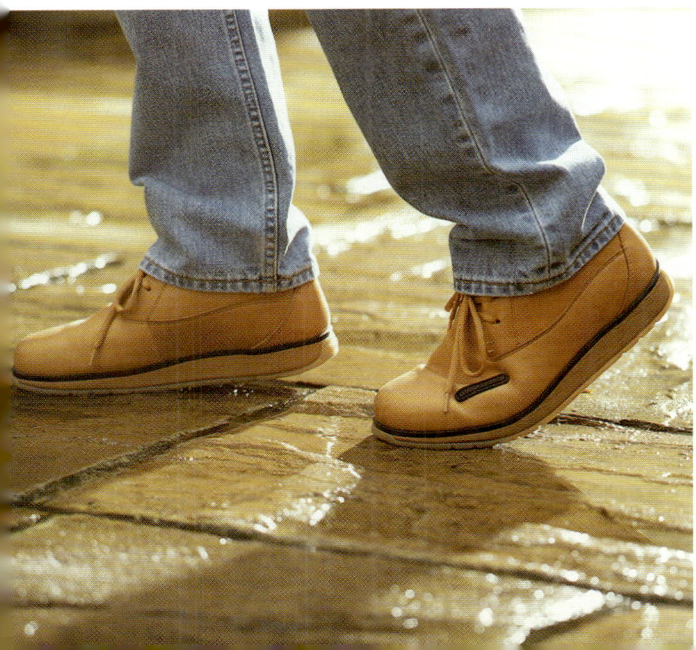

Tacón alto

Cualquier tacón superior a 5 cm supone una deformidad para el cuerpo: reducción de los músculos de la pantorrilla, daño en los huesos metatarsianos y problemas en la zona lumbar, los hombros y el cuello. Los estudios muestran que los tacones altos requieren un mayor gasto de energía y generan sensación de cansancio.

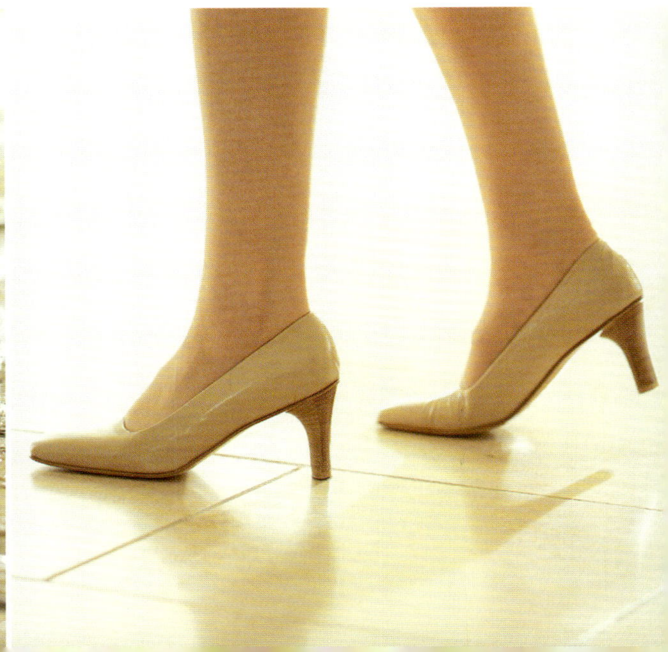

CAMINOS DE SALUD

A los caminos de salud los llamamos «la Disneylandia de los pies» porque suponen una breves vacaciones para las estructuras del pie, aliviándolas de su trabajo normal. Cada día, el pie soporta todo el peso del cuerpo, ajustándose como respuesta a los cambios de terreno. Un camino de salud utiliza este peso para transformar la actividad mundana en una experiencia sensorial única para los pies que reduce el estrés no sólo en esa parte, sino en todo el cuerpo. Al utilizar los caminos de salud, puede levantar los arcos mientras eleva el espíritu.

CONSEJO PRÁCTICO

Para evaluar el nivel apropiado para sus pies, coloque un palo de escoba en el suelo y póngase de pie sobre él. Si siente que el objeto ejerce una cantidad adecuada de tensión en los pies, pruebe con los dos. Experimente meciéndose rítmicamente de lado a lado, o rodando el palo por diferentes partes del pie. Si se siente incómodo, pruebe las variaciones de la página siguiente.

Los caminos de salud son senderos, caseros o fabricados, compuestos de objetos con formas raras. Andar sobre estos caminos con los pies descalzos estimula las partes del cuerpo normalmente olvidadas y, por lo tanto, rompe el estrés provocado por las acciones repetitivas de los pies y libera de tensión a todo el cuerpo.

La tradición de los caminos de salud está sufriendo un renacer en Asia, ya que muchas personas buscan nuevas formas de mejorar su salud. La idea recuerda una leyenda japonesa en que los guerreros samurai rompían un trozo de bambú y caminaban sobre la superficie redonda para aumentar su fortaleza y vitalidad, un ejercicio conocido como *takefumi*. Dado que la planta del pie se considera el «segundo corazón» del cuerpo en la tradición japonesa, se creía que el envejecimiento comenzaba en los pies. La fortaleza de las plantas se igualaba a la del alma, al menos ésa era la idea.

El primer camino de salud japonés moderno se creó en la década de 1980 en la fábrica de cosméticos de Shiseido en Kakegawa, Japón. Consta de un paseo de 75 metros alrededor de un rectángulo irregular y se compone de tres grandes tipos de grava colocados en un camino plano de argamasa. Comienza con un estímulo suave que aumenta gradualmente. Hay puentes de gravilla para estimular los dedos, piedras cuadradas diseñadas para alcanzar las zonas difíciles con un fuerte estímulo y grandes piedras cuadradas y planas con los bordes afilados. Esta disposición de la gravilla, que actúa sobre las yemas de los dedos y el espacio interdigital, junto con las barras redondas de hormigón y las piedras, está diseñada para reproducir el ejercicio tradicional de caminar sobre bambú, el takefumi.

ELABORE SU PROPIO CAMINO

Para reproducir este efecto en casa, incorpore algunas de las ideas que se ofrecen en pp. 48-49 para crear su propio camino de salud, ya sea en el interior o en el jardín. Coloque un sendero de distintas texturas para caminar sobre él o para permanecer de pie. Escoja el material que más le guste y aproveche para jugar, probando nuevas superficies para mantener el interés y estimular los pies de forma diferente. Puede elegir el palo de una escoba o espigas de madera; gravilla, guijarros o piedras de río; objetos encontrados en la playa, en el bosque o el jardín, como maderas varadas en la arena, un tronco caído o un bordillo de hormigón; un bambú redondo o una tubería de PVC cortado por la mitad; un felpudo, arena o hierba. Cuando utilice elementos del exterior, asegúrese de que quedan estables –entiérrelos o apóyelos de alguna forma–. En el interior, considere utilizar pequeños objetos estables, o colóquelos en un contenedor o bandeja. Por ejemplo,

Utilizar un camino de salud

1 Para trabajar quieto, colóquese de pie apoyándose sobre el respaldo de una silla y coloque un pie sobre el palo de una escoba.

2 Deje caer el peso del cuerpo hacia el palo, girándolo con el pie y ejerciendo presión sobre cada parte de la planta. Advierta las sensaciones que evoca en las distintas partes del pie, y anote cualquier molestia.

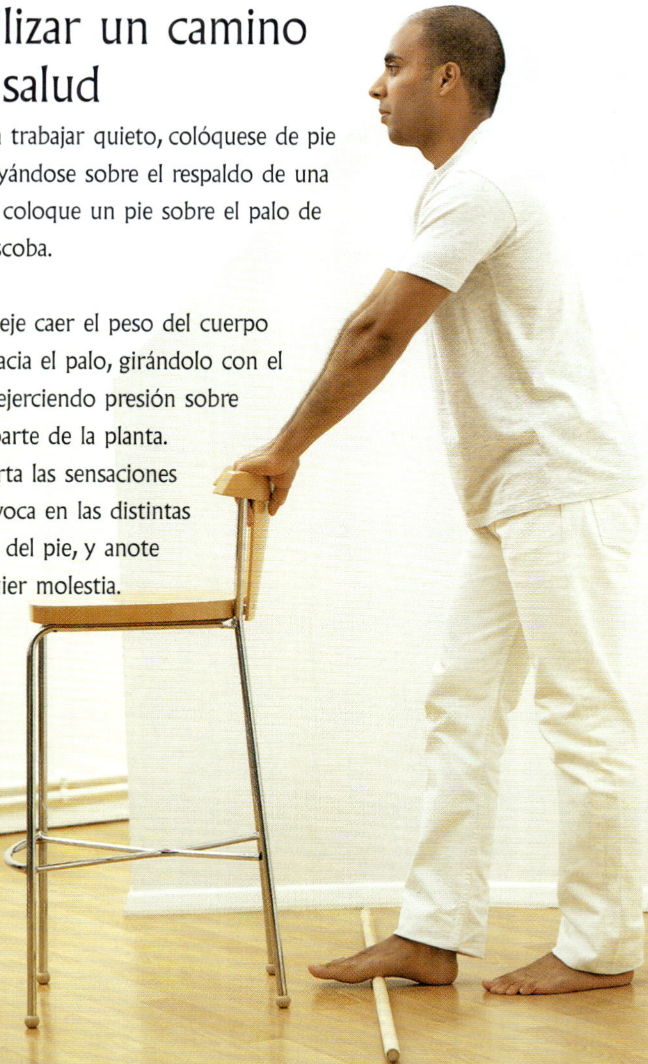

BENEFICIOS DE LOS CAMINOS

- Estimulan los niveles de energía generales.
- Sueño profundo.
- Pies completamente relajados.
- Sensación de fortaleza en los músculos de los pies, las piernas, el abdomen y la zona lumbar.

VARIACIONES

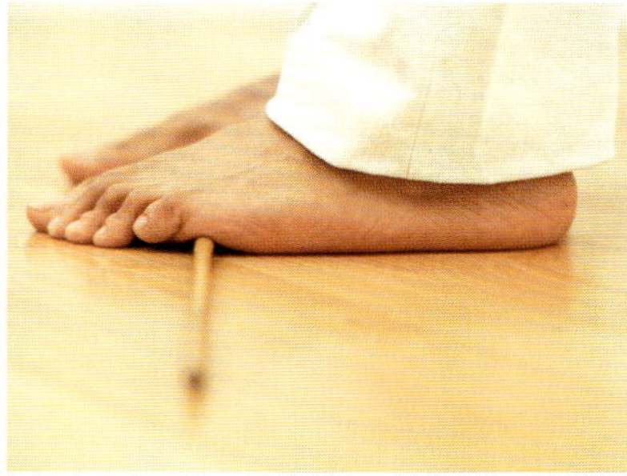

Si el palo le resulta doloroso, pruebe otro objeto menor, como una espiga de menor diámetro.

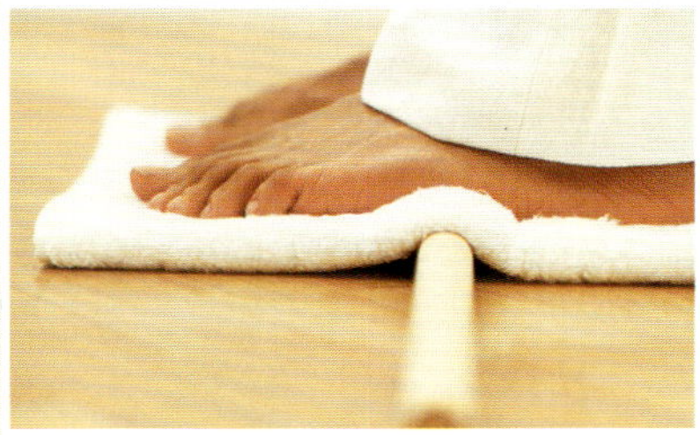

Además, puede cubrir el palo con una toalla antes de aplicar presión. Después de algunas sesiones podrá retirarla.

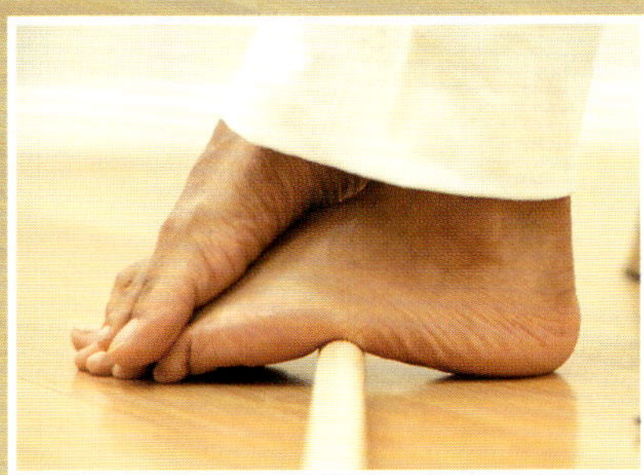

Si todavía resulta demasiado potente, empiece sentado, poniendo un pie encima del otro para ejercer presión en el palo y acostumbrar a los pies a la superficie redonda. Gradualmente, vaya adquiriendo una posición erguida como en el paso 1.

coloque guisantes secos en una caja o piedras en un calcetín. Cuando esté quieto, apóyese en el respaldo de una silla. A algunas personas les gusta estar de pie en un sitio y trabajar con un solo material, mientras que otros prefieren irse de excursión, caminar sobre varias superficies. Debería realizar el ejercicio todos los días durante 10 minutos, así que asegúrese de elegir una variedad de experiencias que realmente disfrute.

Estos ejercicios ofrecen al pie la oportunidad de explorar formas que una vez formaron parte de su experiencia cotidiana.

EMPEZAR

Los caminos de salud son una forma de ejercicio, así que empiece poco a poco. Si tiene algún problema en

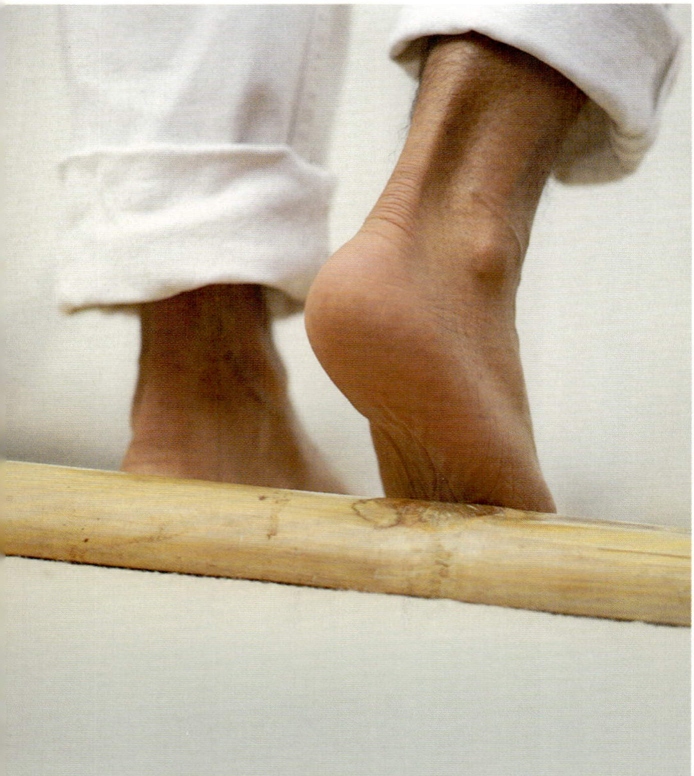

Pies descalzos sobre bambú

El *takefumi* es la tradición japonesa de caminar sobre bambú: *take* significa «bambú» y *fumi*, «pisar sobre». Coja una vara de bambú cortada por la mitad y colóquela con la parte redondeada hacia arriba, sobre el suelo. Coloque un pie sobre el bambú. Despacio, cambie el peso del cuerpo sobre la superficie, tomando buena nota de lo que experimenta y de las zonas sensibles. Los pies deberían sentir placer en lugar de tensión e incomodidad. Experimente meciéndose de un lado a otro, o variando la dimensión trabajando con bambúes (o tuberías de PVC) de tamaños diferentes.

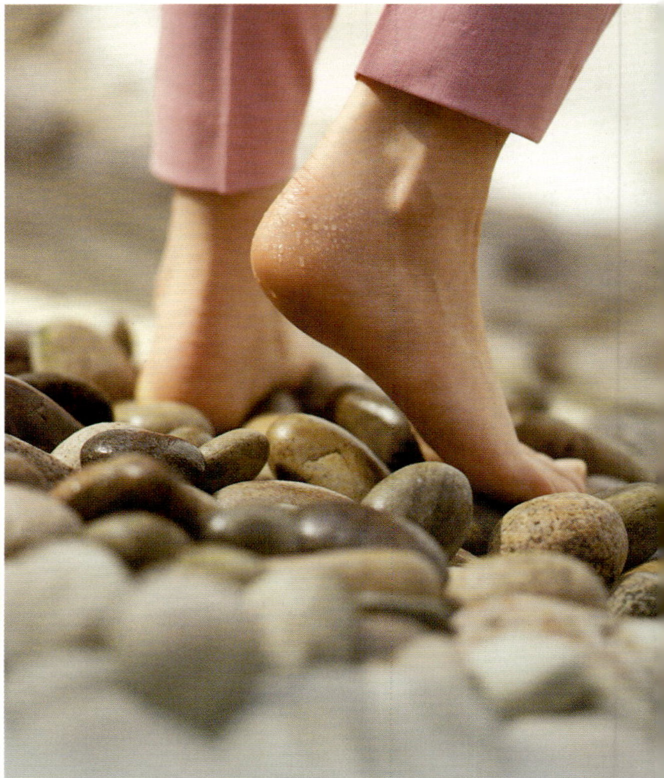

Pies descalzos sobre piedras

Las piedras redondeadas por el flujo del agua pueden ofrecer una superficie agradable sobre la que ejercitar los pies. Experimente probando diferentes tamaños –descubrirá que prefiere un tamaño y dimensión de piedra–. También puede ocurrir que prefiera una piedra para una parte específica del pie, mientras que otra resulta agradable para otra parte diferente. Además de aplicar presión con una piedra, colóquese de pie o camine (con cuidado) sobre la orilla rocosa de un río para apreciar la sensación estimulante del agua fría fluyendo.

los pies o cualquier enfermedad, como osteoporosis, debería consultar a un médico. Antes de utilizar un camino de salud, recuerde que cualquier objeto sobre el que camine constituye un reto para el pie. Advierta la respuesta del pie a cada textura, notando su propia reacción y no permitiendo ninguna molestia. Sobrecargar el pie puede causar lesiones. Si siente dolor tras andar sobre un camino, reduzca el nivel acortando el tiempo o cambiando a un objeto menor. Si, después de lograr resultados positivos con el primer camino, desea aumentar de nivel, intente adaptarlo incluyendo más objetos y texturas sobre las que caminar. Como ejemplo sirven piedras planas con bordes afilados, o una combinación de grava más pequeña para trabajar las yemas de los dedos y los espacios entre ellos, y objetos más redondos para manipular los arcos.

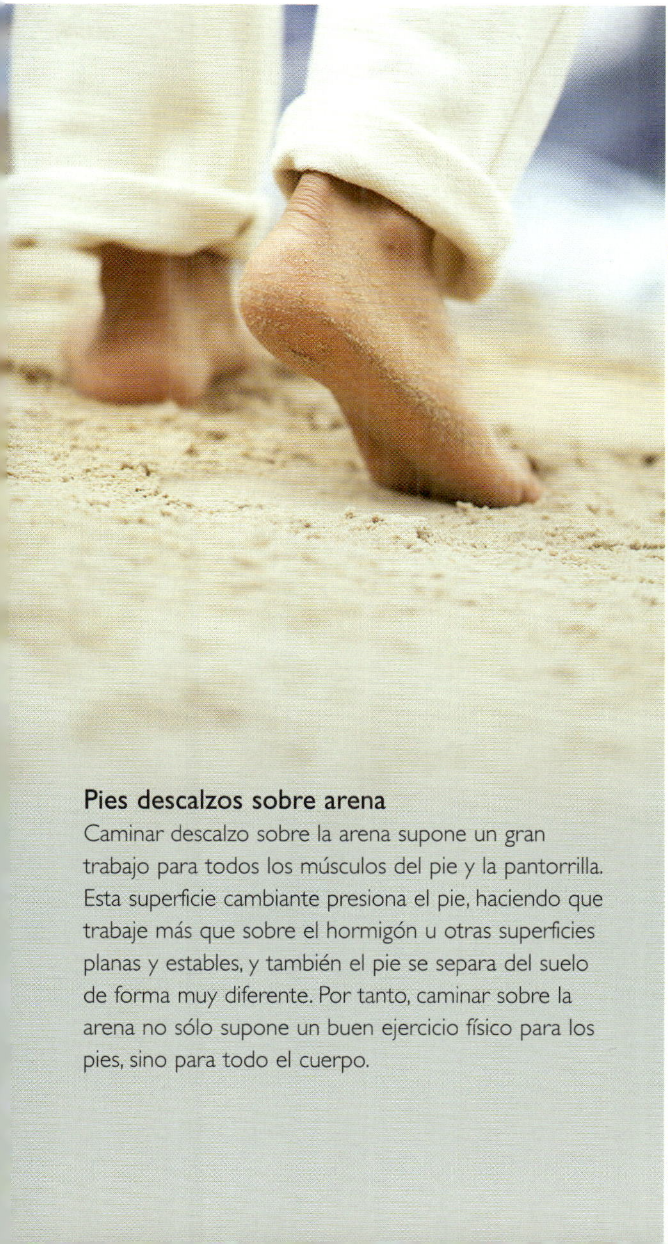

Pies descalzos sobre arena
Caminar descalzo sobre la arena supone un gran trabajo para todos los músculos del pie y la pantorrilla. Esta superficie cambiante presiona el pie, haciendo que trabaje más que sobre el hormigón u otras superficies planas y estables, y también el pie se separa del suelo de forma muy diferente. Por tanto, caminar sobre la arena no sólo supone un buen ejercicio físico para los pies, sino para todo el cuerpo.

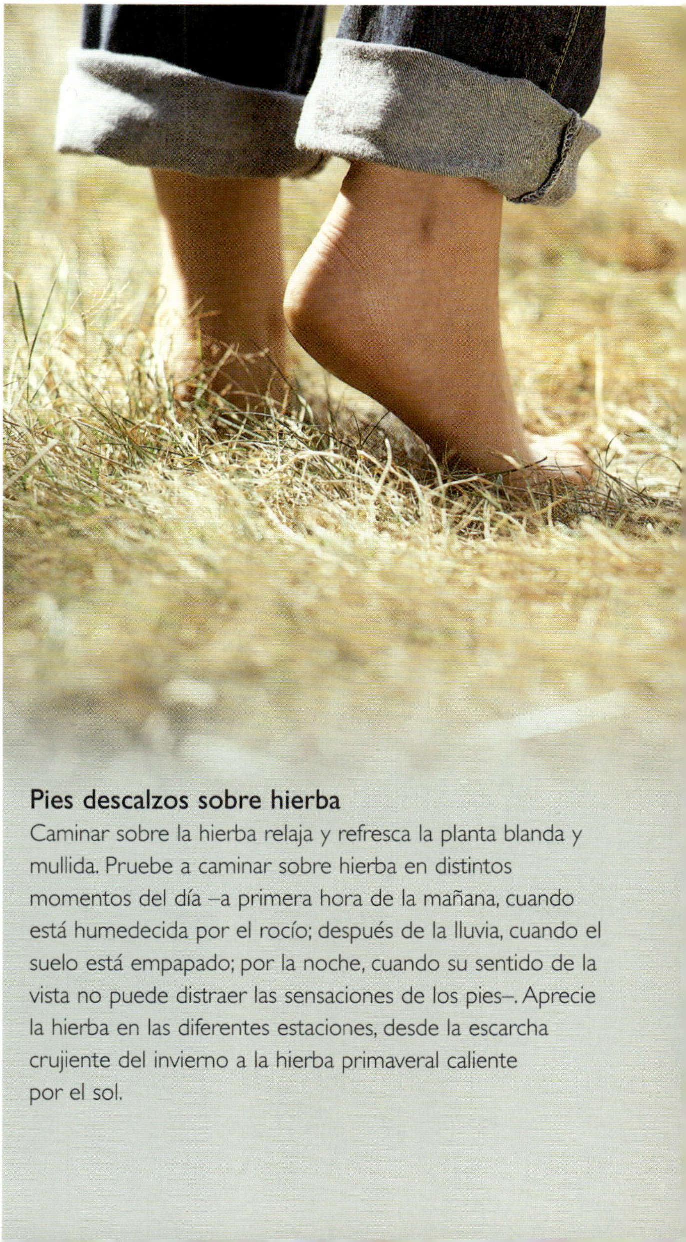

Pies descalzos sobre hierba
Caminar sobre la hierba relaja y refresca la planta blanda y mullida. Pruebe a caminar sobre hierba en distintos momentos del día –a primera hora de la mañana, cuando está humedecida por el rocío; después de la lluvia, cuando el suelo está empapado; por la noche, cuando su sentido de la vista no puede distraer las sensaciones de los pies–. Aprecie la hierba en las diferentes estaciones, desde la escarcha crujiente del invierno a la hierba primaveral caliente por el sol.

HERRAMIENTAS DE AUTOAYUDA

Las herramientas reflexológicas pueden ayudar a localizar las tensiones de los pies, las manos y todo el cuerpo. También suponen un paso más para interrumpir o romper ese estrés. Considere de cuánto tiempo y dinero dispone. Si sus recursos económicos son limitados, puede crear sus propias herramientas utilizando objetos domésticos, como pelotas de golf. Si el tiempo le apremia, puede utilizar las herramientas de forma discreta mientras trabaja o espera en una cola.

CONSEJO PRÁCTICO

Recuerde que las herramientas son sólo para autoayuda y nunca para aplicar presión en otra persona. Advierta su respuesta a la presión que ejerce la superficie dura de las herramientas del tipo pelotas de golf o rodillos para pies. Elija un nivel de presión según sus preferencias y su comodidad.

Las herramientas de autoayuda para pies y manos son de distintos tamaños y tallas. Aquí se muestran algunos rodillos para pies y una bola para utilizar tanto en manos como en pies.

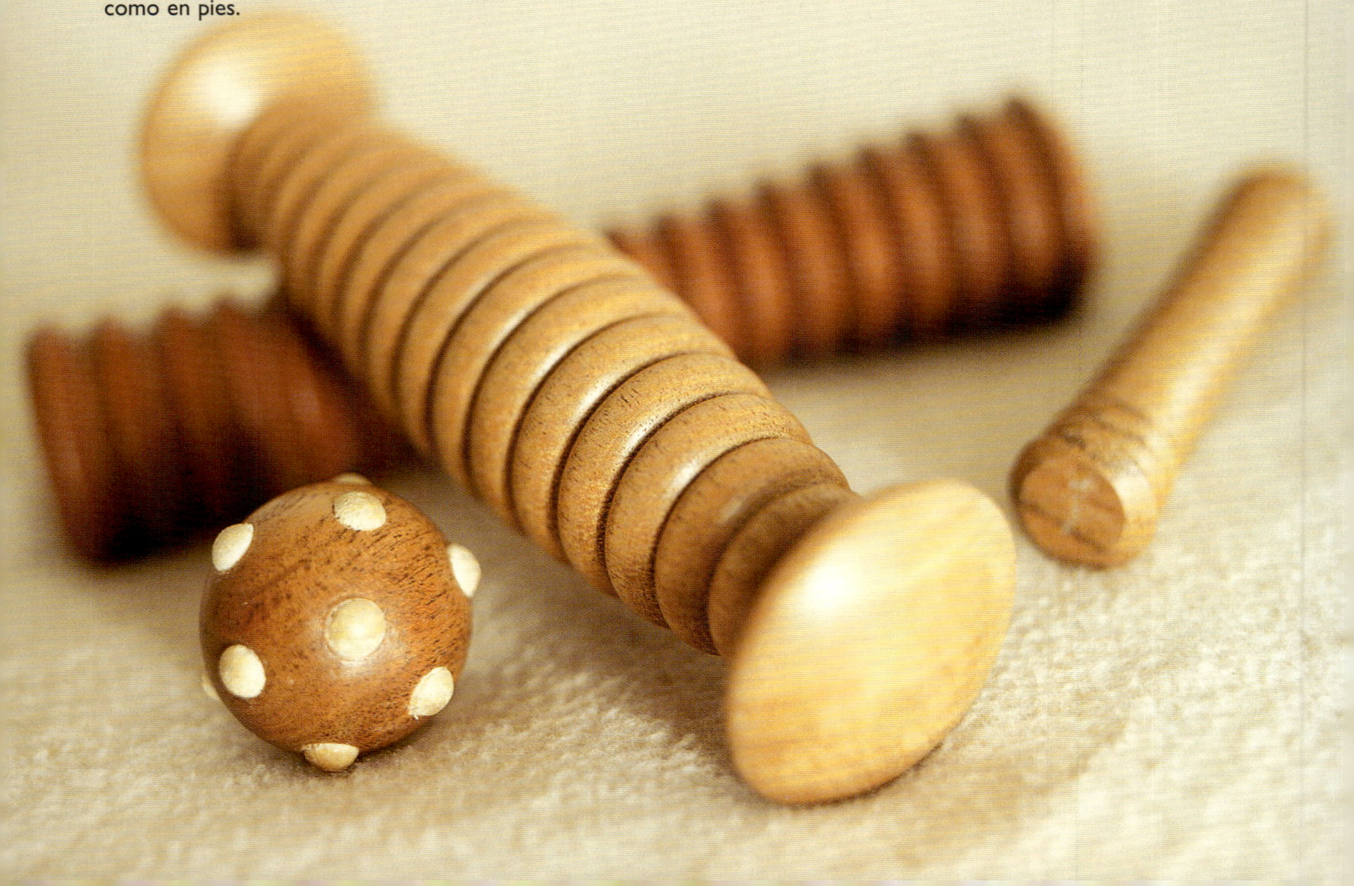

Herramientas de autoayuda para los pies

Los objetos cilíndricos funcionan mejor cuando se ruedan por la planta. Además de los productos comerciales, puede utilizar objetos como un rodillo de amasar, botellas de refrescos o el travesaño de una silla. Una pelota de golf constituye una herramienta ideal de autoayuda por su tamaño y forma.

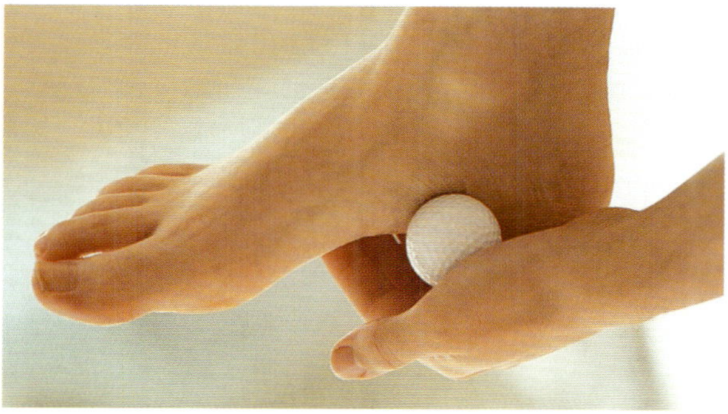

Coja la pelota con la mano en forma de copa, empujándola contra el pie. Apoye los dedos de la mano en la cara externa del pie. Ruede la pelota por toda la zona.

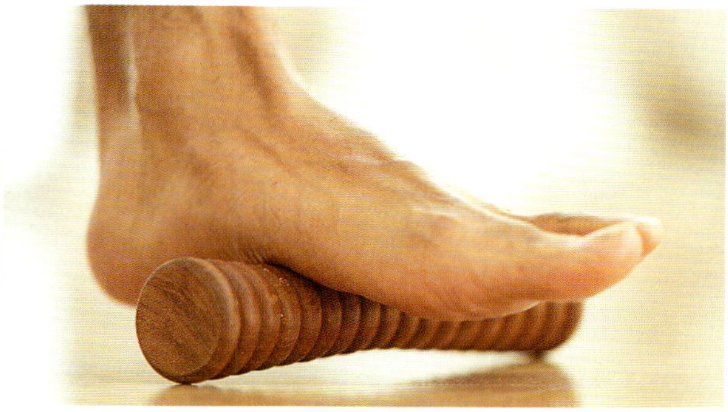

Coloque el pie sobre el rodillo. Ruede el pie por encima, girándolo para alcanzar distintas zonas reflejas. Puede aumentar la presión cruzando las piernas.

Herramientas de autoayuda para las manos

Las herramientas para las manos requieren poco esfuerzo y a menudo resultan más discretas y fáciles de manejar. Las pelotas pequeñas y los juguetes redondos para perros son objetos convenientes para aplicar presión.

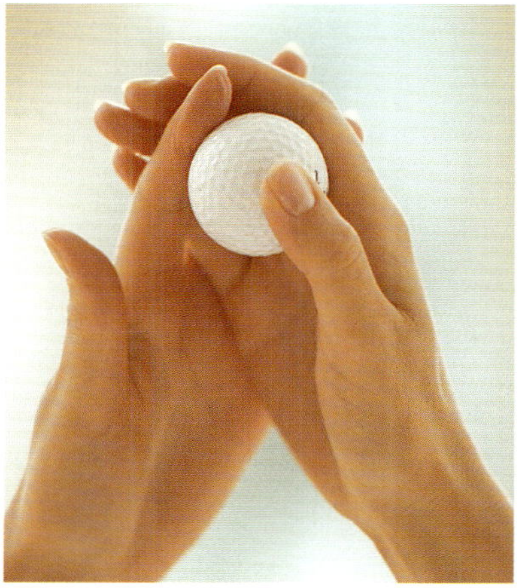

Diríjase a los dedos atrapando la pelota entre el dedo que quiere trabajar y los dedos de la otra mano. Ruede la pelota a lo largo de todo el dedo.

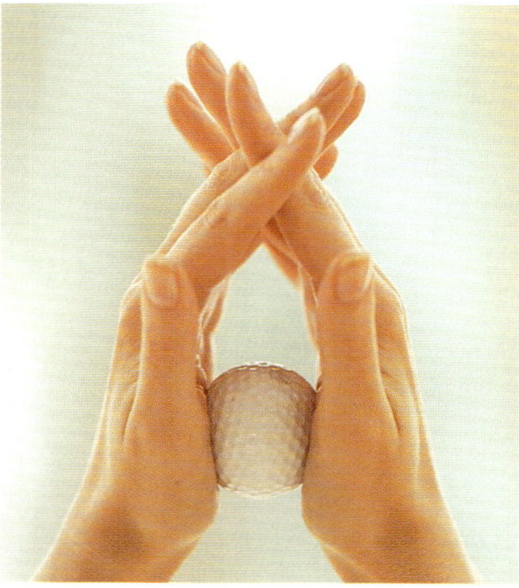

Trabaje las zonas reflejas de la base de la mano enlazando los dedos. Coloque la pelota entre las bases de las dos manos y ruédela por toda la zona.

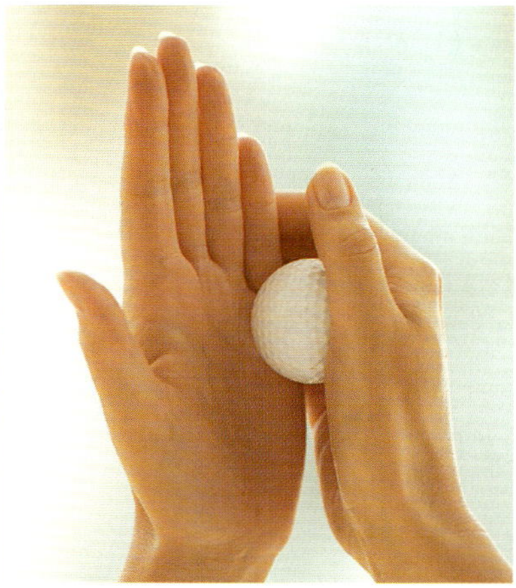

Para localizar una zona, coja la pelota con la mano en forma de copa, apoyando los dedos de la otra mano en el dorso de la primera. Ruede la pelota por toda la zona.

EJERCICIOS DE RELAJACIÓN

Para los pies

Podemos dar pasos gracias a las acciones e interacciones de músculos, tendones y ligamentos, pero estas zonas apenas experimentan toda su amplitud de movimiento durante las actividades de un día normal. Para romper la rutina y fortalecer las estructuras del pie, pruebe los siguientes ejercicios.

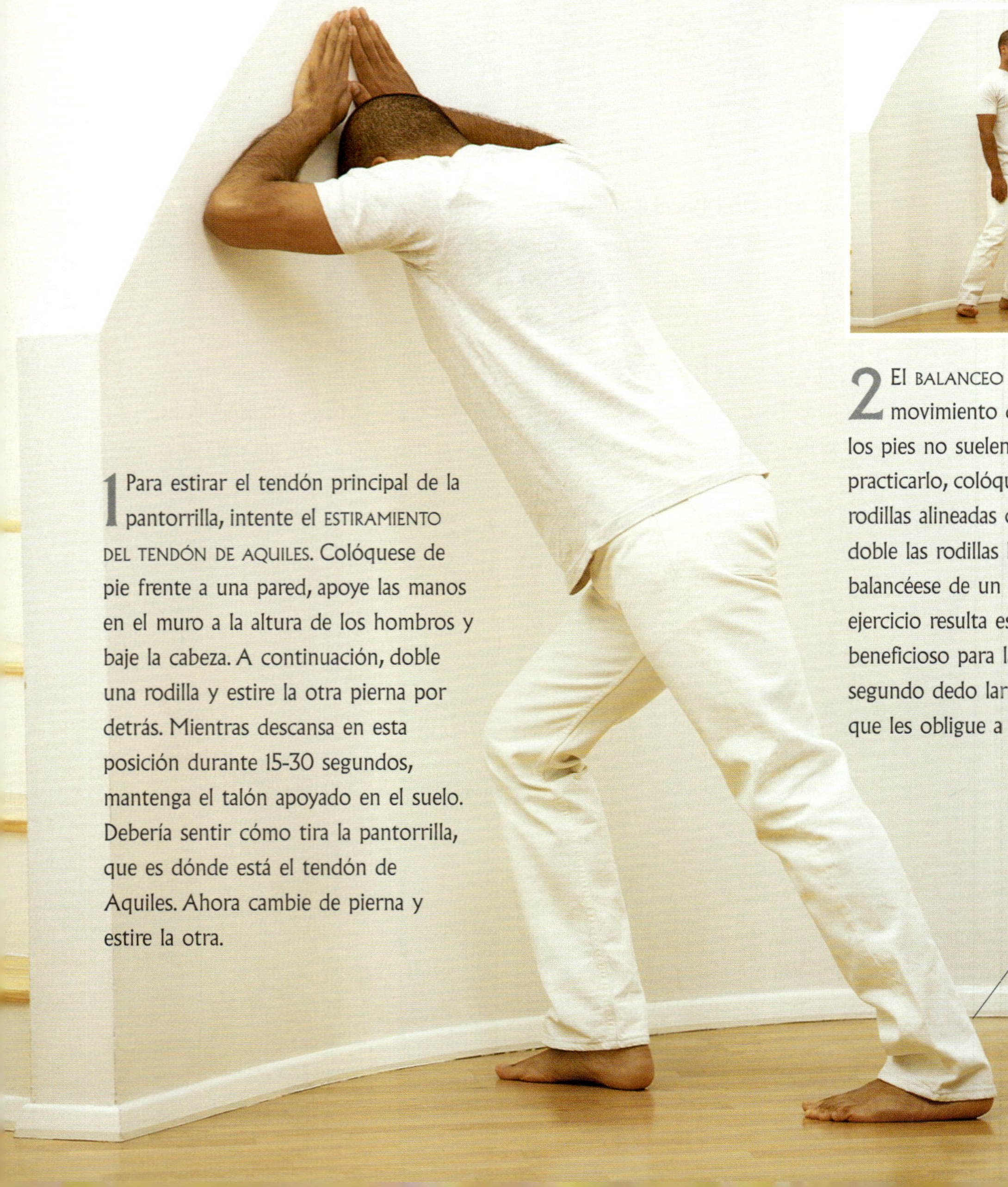

El tendón de Aquiles en la base de la pantorrilla se estira

1 Para estirar el tendón principal de la pantorrilla, intente el ESTIRAMIENTO DEL TENDÓN DE AQUILES. Colóquese de pie frente a una pared, apoye las manos en el muro a la altura de los hombros y baje la cabeza. A continuación, doble una rodilla y estire la otra pierna por detrás. Mientras descansa en esta posición durante 15-30 segundos, mantenga el talón apoyado en el suelo. Debería sentir cómo tira la pantorrilla, que es dónde está el tendón de Aquiles. Ahora cambie de pierna y estire la otra.

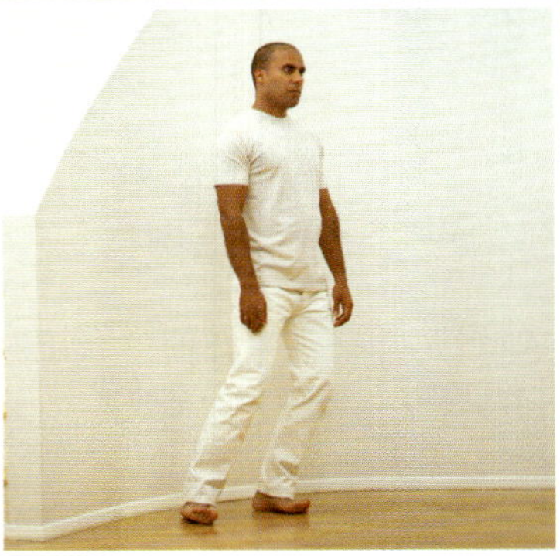

2 El BALANCEO LATERAL recrea el movimiento de lado a lado que los pies no suelen experimentar. Para practicarlo, colóquese de pie con las rodillas alineadas con los hombros, y doble las rodillas ligeramente. Ahora, balancéese de un lado a otro. Este ejercicio resulta especialmente beneficioso para las personas con el segundo dedo largo y un trabajo que les obligue a estar de pie.

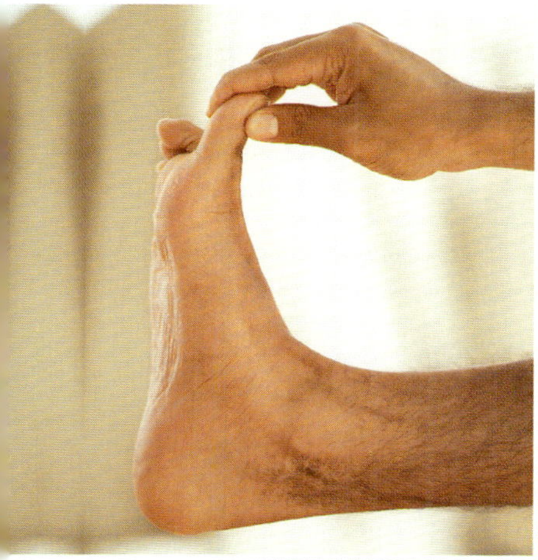

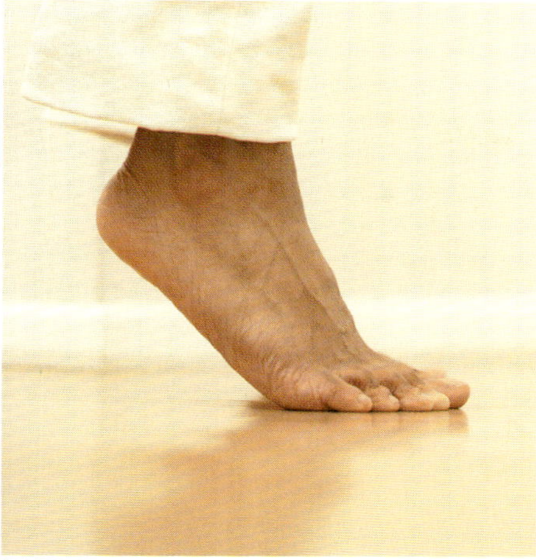

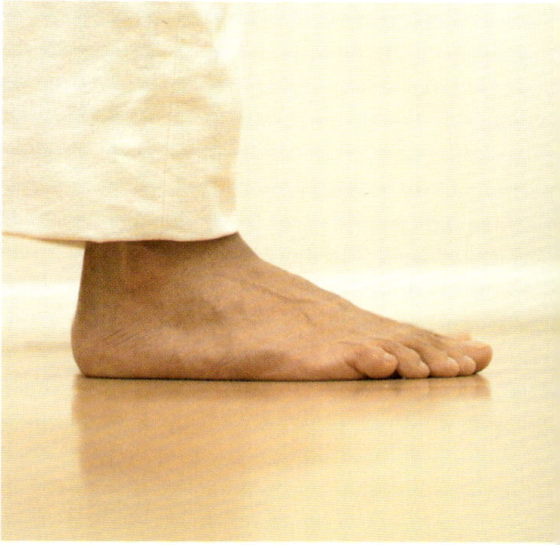

3 Los ESTIRAMIENTOS DE DEDO se pueden realizar sentado. Con el pie apoyado en la rodilla, coja el dedo gordo, tirando suavemente de él para estirar los músculos de la planta. Repita con todos los dedos de los dos pies.

4 Ponerse DE PUNTILLAS fortalece los músculos de la planta y la pantorrilla. De pie, apóyese en el respaldo de una silla para mantener el equilibrio. Levántese sobre los dedos, aguante y después baje. Repita varias veces.

5 De pie o sentado, practique la PRESIÓN DE DEDOS empujando hacia abajo con los dedos para fortalecer sus músculos. Intente imaginar que empuja los dedos hacia abajo para colocarlos rectos sobre el suelo.

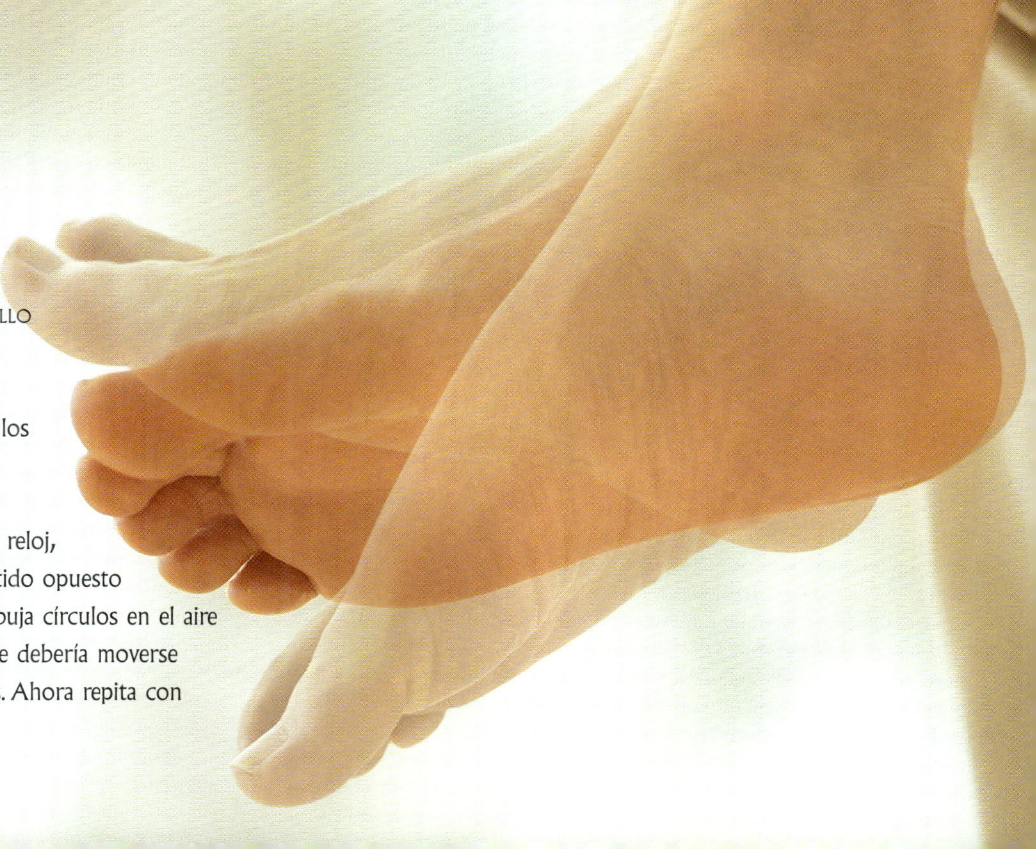

6 La ROTACIÓN DE TOBILLO relaja y estira los músculos de los pies, y mejora la circulación en los tobillos. Primero, haga círculos con el pie en el sentido de las agujas del reloj, después repita en el sentido opuesto varias veces. Mientras dibuja círculos en el aire con el dedo gordo, el pie debería moverse en las cuatro direcciones. Ahora repita con el otro pie.

Para las manos

Los patrones habituales que siguen las manos a lo largo del día están limitados, lo que puede provocar tensiones y lesiones.
El objetivo de estos ejercicios es ofrecer a las manos una mayor amplitud de movimiento que la que suelen experimentar y así romper estos patrones de estrés.
Para los que suelen realizar tareas repetitivas, como teclear, los pasos 3-6, conocidos como los movimientos direccionales de las manos, resultarán especialmente útiles.

1 Pruebe TIRAR DE LOS DEDOS: rodee el índice con la mano y tire suavemente y despacio hacia fuera. Mantenga durante algunos segundos. Repita con cada dedo, incluyendo el pulgar. Para evaluar el efecto de esta técnica, abra y cierre los dedos. La mano con la que acaba de trabajar debería estar más relajada que la otra. Repita con la otra mano.

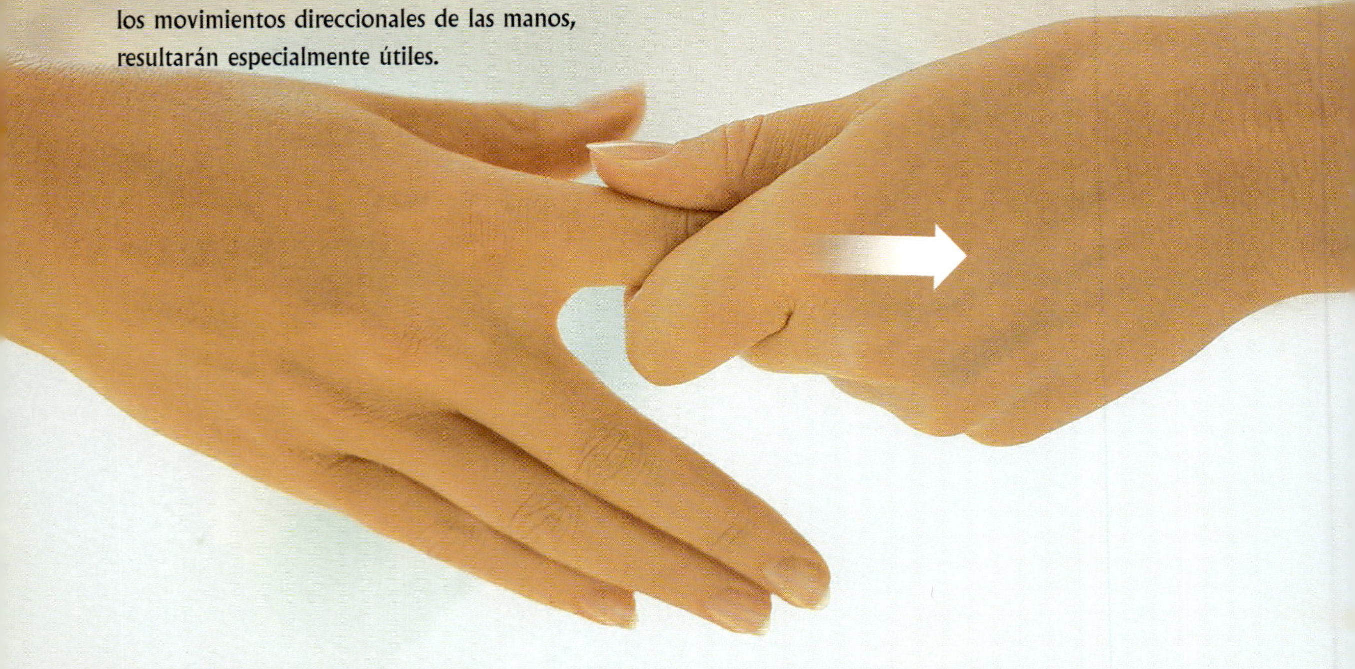

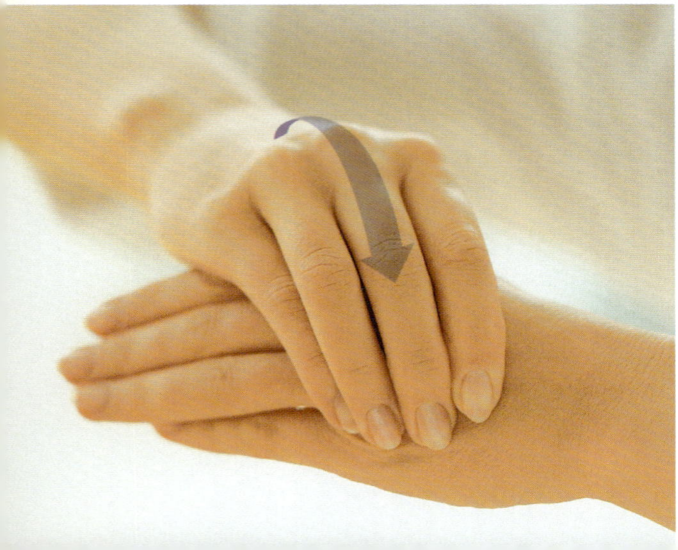

2 Ahora, relaje las manos al MOVER LA PALMA. Coloque la mano de forma que los dedos estén apoyados en el dorso de la otra y el pulgar en la palma. Cierre la mano, apretando con los dedos. El movimiento es como de retorcer la mano. Realice esta acción varias veces y después repita con la otra mano.

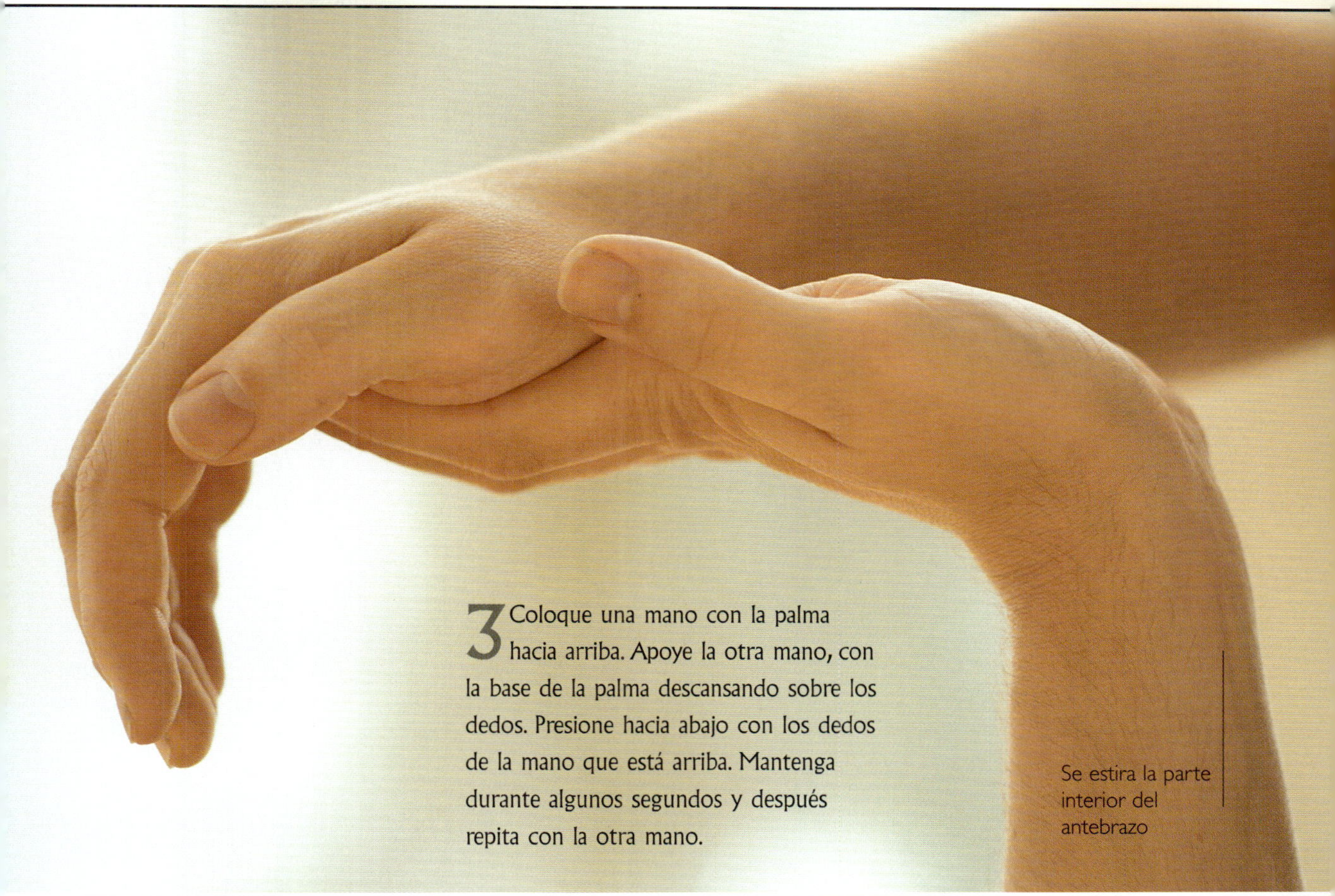

3 Coloque una mano con la palma hacia arriba. Apoye la otra mano, con la base de la palma descansando sobre los dedos. Presione hacia abajo con los dedos de la mano que está arriba. Mantenga durante algunos segundos y después repita con la otra mano.

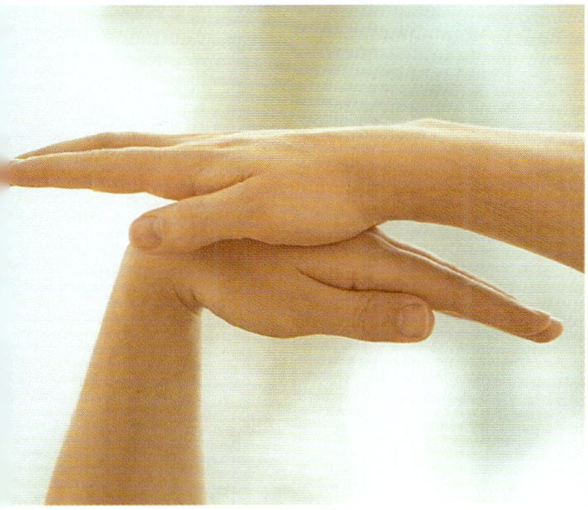

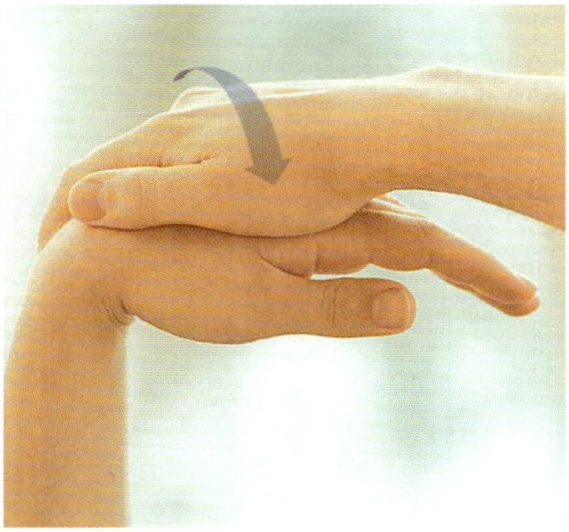

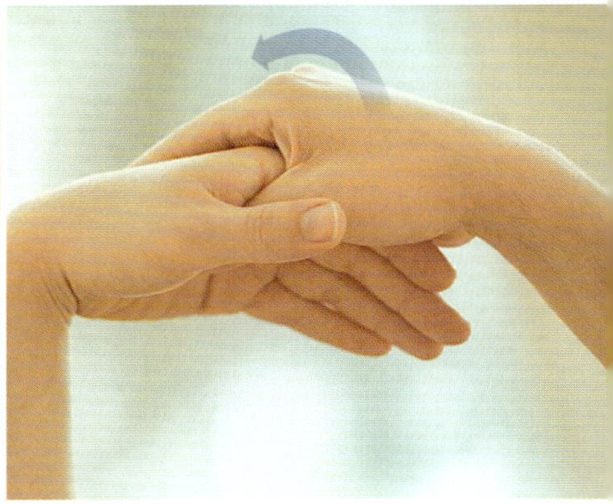

4 Ahora, apoye una mano sobre el dorso de la otra. Presione hacia abajo con la base de la palma durante algunos segundos antes de aplicar el mismo ejercicio a la otra mano.

5 Ahora apoye una mano sobre el dorso de la otra. Rodee con los dedos el borde externo de la mano. Presione con la base de la mano de arriba, manteniendo brevemente la posición. Repita con la otra mano.

6 Por último, con una mano sobre la otra, agarre con los dedos el borde interior de la mano, presionando. Mantenga un momento y repita con la otra mano.

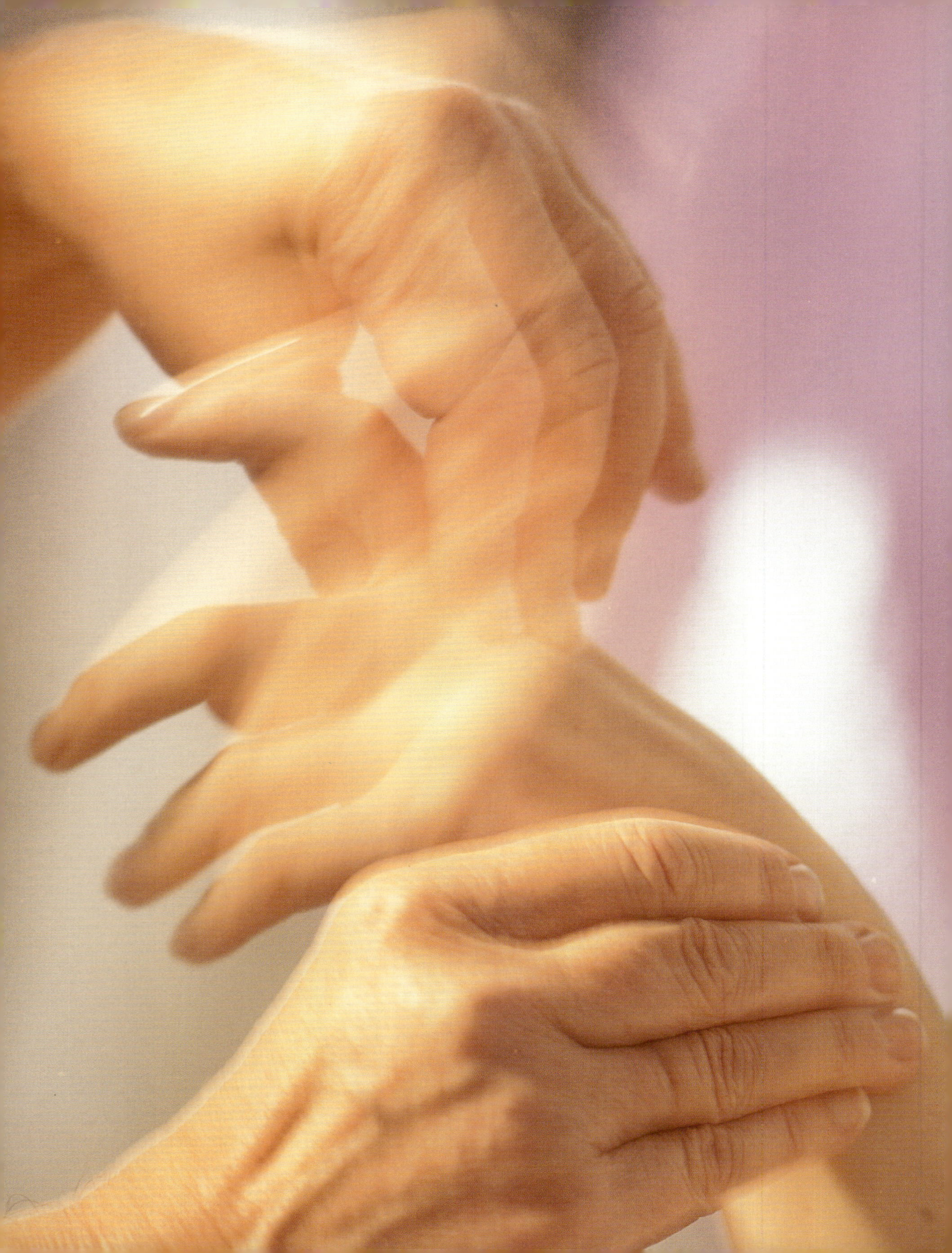

UNA SESIÓN DE REFLEXOLOGÍA

Este capítulo le guiará, paso a paso, por una secuencia completa de reflexología podal y de la mano. Se aplican «postres» al principio y al final de cada «paso» para mejorar la relajación. También hay una sección útil de autoayuda, que le enseñará a aplicarse una sesión discreta. Además, encontrará consejos sobre las necesidades de bebés y niños, mujeres embarazadas y personas mayores. Realice esta secuencia de forma regular y ayudará a restituir la salud de su cuerpo.

PREPARARSE PARA LA SESIÓN

Al prepararse para realizar una sesión de reflexología, su objetivo debería ser crear un intercambio relajante entre usted y su amigo o familiar. Querrá sacar el máximo partido con el mínimo esfuerzo, por lo que deberá crear un entorno cómodo para usted y la otra persona, prestando atención al efecto de su trabajo, e incluso seleccionando un momento apropiado.

Al crear un entorno ideal para una sesión de reflexología, considere de lo que dispone y que le resulte cómodo. Pegue los brazos al cuerpo. Ahora, levante las manos de forma que los codos se doblen en un ángulo de 90°. Ésta es una posición óptima para trabajar. Los pies o las manos sobre las que trabaje estarán colocados en una posición cómoda al alcance de sus manos.

En una sesión con un reflexólogo profesional, el paciente se sienta en una silla reclinable u otra que le permita levantar los pies. El reflexólogo se sienta en una silla baja frente a la reclinable. Usted puede preferir un entorno más informal, como unos sofás colocados frente a frente. Sea cual sea su entorno de trabajo, colóquese en una posición que le permita ver la cara de la persona y observar sus reacciones. Tenga cuidado de mantener la espalda apoyada y de que el masaje no le suponga dolor o tensión en su propio cuerpo. (Una vez que haya terminado, piense cómo se siente. ¿Tiene las manos tensas y la espalda cansada?).

POSICIÓN ÓPTIMA

Cuando trabaje sobre las manos, resulta adecuado sentarse al lado de la persona, siempre que pueda observar su cara. Cambie de lado para manipular la otra mano. Cuando trabaje con un niño, puede optar por sentarse en el borde de una cama para obtener un momento de intimidad a la hora de acostarse y realizar un breve masaje en los pies.

Ver la cara del receptor le permite averiguar cuáles son sus reacciones. Dormirse y sonreír es bueno. Fruncir el ceño y tirar del pie es malo. Debe aplicar las técnicas reflexológicas de forma cómoda para el paciente. Existe un dicho en reflexología: duele bien (sí, la gente dice eso). La contrapartida es: duele mal. Observe la cara del receptor para ver qué técnicas prefiere y qué zonas reflejas están sensibles. Además, tenga cuidado de la presión que aplica: por ejemplo, un niño, una persona pequeña, un anciano o cualquiera con pies pequeños requerirá de menos presión que un hombre grande.

ACCESORIOS Y ENTORNO

Tómese algún tiempo para colocar algunos accesorios. Algunos cojines resultan útiles para levantar el pie o para ofrecer un lugar mullido donde apoyar la mano o el pie mientras los masajea. Una colcha o una manta fina también ayudan; usted no tendrá frío porque está trabajando, pero la otra persona está descansando y puede enfriarse. También es conveniente tener pañuelos a mano en caso de un goteo de nariz ocasional.

Considere el entorno. ¿Qué le gustaría a usted? Si su objetivo es crear un momento de relajación máxima o un momento tranquilo de conversación, quizá quiera limitar las distracciones como las llamadas de teléfono o personas entrando en la habitación, la televisión, luz brillante, o incluso lo que ve el receptor. Comuníquese para averiguar su idea mutua de entorno agradable. Por

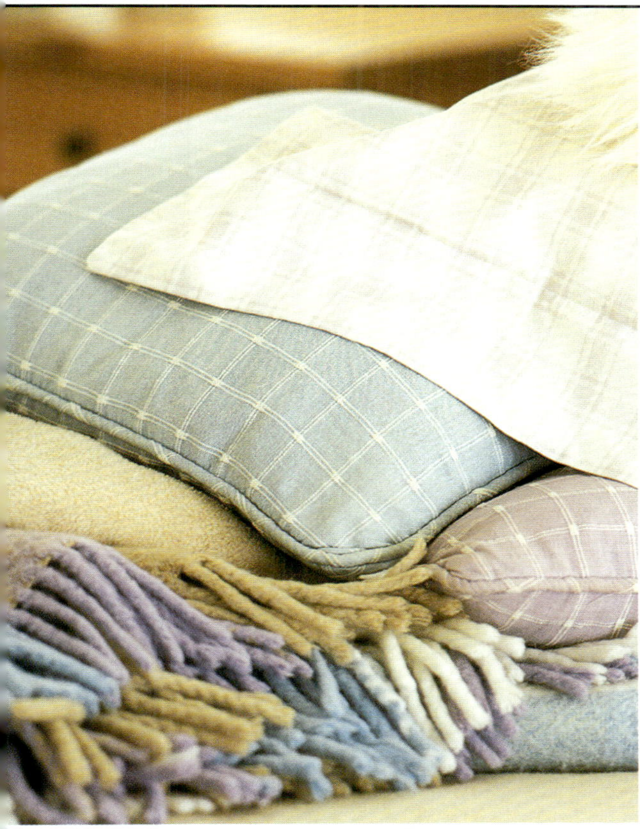

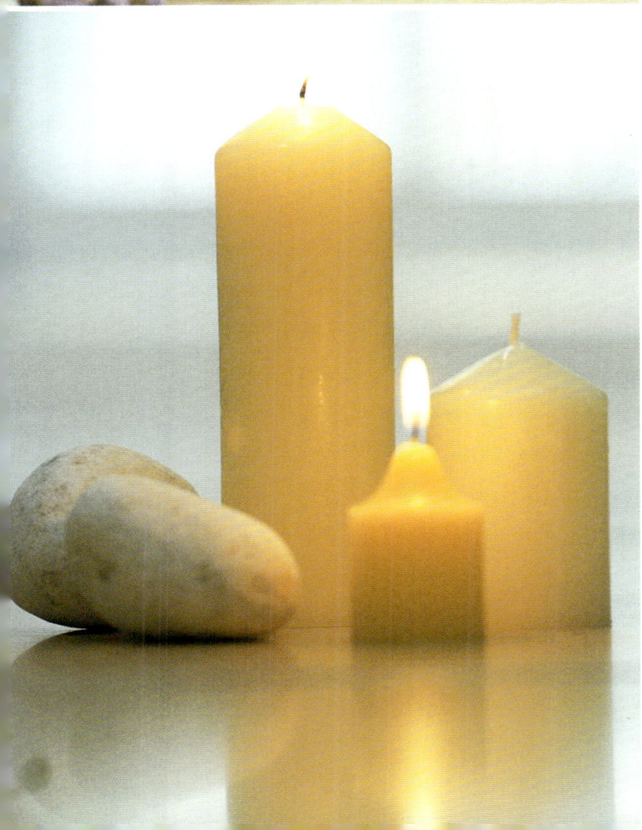

su parte, puede apreciar el mínimo de distracciones, especialmente cuando está aprendiendo.

Otro elemento de preparación incluye sus uñas: no deben estar ni muy largas ni muy cortas. Si son demasiado largas, tocarán el pie o la mano del receptor y le distraerá de la relajación. Si ve marcas de uñas en el pie o las manos, considere cortarlas. La longitud óptima de las uñas es cuando no sobresalen al mirar el dorso de la mano. Si tiene las uñas demasiado cortas, hasta la carne, podría resultarle incómodo, ya que la uña tira de la piel de debajo.

Las técnicas que se describen en este libro no necesitan cremas, aceites ni lociones. Como correr sobre arena mojada, estos emolientes pueden crear una sobrecarga en sus pulgares y dañarlos. Igualmente, el receptor debería tener los pies limpios y libres de cremas.

EMPEZAR LA SESIÓN

Empiece siempre el trabajo con una serie de postres *(véase p. 68)*. La sesión sigue un patrón específico, permitiéndole trabajar en todo el pie o la mano. Mientras manipula cada sección, aplique una serie de postres antes de proseguir con la siguiente. Al terminar, realice otra serie.

¿Cuánto tiempo debe aplicarse la técnica en cada zona refleja? La respuesta a esta pregunta debe adaptarse a cada individuo con el que trabaje. Los niños y las personas mayores suelen requerir suavidad: menos presión y menos tiempo son las palabras clave, ya que se puede sobrecargar un área de proyección. Si el receptor le dice que le duele una zona, se ha sobrecargado. Evítela hasta que la sensibilidad disminuya y manipúlela con menor intensidad cuando retome el trabajo.

Un reflexólogo profesional tardará de 30 minutos a una hora en realizar la sesión. Cuando empiece a

Las velas pueden ayudar a crear una atmósfera relajante para una sesión de reflexología, mientras que los cojines y las mantas resultan útiles para que el receptor no se quede frío y se sienta cómodo mientras se trabaja con sus manos y sus pies.

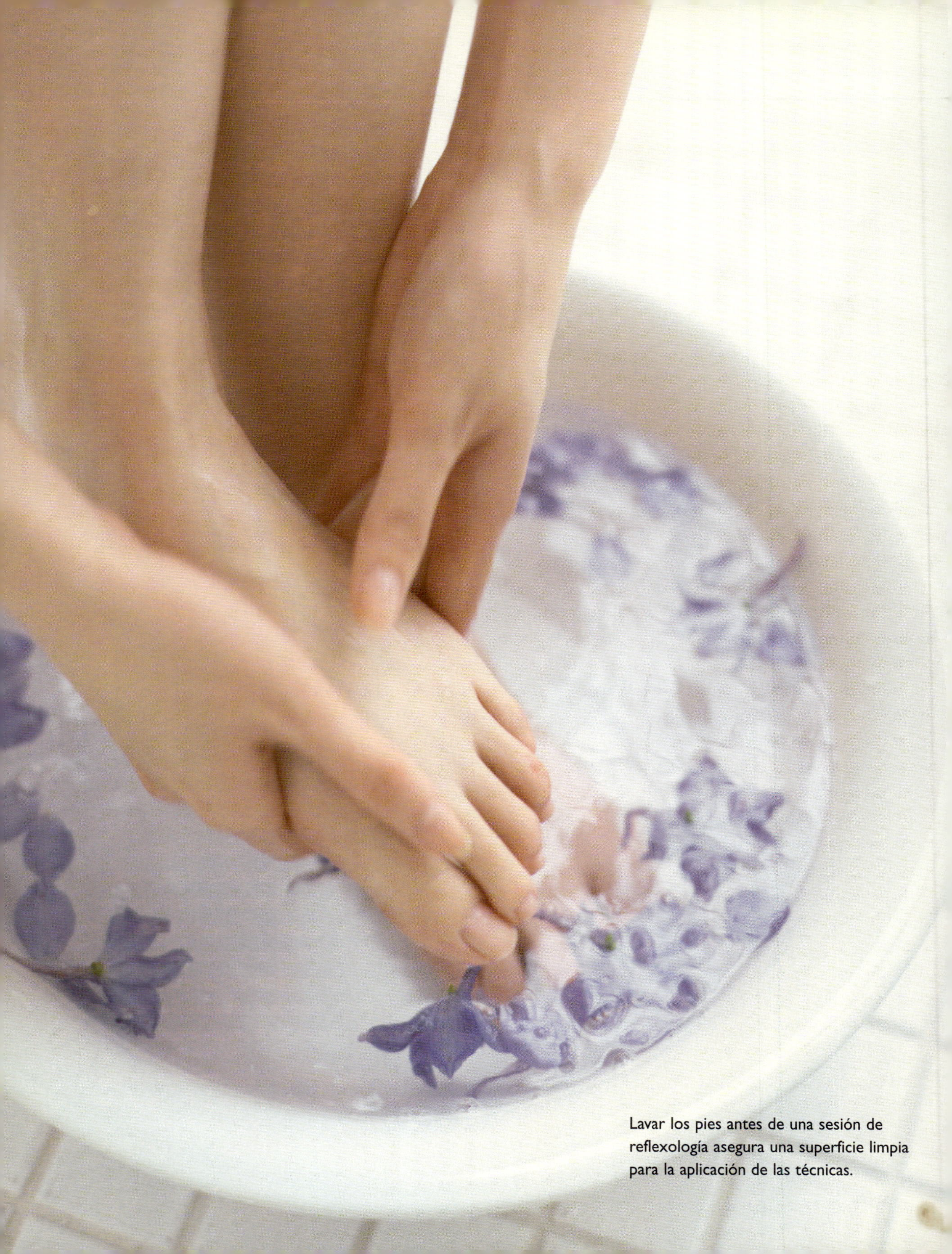

Lavar los pies antes de una sesión de reflexología asegura una superficie limpia para la aplicación de las técnicas.

trabajar con la reflexología, encontrará que las manos y los pulgares se cansan. Media hora puede ser demasiado. Si es así, existen varias estrategias para evitar la fatiga *(véase cuadro abajo)*.

TRATAR TRASTORNOS

Cuando haya masajeado todo el pie, trate las zonas que necesitan una atención extra. Para elegir estas zonas, considere cuáles son sus objetivos. ¿Existe un problema médico específico que le preocupe? Si es así, vaya al Capítulo 5, Reflexología para tratar problemas de salud, y encuentre el suyo. Anote las áreas de proyección que se citan y aplique las técnicas. O también puede consultar los mapas *(véase pp. 16-23)*. Para terminar, aplique otra serie de postres.

Ahora, vaya a por el otro pie, donde repetirá todos los pasos anteriores. Cuando haya terminado de trabajar con el segundo pie, tendrá que aplicar una técnica de cierre, como mantener la respiración suavemente *(véase arriba derecha)*.

CONSEJOS PARA EVITAR EL CANSANCIO

TIEMPO: Dese algún tiempo para aprender. Como para adquirir cualquier habilidad, se necesita tiempo y práctica.

POSICIÓN: Asegúrese de que está en una posición cómoda de trabajo, de modo que su cuerpo no sienta tensiones añadidas.

TÉCNICA: Revise su aplicación de la técnica; si lo hace adecuadamente, no se le cansarán las manos tan deprisa.

FUERZA: Practique la reflexología de autoayuda *(véase pp. 124-129)* para fortalecerse.

POSTRES: Siga el consejo de los profesionales e interrumpa el trabajo con «postres» *(véase pp. 68-73)*, así podrá descansar los dedos.

CAMBIE DE MANOS: Cambie de manos a menudo; si un pulgar se cansa, aplique la técnica con el otro.

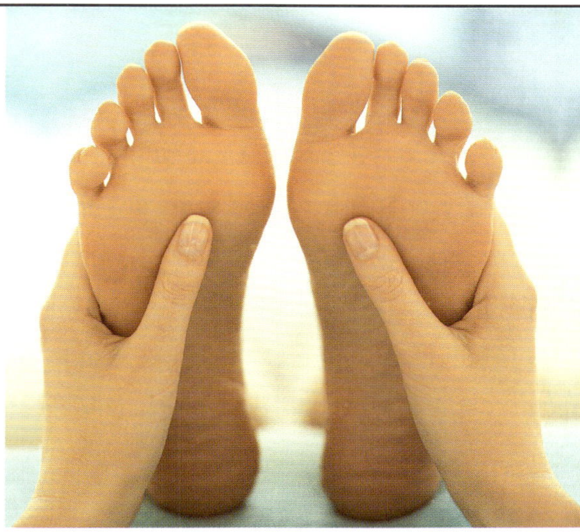

Finalice la sesión con los pulgares sobre los puntos reflejos de los plexos solares, presione suavemente y pida al receptor que respire con usted tres veces profunda y lentamente.

CLAVE PARA LOS SÍMBOLOS DE LAS TÉCNICAS

- Caminar con los dedos
- Caminar con los pulgares
- Apretar y tirar
- Rodar
- Presión
- Tracción, tirar, empujar o lado a lado
- Rotación o rotación sobre un punto
- Girar
- Retorcer la planta o mecer la palma

TÉCNICAS

Existen cuatro técnicas básicas que se utilizan en reflexología. Su propósito es aplicar presión sobre una zona amplia, o localizar una zona más específica. Como con cualquier habilidad, lleva tiempo adquirir destreza, así que es una buena idea practicarlas primero sobre la mano o el antebrazo. Si se le cansa el dedo mientras está aprendiendo, descanse, cambie de mano o aplique postres *(véase pp. 68–73 y 98–101).*

CONSEJO PRÁCTICO

Caminar con los pulgares resulta más fácil si se usa el ángulo adecuado del pulgar. Apoye las manos extendidas sobre una mesa o una superficie plana. Note cómo el pulgar descansa sobre la mesa. El lado externo que tiene contacto con la mesa es la parte que debería tener contacto con la superficie con la que va a trabajar. Al utilizar esta zona del pulgar, se aprovecha la palanca que ejercen los cuatro dedos.

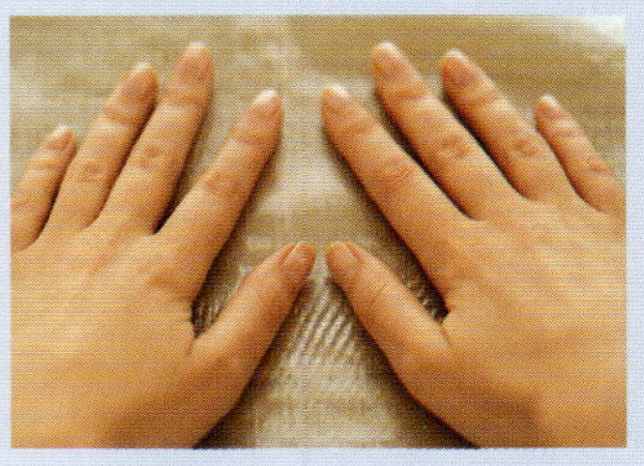

Caminar con el pulgar

El objetivo de esta técnica es aplicar una presión constante sobre la superficie del pie o la mano. Esta técnica reflexológica básica requiere alguna práctica. Sea paciente. Permítase algún tiempo para adquirir esta valiosa habilidad. Le permitirá ayudarse a sí mismo o a otros a mejorar su salud.

Practicar la técnica

La base de caminar con el pulgar es doblar y estirar la primera articulación de este dedo.
El objetivo es dar pequeños «pellizcos» para crear una sensación de presión constante.

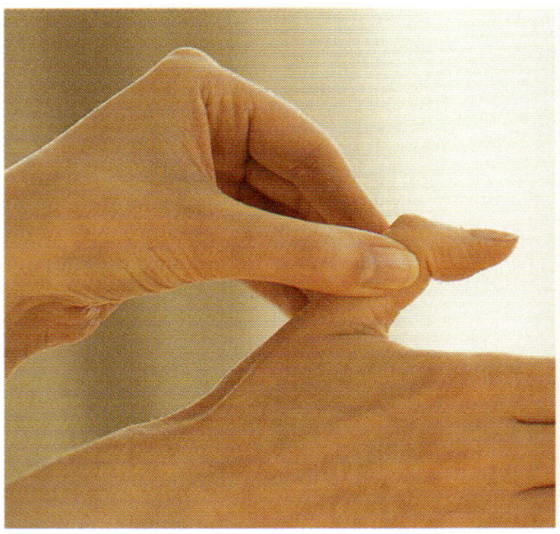

1 Practique primero la acción del pulgar cogiéndolo por debajo de la primera articulación, así no moverá la segunda. Doble y estire la primera articulación varias veces.

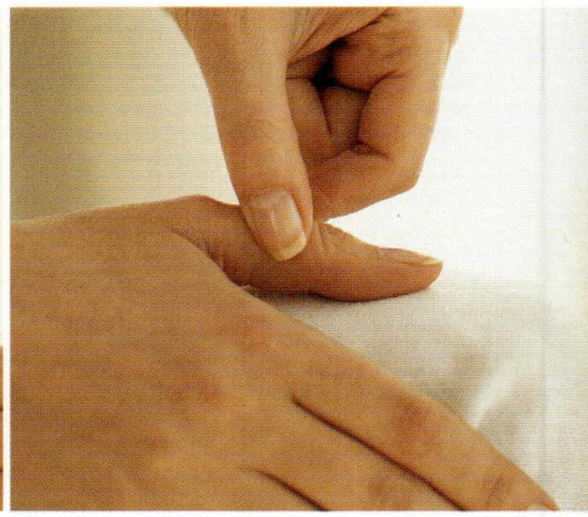

2 Continúe sujetando el pulgar. Coloque el borde externo del pulgar sobre la pierna. Doble y estírelo varias veces, meciéndolo un poco desde la punta del dedo hasta el borde de la uña.

Aplicar la técnica

Para caminar con el pulgar sobre el pie o la mano, tiene que crear primero una superficie suave y regular sobre la que trabajar. Esto se puede lograr utilizando la mano no ocupada como apoyo.

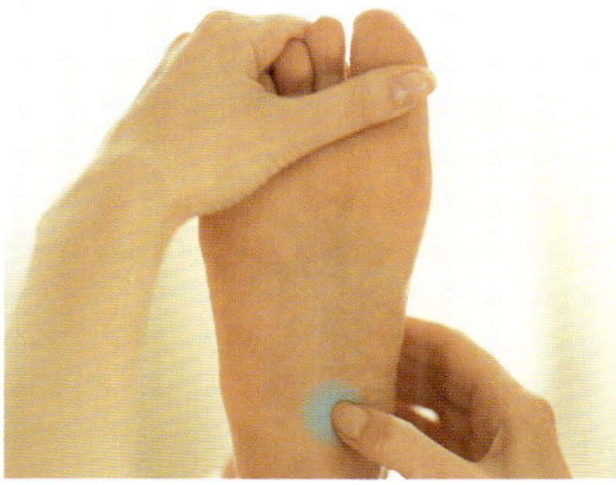

1 Con la mano de apoyo, estire la planta del pie. Apoye el pulgar de trabajo en la planta y los otros dedos en el dorso del pie. Deje caer la muñeca para crear una palanca, así ejercerá mejor la presión con el pulgar.

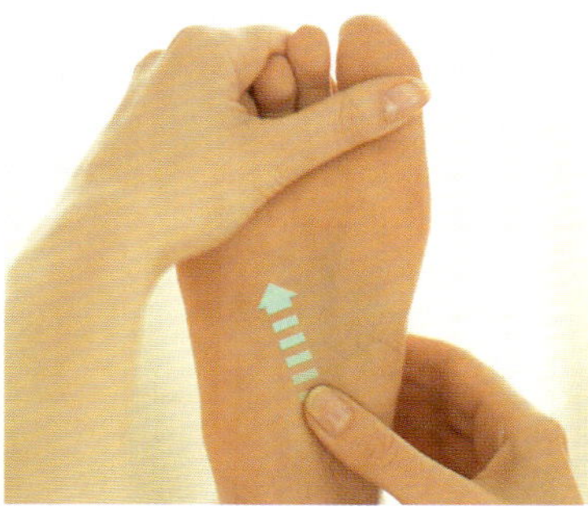

2 Doble y estire la primera articulación del pulgar, moviéndolo poco a poco hacia delante. Cuando la mano de trabajo quede estirada, recolóquela y continúe.

ERRORES COMUNES

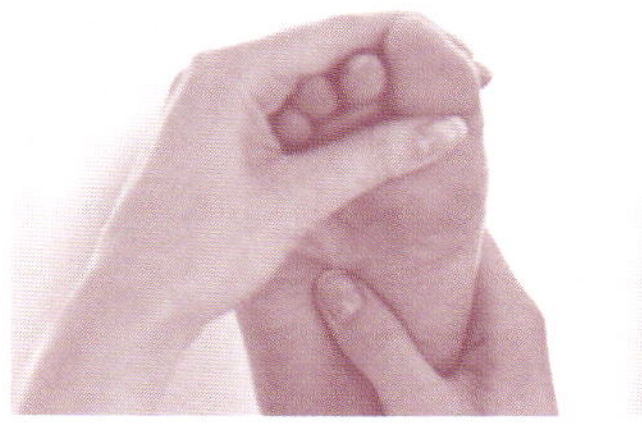

Un error que se realiza a menudo es agarrar el pie e intentar ejercer presión apretando y apretando con el pulgar *(véase arriba)*. Esto cansa mucho al dedo. Mientras trabaja, debería notar espacio entre la mano y el pie. La mano no debería estar completamente apoyada en el pie. «Camine» siempre hacia delante, nunca hacia detrás. Mantenga el pulgar ligeramente ladeado mientras trabaja para evitar hiperextenderlo.

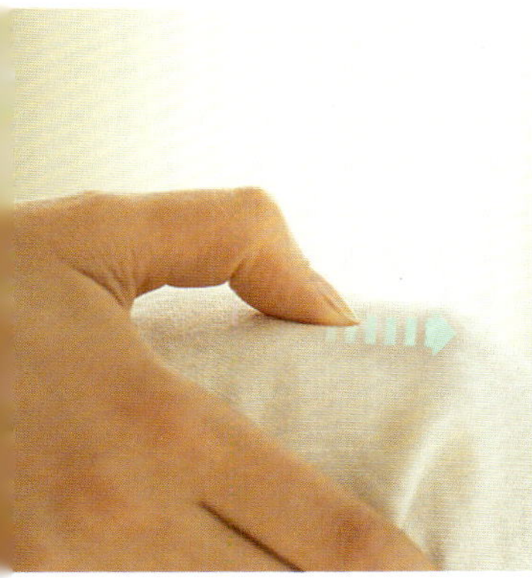

3 Retire la mano de apoyo del pulgar. Camine con el pulgar hacia delante. Sólo debe avanzar doblando y estirando la articulación. No empuje el pulgar hacia delante.

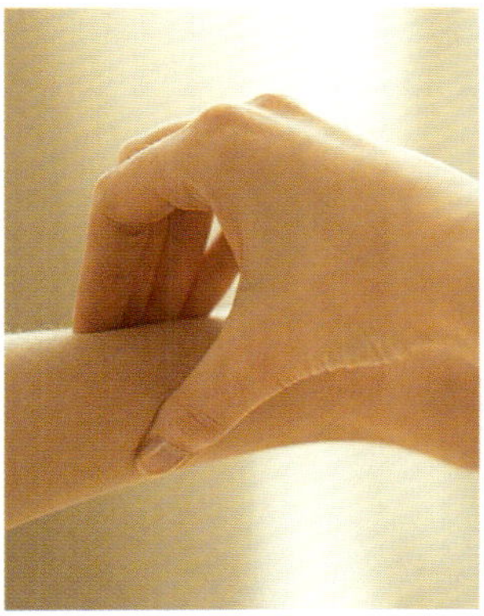

4 Para practicar utilizando la palanca, coloque los dedos y el pulgar de la mano derecha sobre el antebrazo como se muestra. Trabajando juntos, crean la palanca necesaria para aplicar presión.

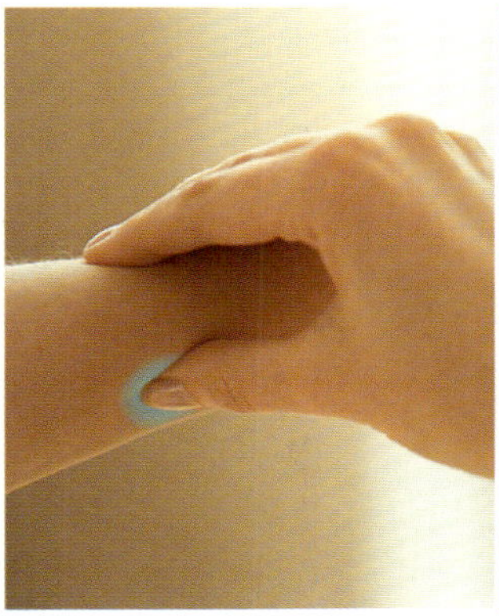

5 Baje la muñeca de forma que el pulgar ejerza presión sobre el brazo. Esta presión está dirigida mediante el pulgar, pero realmente resulta de las acciones de los dedos, la mano y el antebrazo.

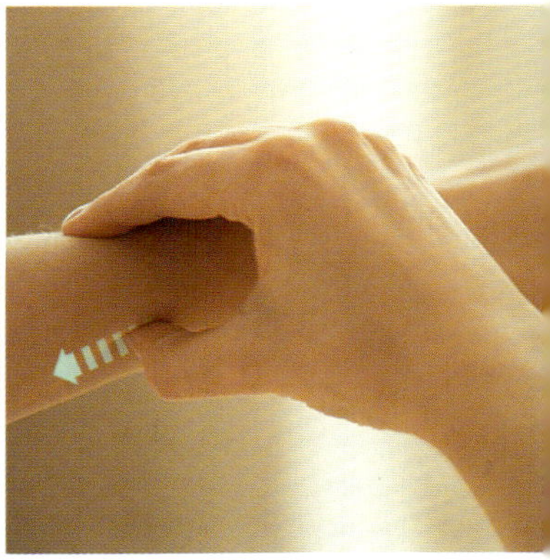

6 Ahora, doble y estire el pulgar, dando un pequeño paso hacia delante con cada «estiramiento». Continúe practicando sobre el antebrazo hasta que sienta una presión constante.

Caminar con el dedo

La técnica de caminar con el dedo se utiliza para trabajar con comodidad en el dorso y los lados del pie o de la mano. Esta técnica está basada en el mismo principio de caminar con el pulgar *(véase p. 62)*: doblar y estirar la primera articulación del dedo.

Practicar la técnica

El dorso de la mano constituye un buen lugar sobre el que practicar la técnica de caminar con el dedo, que se parece mucho a la de caminar con el pulgar. El movimiento de caminar se crea mediante un pequeño balanceo hacia delante y hacia detrás desde la punta del dedo hasta el extremo más bajo de la uña, mientras el dedo se dobla y estira.

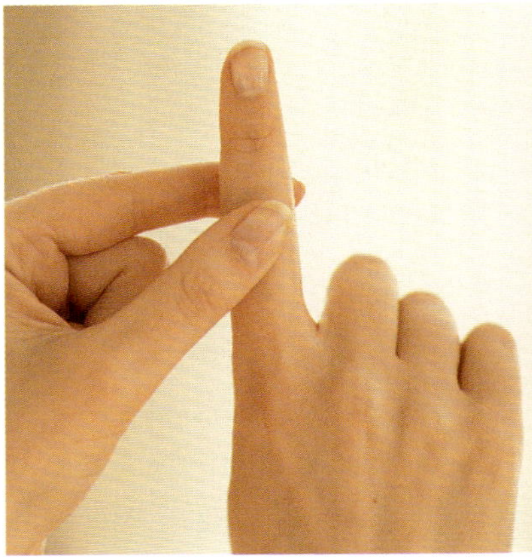

1 Coja el índice por la segunda falange para ayudar a aislar la articulación que se usa en la técnica. Practique doblando y estirando la primera articulación del dedo.

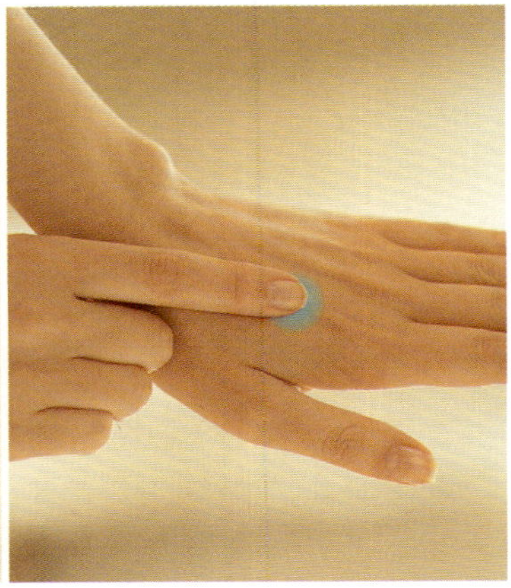

2 Una vez que ya conozca la acción de doblar y estirar, coloque el índice encima de la otra mano.

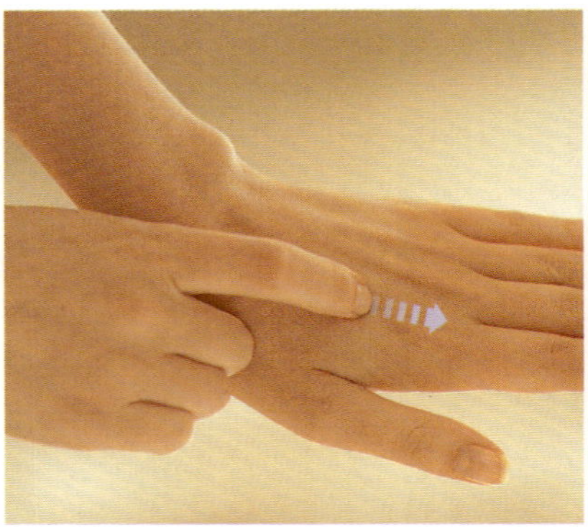

3 Intente doblar y estirar el índice desde la primera articulación mientras la punta está apoyada en el dorso de la mano.

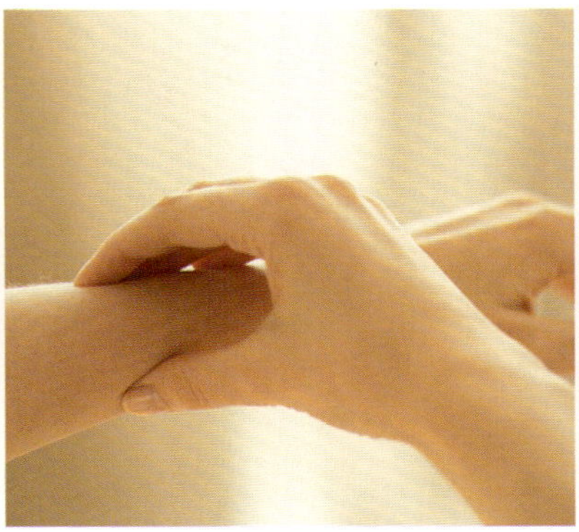

4 Para crear palanca, utilice el pulgar como oposición a los dedos. Practique colocando los cuatro dedos en el antebrazo con el pulgar por debajo *(véase arriba)*.

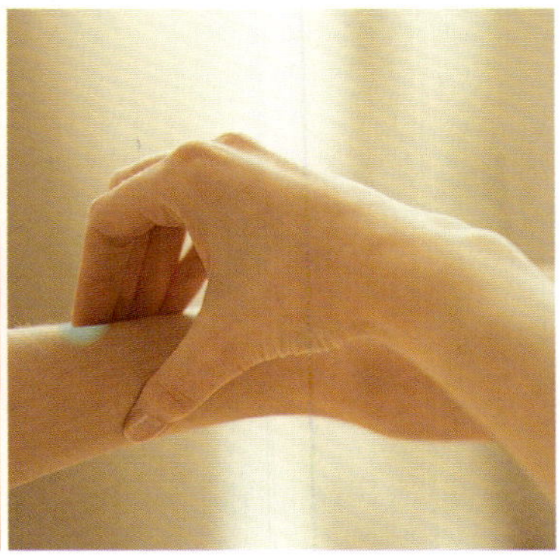

5 Levante la muñeca, cogiéndola con el pulgar y presionando con los dedos el antebrazo. Note el aumento de presión que ahora ejerce el dedo. Manteniendo esta posición, «camine» con el índice hacia delante.

Aplicar la técnica

Como en caminar con el pulgar, caminar con el dedo en el pie requiere de una superficie de trabajo estable. Puede utilizar la otra mano como apoyo.

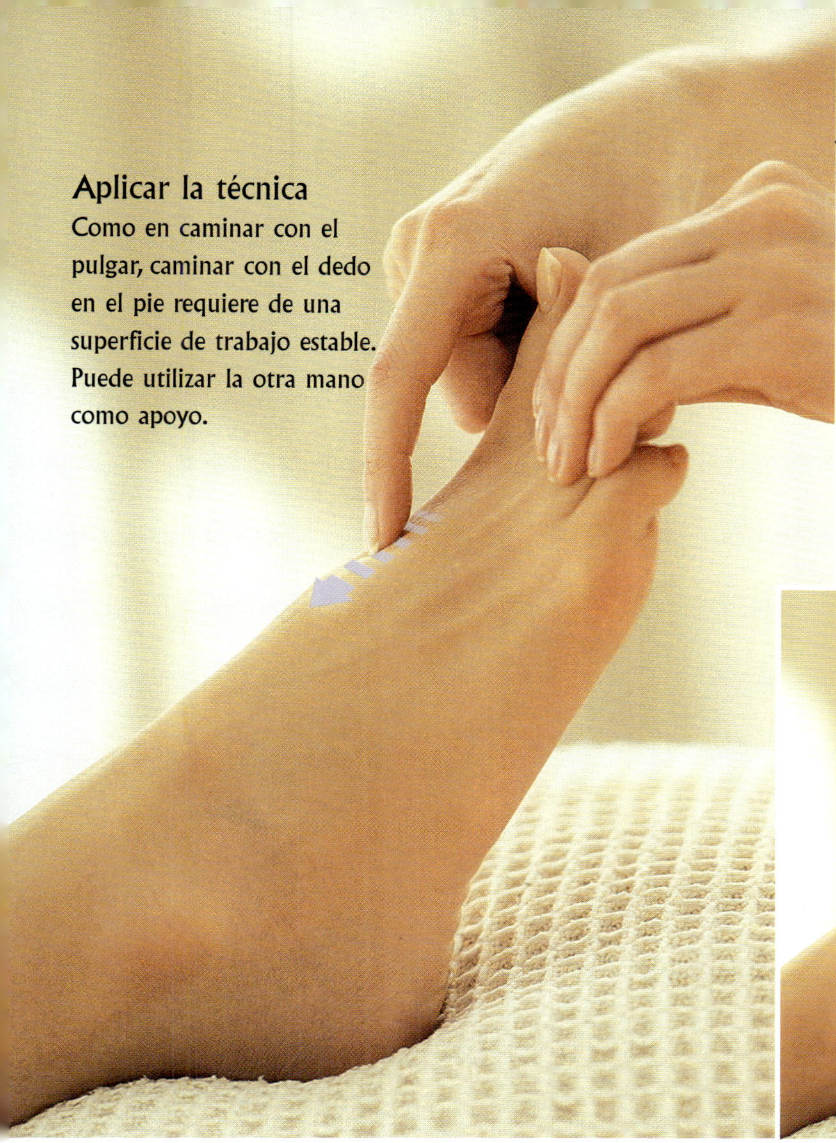

1 La mano de apoyo estabiliza el pie en una postura erguida sujetando los dedos. Apoye el índice sobre el empeine y el pulgar en la planta.

2 Utilice el índice de la mano de trabajo para caminar hacia abajo desde la parte superior del pie hacia la mitad.

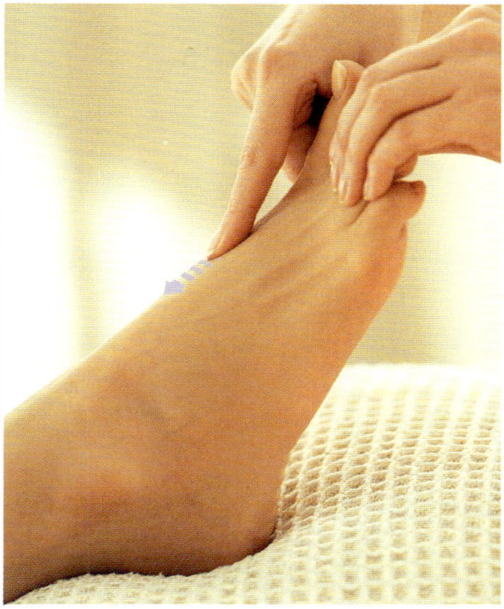

CONSEJO PRÁCTICO

A menudo, el dedo «aprende» la técnica de caminar por sí solo, al igual que la habilidad para caminar con el pulgar. Como en esta técnica, el dedo siempre se mueve hacia delante, nunca hacia detrás o hacia los lados.

ERRORES COMUNES

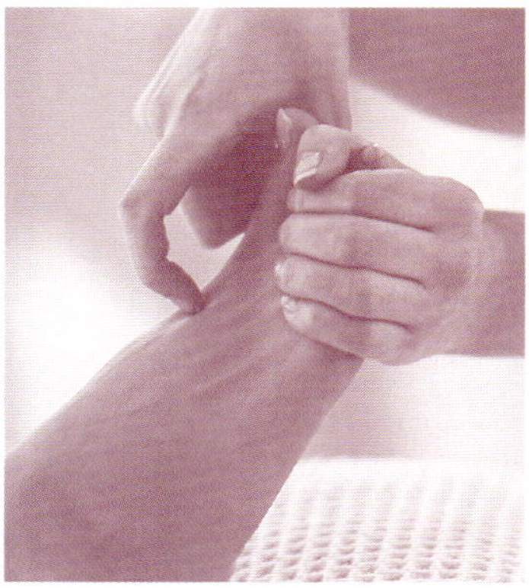

Pueden surgir problemas. Normalmente, resulta difícil doblar la primera articulación. Intente evitar lo siguiente: mover la mano en vez de la articulación, clavar la uña en la piel, permitir que el dedo que camina retroceda en vez de ejercer una presión hacia delante y rodar el dedo que camina de un lado a otro. Si se encuentra con algunas de estas dificultades, revise la técnica releyendo con cuidado las instrucciones de la página anterior.

Rotar sobre un punto

Como el mismo nombre indica, esta técnica consiste en localizar un punto de proyección con el dedo corazón de una mano y rotar el tobillo o la muñeca. Mientras la articulación gira, el dedo corazón permanece inmóvil. Este contacto del pie rotando con el dedo estático genera una presión intermitente.

CONSEJO PRÁCTICO

No sujete el pie por los dedos. Además, la zona localizada de la cara interior del tobillo es muy sensible. Debe dejar que sea la rotación la que genera la presión, en lugar de los dedos.

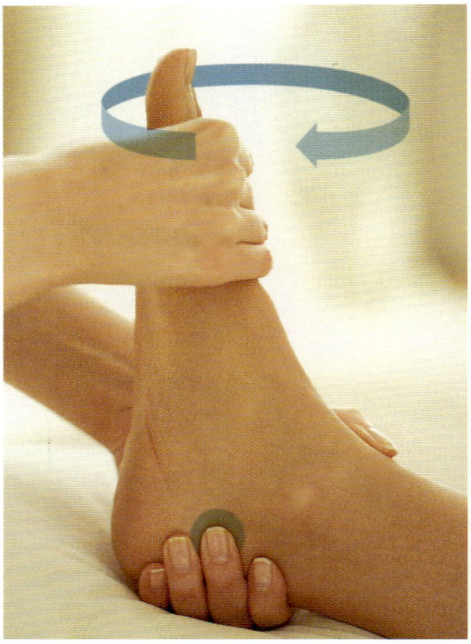

1 Con la mano de apoyo, rodee el talón de forma que el pulgar descanse sobre el tobillo y el dedo corazón esté apoyado en el lado interno del tobillo. Con la otra mano, coja el empeine y rote el pie en la dirección de las agujas de reloj, en un círculo completo. El movimiento de rotación debe ser constante para generar una presión intermitente.

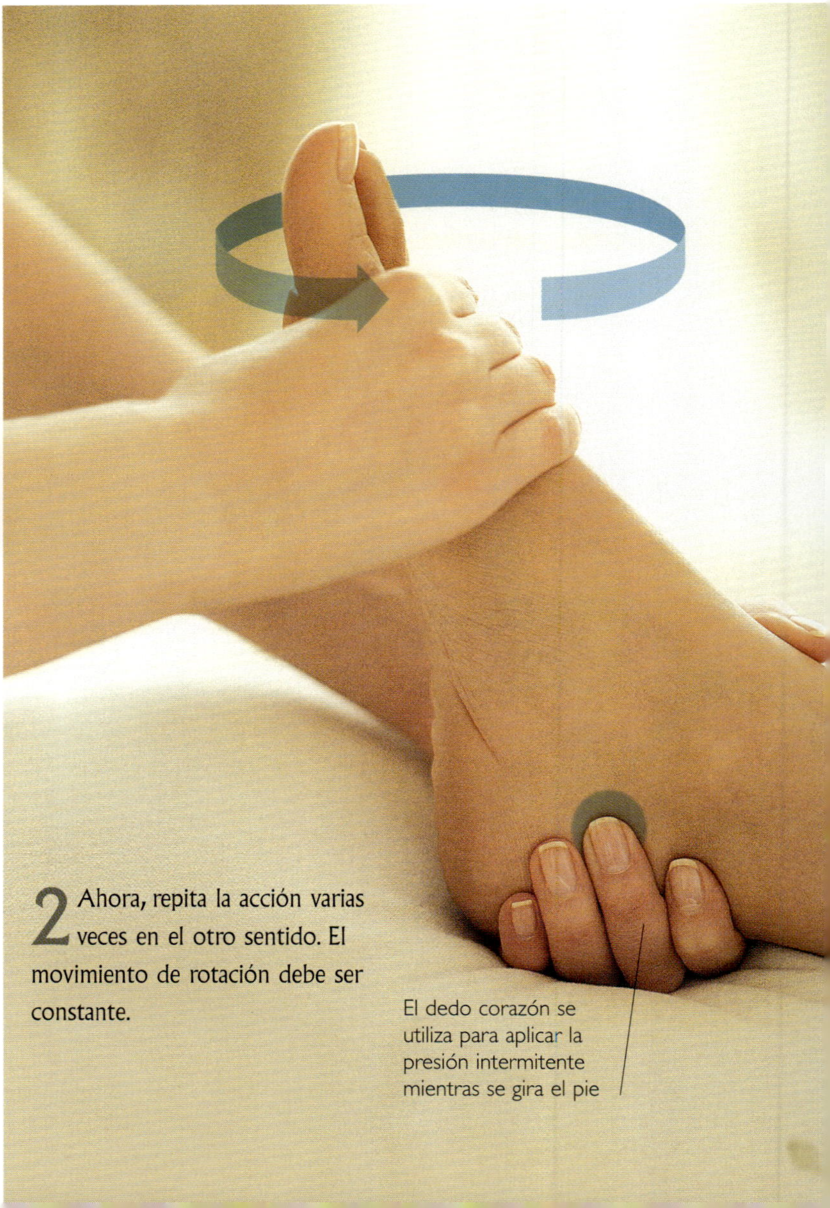

2 Ahora, repita la acción varias veces en el otro sentido. El movimiento de rotación debe ser constante.

El dedo corazón se utiliza para aplicar la presión intermitente mientras se gira el pie

Apretar y tirar

La técnica de apretar y tirar se utiliza para trabajar sobre un punto determinado, en vez de para cubrir una zona amplia. Se trata de una técnica relativamente estática en que sólo se realizan pequeños movimientos del pulgar.

CONSEJO PRÁCTICO

Para no clavar la uña en la carne, aplique la presión utilizando la yema del pulgar.

Practicar la técnica

Como en todas la técnicas, la palanca resulta muy importante al trabajar puntos profundos. Como en el caso de caminar con el pulgar, la palanca se forma con los dedos y la posición de la muñeca.

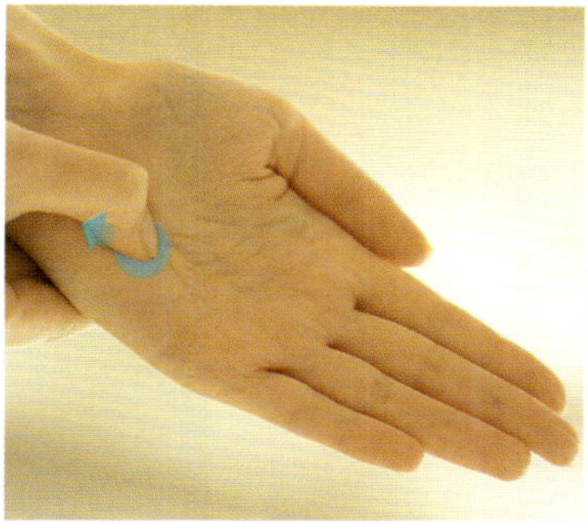

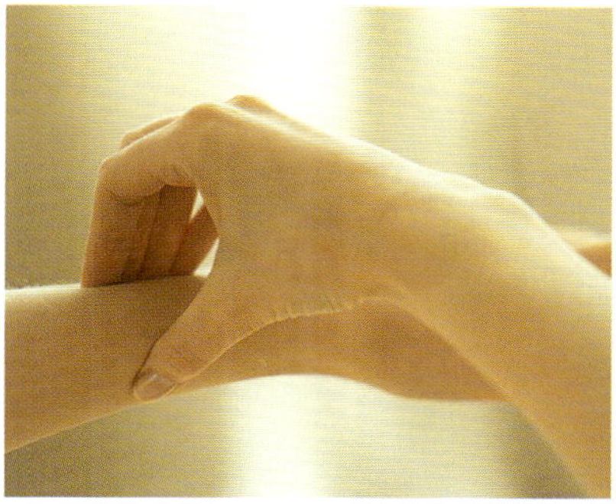

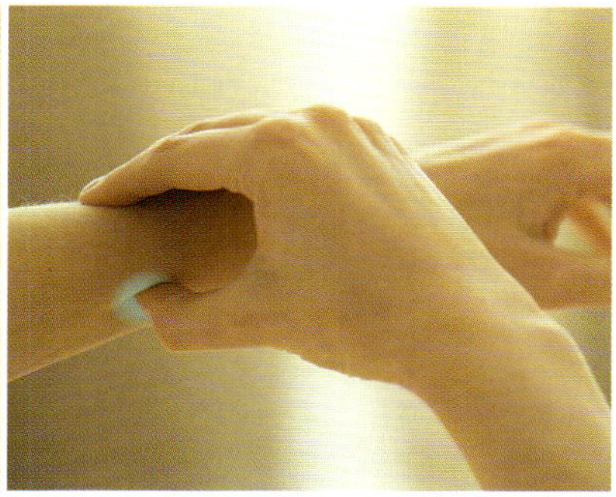

1 Apoye el pulgar de trabajo en la palma de la otra mano, colocando los otros dedos en el dorso. Doble la primera articulación del pulgar, apretando sólo con la punta. Ahora, tire del pulgar para ejercer la presión.

2 Para practicar la palanca, coloque los cinco dedos de la mano de trabajo en el antebrazo *(véase arriba).*

3 Baje la muñeca de la mano de trabajo, lo que ejerce una mayor presión en el brazo. Con la muñeca bajada, doble el dedo, apriete y tire.

Aplicar la técnica

Hay que inmovilizar la zona con la mano de apoyo mientras se aplica la técnica.

1 Sujete y proteja la zona de trabajo con la mano de apoyo. La mano rodea la zona mientras los dedos la mantienen en su sitio. Coloque los dedos de la mano de trabajo sobre los de la mano de apoyo *(véase derecha).*

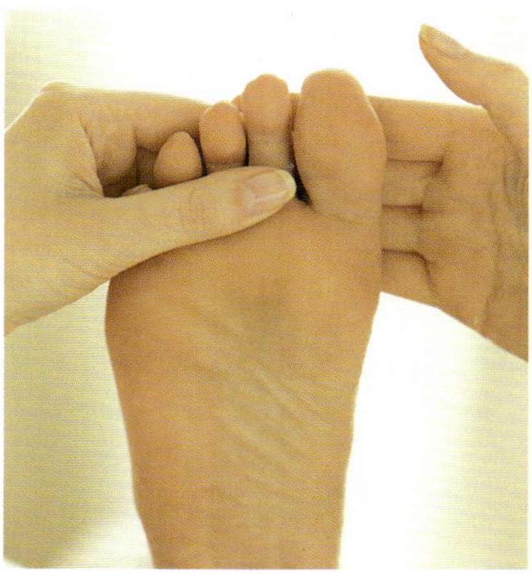

2 Coloque el pulgar de trabajo en el centro de la zona. Apriete y tire, utilizando la punta del dedo.

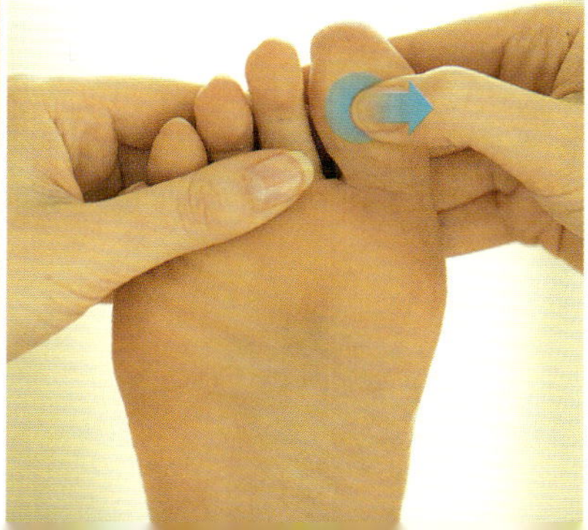

POSTRES DEL PIE

A casi todo el mundo le gustan los «postres». Estas técnicas están diseñadas para relajar el pie y sirven como comienzo, final y transición entre técnicas. También constituyen un contacto suave cuando se trata una zona sensible. Al relajar el pie, le facilitan el trabajo como reflexólogo, ya que una persona relajada es más receptiva a la aplicación de las técnicas.

CONSEJO PRÁCTICO

Esta técnica resulta más efectiva si se aplica de forma rítmica y rápida. Mantenga las manos en el empeine y apóyelas ligeramente, pero con firmeza. No presione demasiado, ya que restringiría los movimientos del pie. A medida que practique, irá aumentando el ritmo, y ganará fuerza para aplicar la técnica durante largos periodos de tiempo.

Lado a lado

Esta técnica utiliza un movimiento lateral para relajar el pie. En este postre, el pie se gira de lado a lado y hacia dentro y fuera. Ya que el pie suele estar restringido al movimiento de arriba a abajo de los pasos, esta técnica ofrece una variación especialmente agradable.

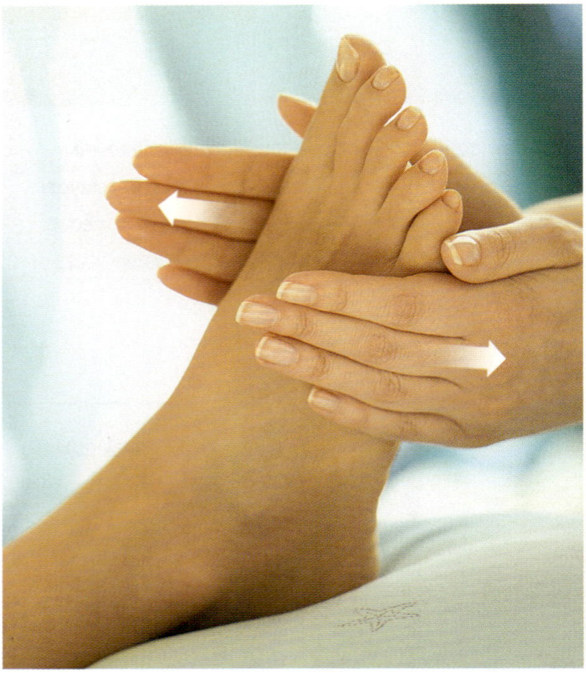

1 Apoye las manos a los lados del pie. Con la mano derecha, empuje el pie mientras que lo acerca con la izquierda.

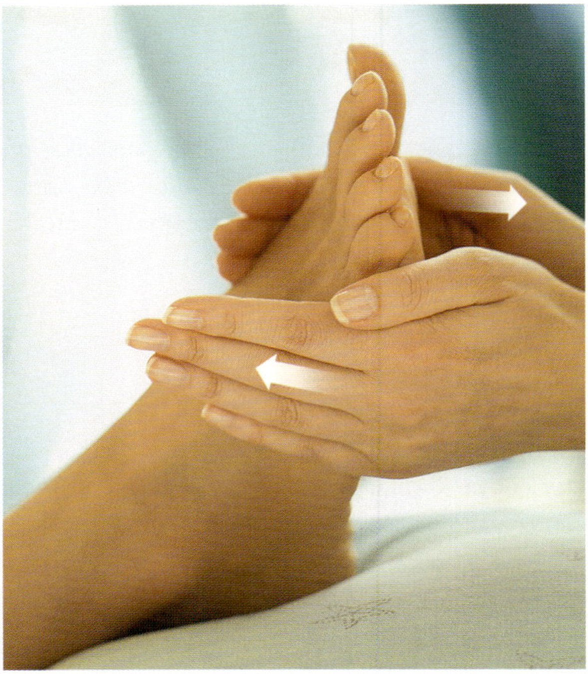

2 Ahora, tire de la mano derecha, girando esa parte del pie, mientras empuja el otro lado con la mano izquierda. Alterne las acciones de las manos, moviendo los lados de los pies con rapidez hacia delante y detrás.

Rotación de columna

Este postre se llama así porque relaja la zona refleja de la columna, que se encuentra en la cara interna del pie. Resulta más agradable si todos los dedos tienen un contacto firme con el pie.

CONSEJO PRÁCTICO

La mejor forma de aplicar esta técnica es con un movimiento lento y natural. Coja el pie con una presión moderada. Las superficies de las manos deberían estar en completo contacto con el pie. No coja los dedos: podría resultar desagradable. No mueva las manos a la vez: provoca fricción.

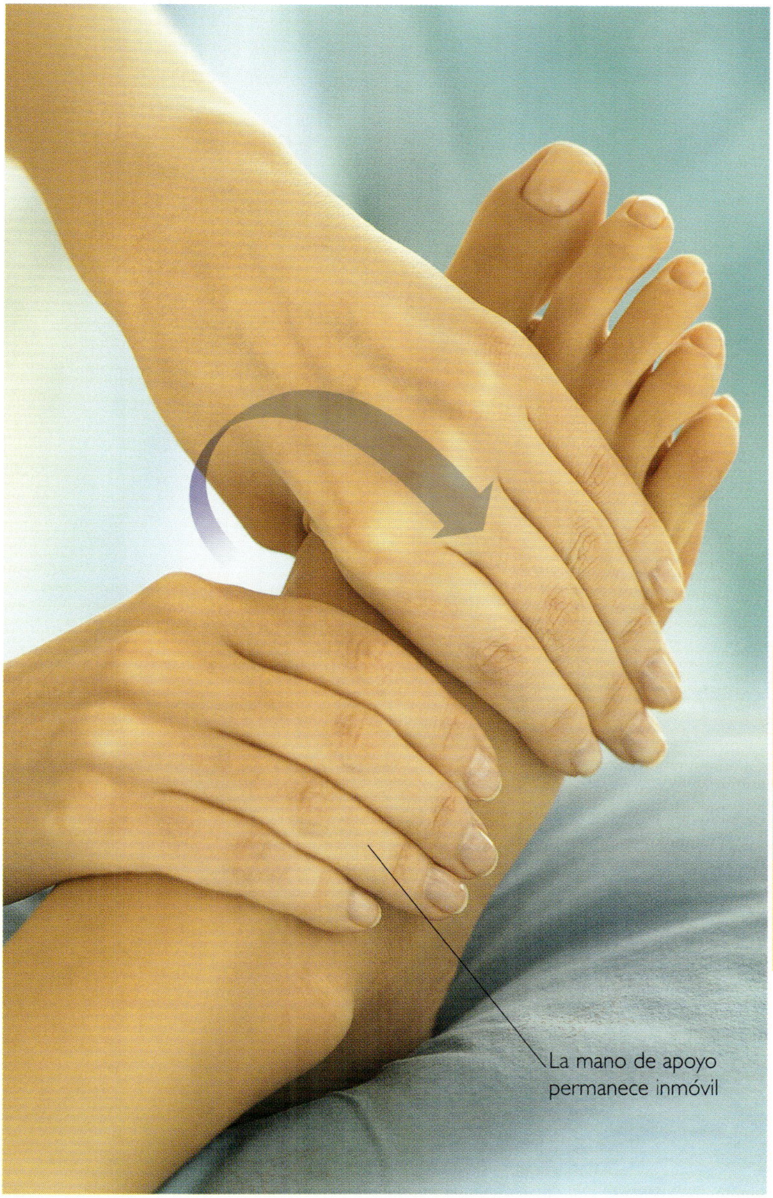

1 Coja la cara interna del pie con las dos manos, los pulgares apoyados en la planta. Con la mano que está más cerca de los dedos, gire el pie. La otra permanece quieta.

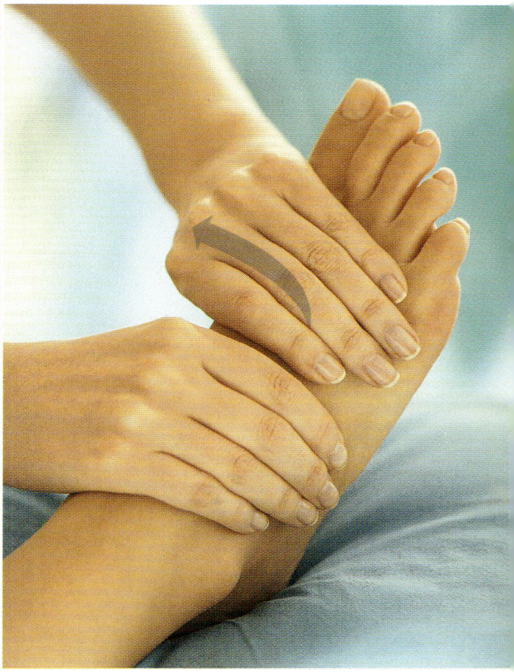

2 Ahora, mueva la misma mano en el otro sentido, sin mover todavía la mano cercana al talón. Repita, girando el pie con cuidado varias veces. Recoloque las manos, moviéndolas un poco hacia el talón, y repita toda la secuencia varias veces.

Relajar el pulmón

Este postre se llama así porque relaja la zona refleja del pulmón, en la zona del metatarso. El secreto de este postre reside en el movimiento lento y suave que se genera al coordinar los movimientos de las dos manos. Piense en el flujo y reflujo de la marea. Una mano empuja y la otra responde apretando con suavidad.

CONSEJO PRÁCTICO

Este postre resulta más agradable si sigue un ritmo firme y suave al empujar y tirar del pie. Habrá apretado demasiado si el empeine parece comprimido. No apriete y empuje al mismo tiempo. Cuando coloque el puño, utilice la yema de los dedos y no los nudillos. La técnica se aplica en el empeine, no en el arco ni en los dedos.

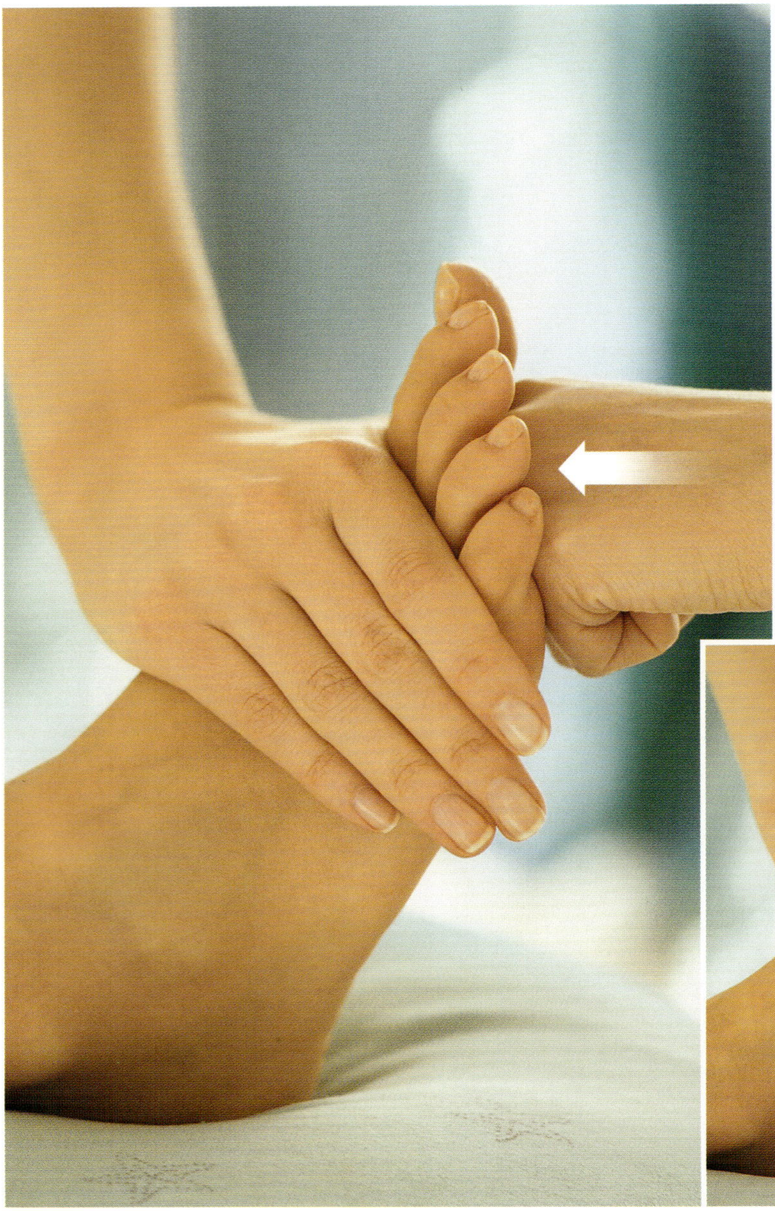

1 Cierre la mano izquierda en un puño y apoye la yema de los dedos en la parte anterior de la planta. Coja el empeine con la mano derecha. Empuje con el puño.

2 Ahora, apriete con suavidad con la mano derecha. Debe seguir un ritmo al realizar estas acciones repetidas veces.

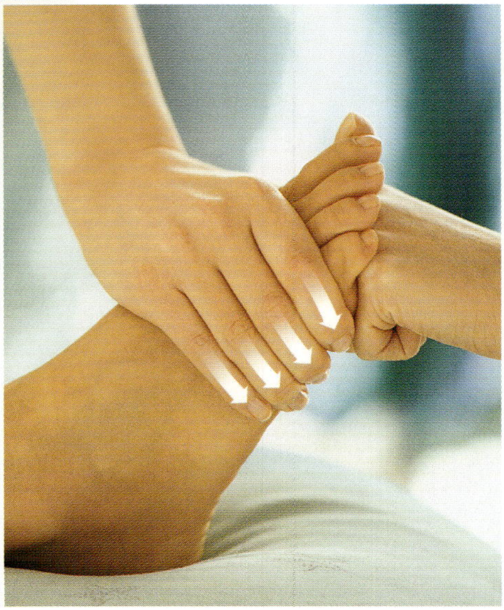

Mover la planta

Con esta técnica se pretende relajar las zonas reflejas del pulmón, el pecho, la zona dorsal y el diafragma –tendentes al estrés– moviendo los huesos que forman el empeine.

1 Coja el pie por debajo del dedo gordo y el segundo dedo. Apoye el pulgar en las cabezas de los huesos de esta zona. Empuje el pie con la mano derecha y tire con la izquierda.

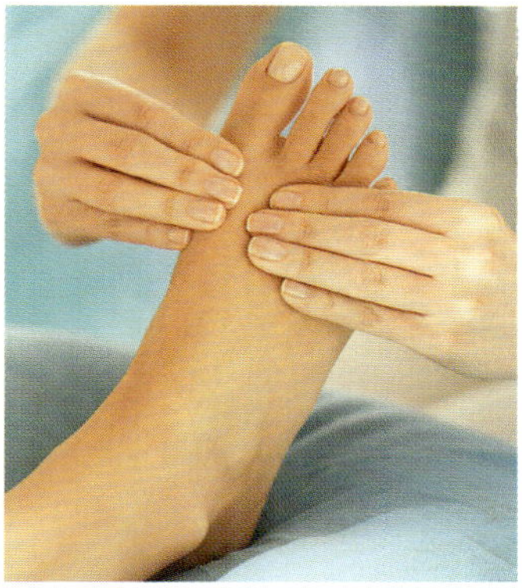

Apoye las puntas de los dedos en el dorso del pie, con los pulgares en la planta.

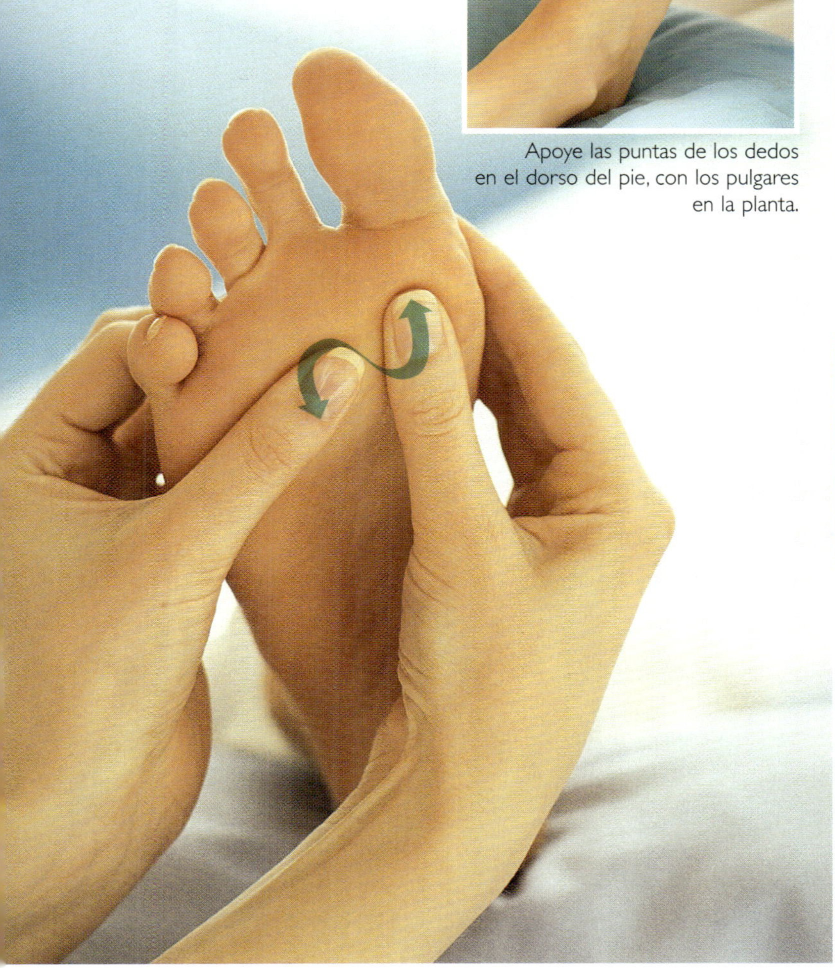

CONSEJO PRÁCTICO

Intente mover las manos en círculos: generará una experiencia única para el pie. Tenga cuidado con las uñas en la parte superior del pie, no las clave en la piel. Sabrá que ha clavado las uñas en el pie si ve marcas.

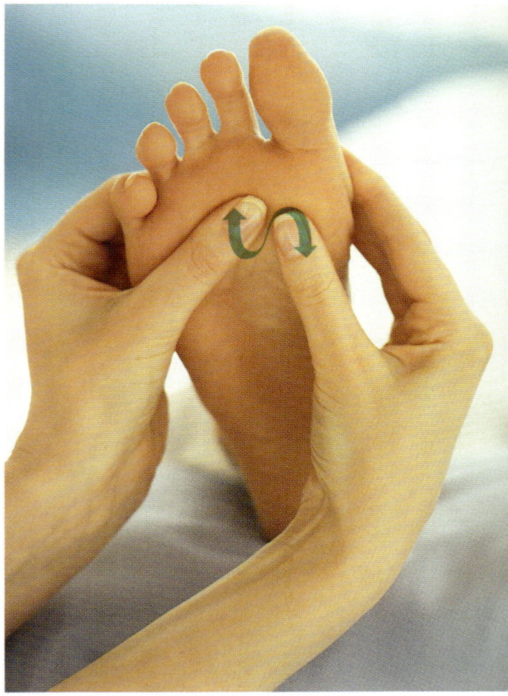

2 Ahora, invierta el movimiento, tirando con la mano derecha mientras empuja con la izquierda. Repita estas acciones varias veces, estableciendo un ritmo. Siga con la parte bajo el segundo y el tercer dedo y aplique la técnica. Haga lo mismo con el tercer y cuarto dedo, y después con el cuarto y el quinto.

Rotación de tobillo

Este postre también constituye un ejercicio: girar el pie en un círculo completo tonifica y relaja los cuatros principales grupos musculares que controlan los movimientos del pie. También ayuda a aliviar la retención de líquido alrededor de los tobillos.

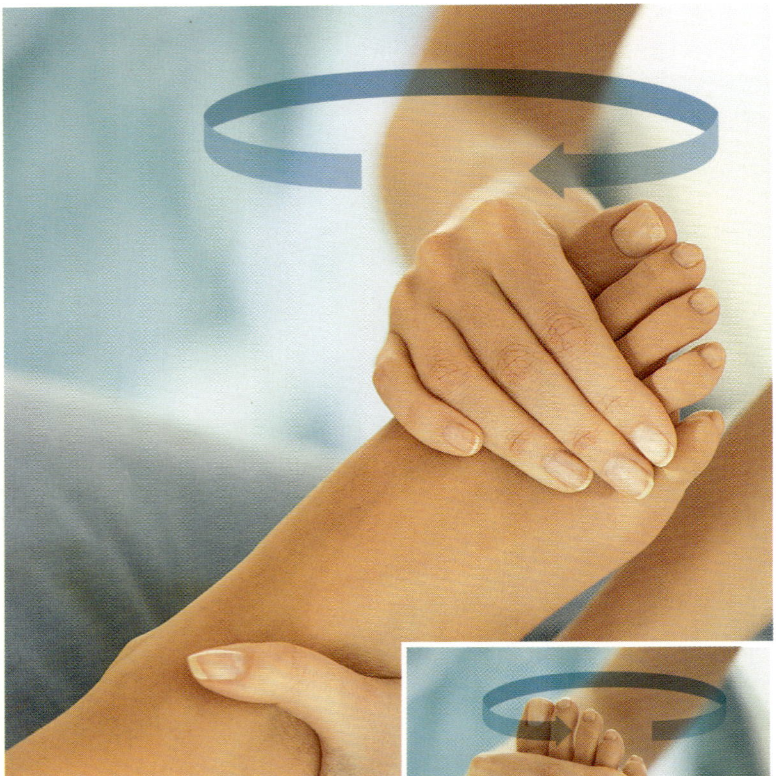

1 Sujete el tobillo con la mano de apoyo. Con la otra, coja el empeine y rote los dedos en el sentido de las agujas del reloj hasta formar un círculo completo. Repita varias veces.

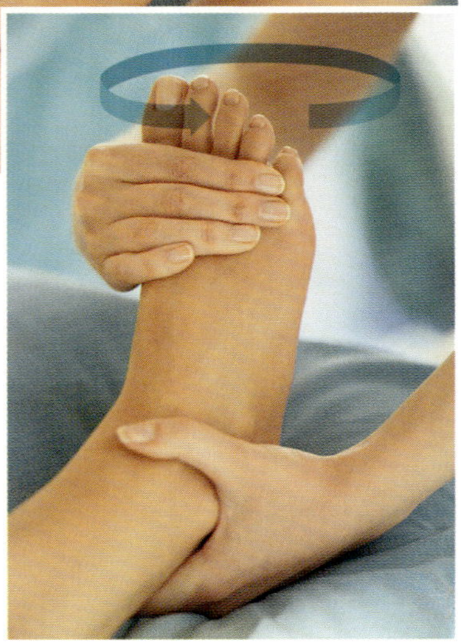

2 Ahora, mueva el pie en el otro sentido. Repita varias veces.

CONSEJO PRÁCTICO

Apoye el pulgar de la mano de apoyo bajo el hueso del tobillo. Tire del pie con la mano de apoyo y gírelo con la otra mano.

Rotación de dedo

Este postre fortalece y relaja suavemente los dedos de los pies al mismo tiempo que trabaja los músculos.

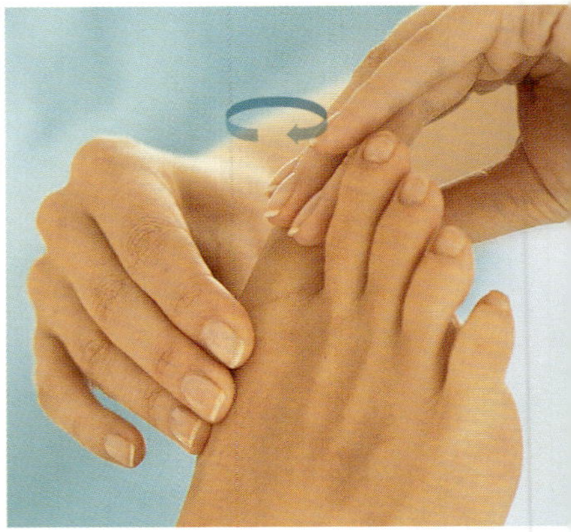

1 Sujete la parte superior del pie con la mano de apoyo. Coja el dedo gordo con la otra mano. Rótelo con suavidad y de forma constante en el sentido de las agujas del reloj.

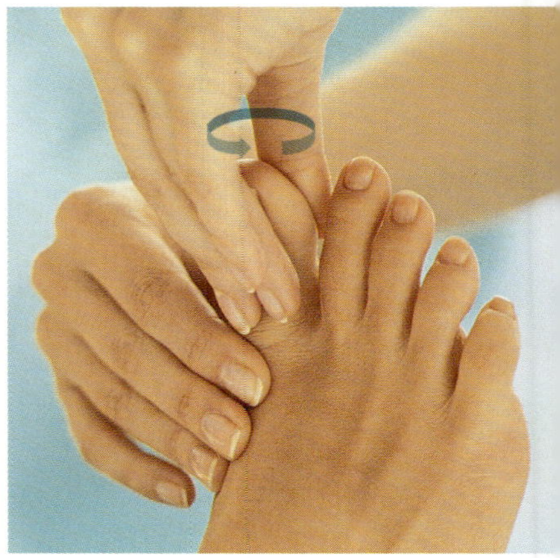

2 Ahora, rote el dedo en el otro sentido. Utilice una presión firme e igual y tire ligeramente hacia arriba. Aplique en cada dedo.

Tracción

Ésta es una buena técnica para relajar todo el pie, ya que contrarresta la compresión continua que sufre el pie al caminar.

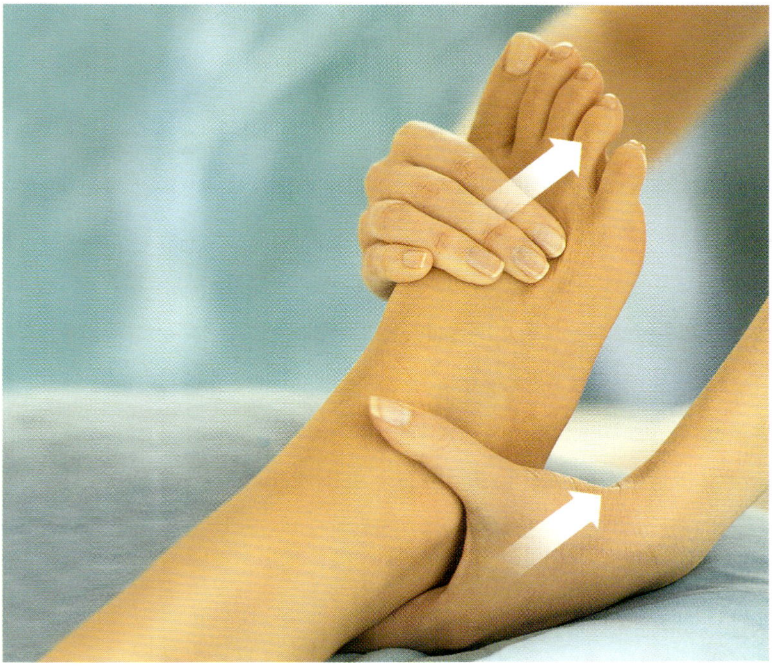

1 Coja el pie como se muestra *(véase derecha).* Tire del pie de forma gradual y suave. Mantenga durante 10-15 segundos y libere.

CONSEJO PRÁCTICO

Cuando tire del empeine con la mano de trabajo, tire también del tobillo con la mano de apoyo.

Mover medio pie

La articulación en el centro del pie suele verse comprimida por los zapatos y por estar de pie mucho tiempo. El resultado es una tensión general en el pie, así como en las zonas reflejas del centro. Esta técnica rompe el estrés de la zona del metatarso.

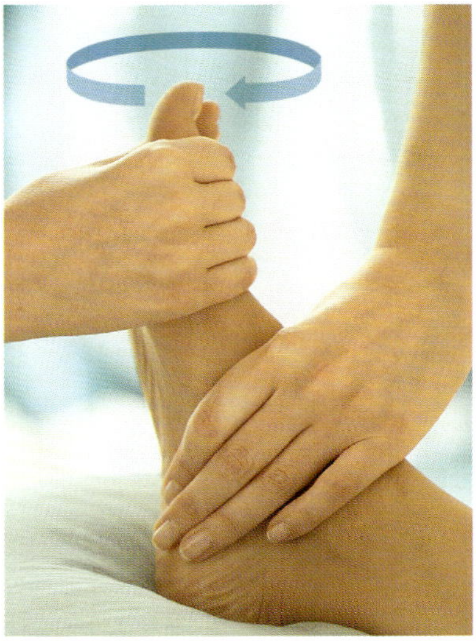

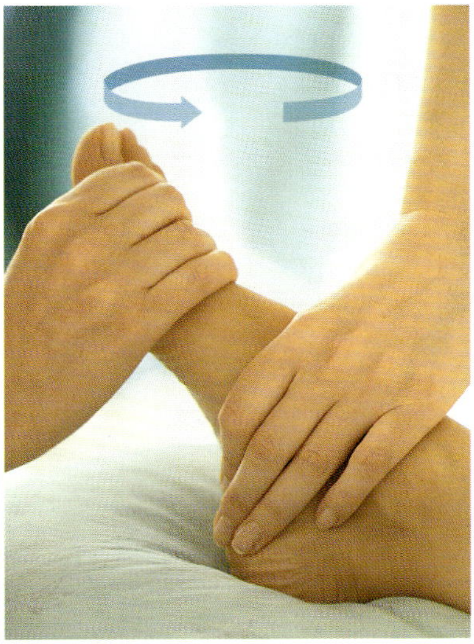

CONSEJO PRÁCTICO

Cuando mueva el pie, trabaje contra la mano de apoyo. Como variación, pruebe a doblar el tobillo en lugar del centro del pie.

1 Rodee el centro del pie con la mano de apoyo y manténgalo quieto. Coja la zona del metatarso con la otra mano y muévala en círculos en el sentido de las agujas del reloj. Repita varias veces.

2 Ahora, gire el pie en el otro sentido. Repita varias veces.

PASO 1

Trabaje las yemas de los dedos

Muchas de las zonas reflejas que se manipulan en esta secuencia corresponden a partes de la anatomía responsables de dirigir la mayoría de las actividades del cuerpo. Algunas de estas partes, como la cabeza y el cerebro, albergan la información del mundo exterior. Trabajar las zonas reflejas que se indican en esta secuencia estimula y mejora las funciones de los órganos que proyectan. Primero, examine el pie buscando zonas que deberían evitarse y, después, comience con los postres que se indican debajo para relajar el pie.

POSTRES Lado a lado *(p. 68)* • Rotación de columna *(p. 69)* Relajar el pulmón *(p. 70)* • Rotación de dedo *(p. 72)*

ZONAS REFLEJAS

GLÁNDULA PITUITARIA: ayuda a regular la actividad endocrina, como el crecimiento y el metabolismo.

CUELLO: muy propenso a la tensión, responde bien a la reflexología.

TIROIDES Y PARATIROIDES: ayudan a regular el metabolismo, el crecimiento y los niveles de energía y de calcio: se aplica presión en estas zonas para mejorar sus funciones.

CABEZA Y CEREBRO: controlan y coordinan las actividades del cuerpo, así que constituyen una parte clave de la reflexología.

SENOS PARANASALES: la reflexología ayuda a despejarlos.

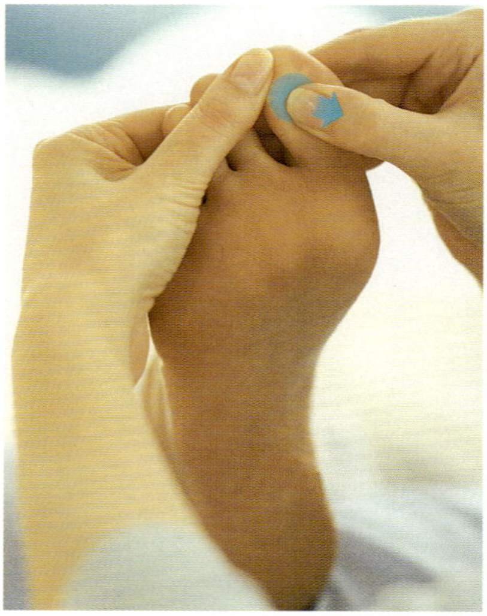

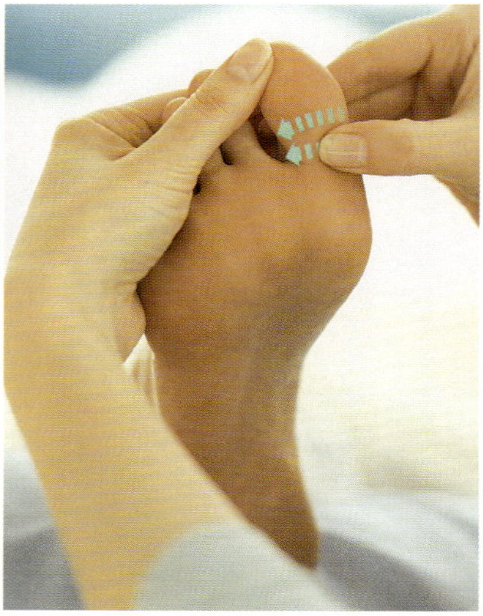

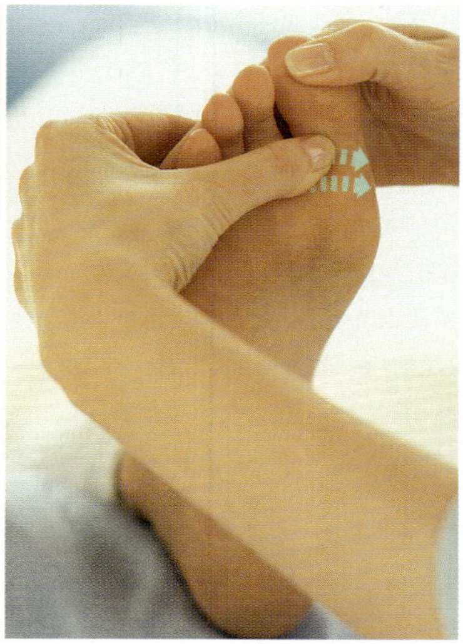

1 Inmovilice el pie con la mano izquierda. Apoye el pulgar derecho por encima del punto de proyección de la GLÁNDULA PITUITARIA. Apriete y tire con el pulgar sobre la zona refleja. Repita.

2 Coloque el pulgar derecho en las zonas reflejas del CUELLO y el TIROIDES y los PARATIROIDES. Manipule la base del dedo utilizando la técnica de caminar con el pulgar. Realice al menos dos pasadas, una por encima y otra por debajo.

3 Cambie de manos y camine por la base de los dedos desde la otra dirección. Realice una pasada por encima y otra por debajo. Repita varias veces.

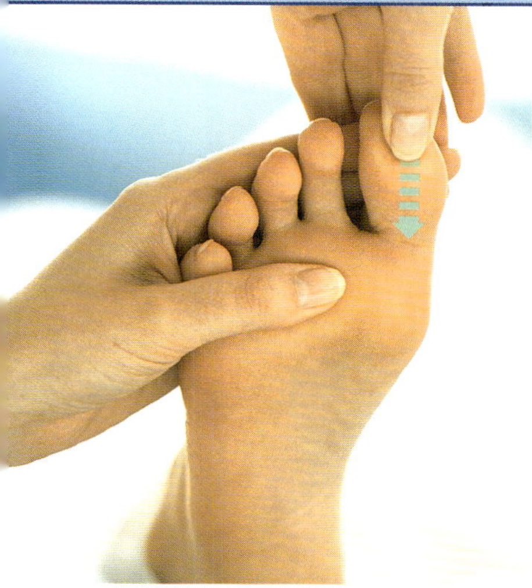

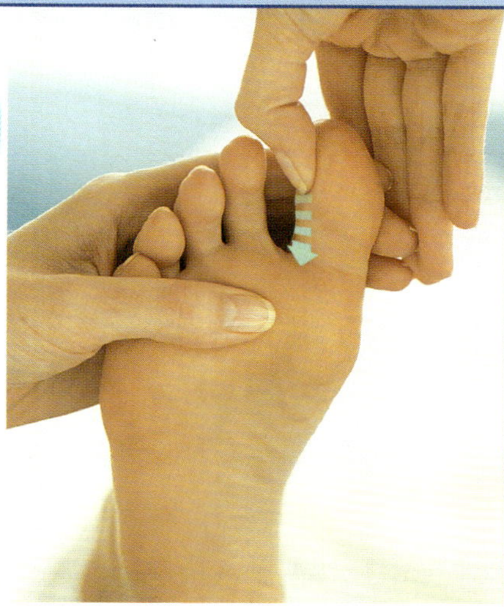

4 Para las zonas de CABEZA, CEREBRO, SENOS PARANASALES y CUELLO, sujete los dedos con la izquierda y camine con el pulgar por el centro del dedo gordo.

5 Recoloque el pulgar izquierdo y baje por el lado del dedo gordo.

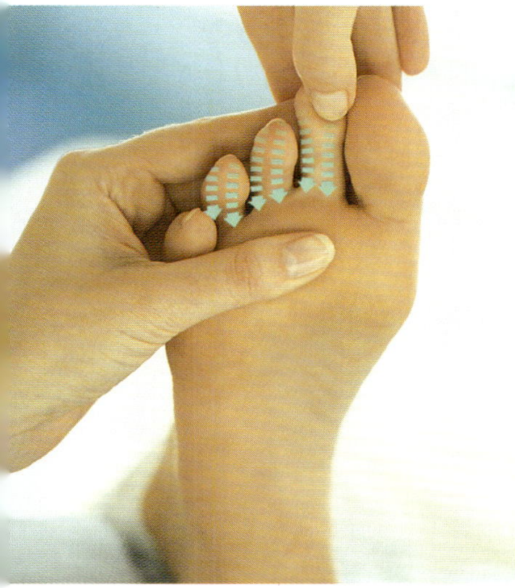

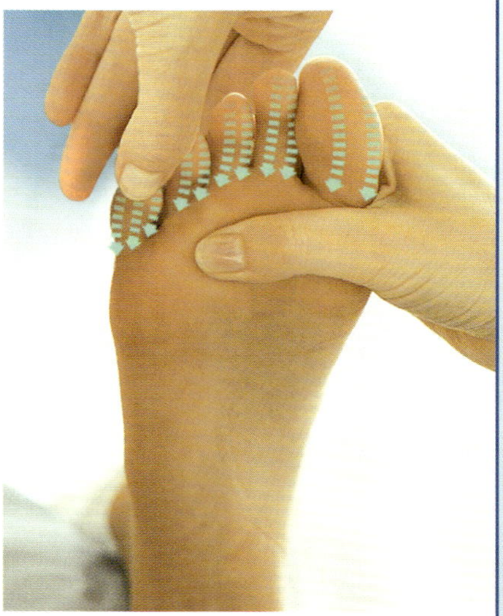

6 Después, sujete el segundo dedo con la mano izquierda. Camine por el centro y el lado de este dedo. Repita la secuencia en el tercer y el cuarto dedo.

7 Repita con el dedo pequeño y cambie de mano. Utilice la derecha para sujetar y camine con el pulgar izquierdo por el centro y el otro lado de cada dedo del pie.

POSTRES Lado a lado *(p. 68)* • Relajar el pulmón *(p. 70)* • Rotación de dedo *(p. 72)*

ORIENTACIÓN DEL PIE

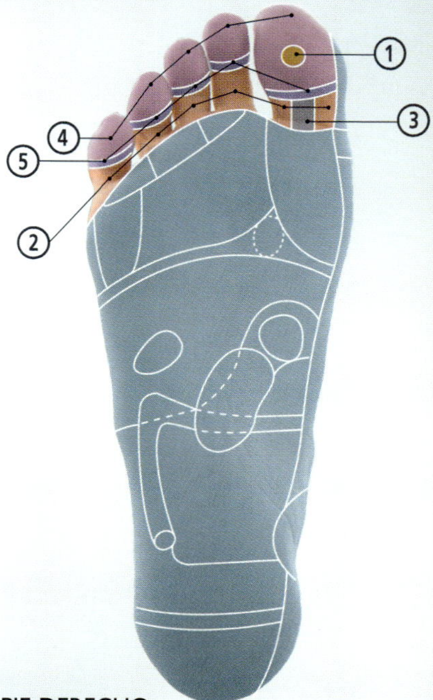

PIE DERECHO

La zona que representa la GLÁNDULA PITUITARIA está en el centro del dedo gordo en los dos pies (1). Los dedos forman un mapa que refleja el cuerpo, con las zonas reflejas del CUELLO en la sección que va desde la base del dedo a la primera articulación (2). En cada pie, esta sección del dedo representa una porción del cuello, pero en el gordo se superpone a las zonas del TIROIDES y el PARATIROIDES (3).

La zona entre la primera articulación y la punta del dedo corresponde a las áreas de proyección de la CABEZA y el CEREBRO (4), y justo detrás de la articulación, encontramos las de los SENOS PARANASALES (5).

Tanto el pie derecho como el izquierdo reflejan estas zonas, el pie derecho corresponde a la parte derecha del cuerpo y viceversa.

PASO 2

Trabaje la base de los dedos

Las zonas reflejas que se tratan en esta secuencia representan varios órganos del cuerpo, desde los ojos, las orejas y los oídos internos hasta la parte superior de los hombros. Trabaje estas zonas en el pie para mejorar el funcionamiento de los órganos correspondientes. Esta secuencia resulta útil si quiere liberar la tensión y aliviar el dolor en la parte superior de los hombros. Trabaje la zona en el pie derecho para el dolor en el hombro derecho y viceversa.

ZONAS REFLEJAS

OJOS: la reflexología puede aliviar el dolor de ojos.

OÍDOS INTERNOS: estos órganos regulan el equilibrio.

OÍDOS: la aplicación de las técnicas reflexológicas puede ayudar a aliviar el dolor de oídos o el tinnitus.

PARTE SUPERIOR DE LOS HOMBROS: esta región muscular, tendente a acumular tensión, puede beneficiarse de la reflexología.

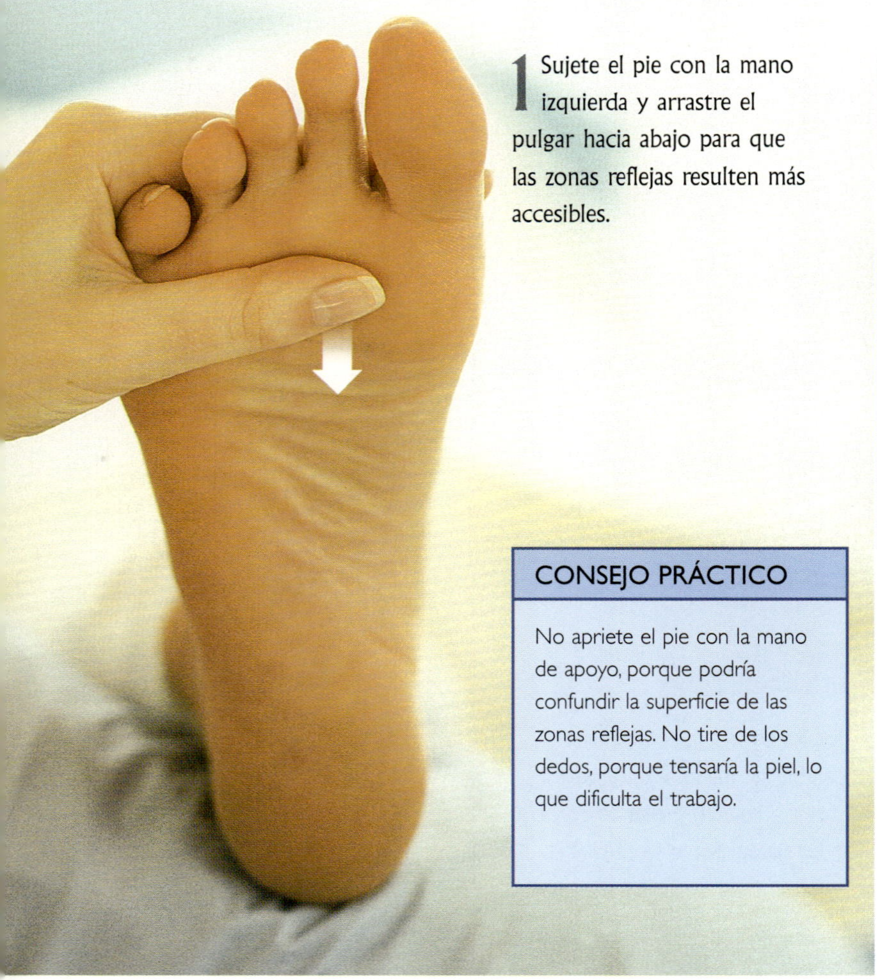

1 Sujete el pie con la mano izquierda y arrastre el pulgar hacia abajo para que las zonas reflejas resulten más accesibles.

CONSEJO PRÁCTICO

No apriete el pie con la mano de apoyo, porque podría confundir la superficie de las zonas reflejas. No tire de los dedos, porque tensaría la piel, lo que dificulta el trabajo.

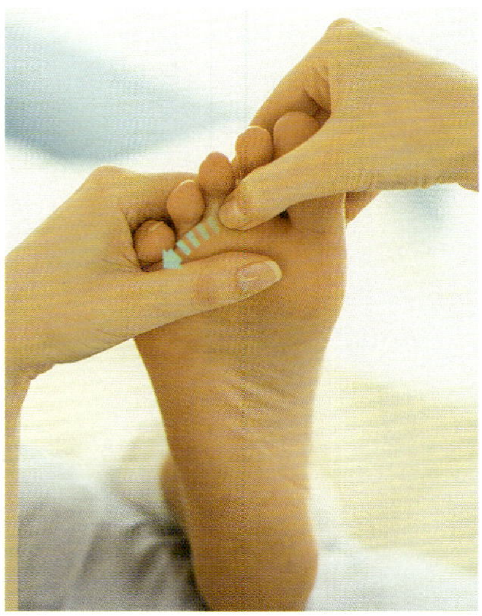

2 Empiece con el área de proyección del OJO y camine con el pulgar de la mano derecha a lo largo de toda la protuberancia. Después, camine sobre de las zonas reflejas de la OREJA y el OÍDO INTERNO, junto con la zona de la PARTE SUPERIOR DE LOS HOMBROS, que está por detrás de las otras.

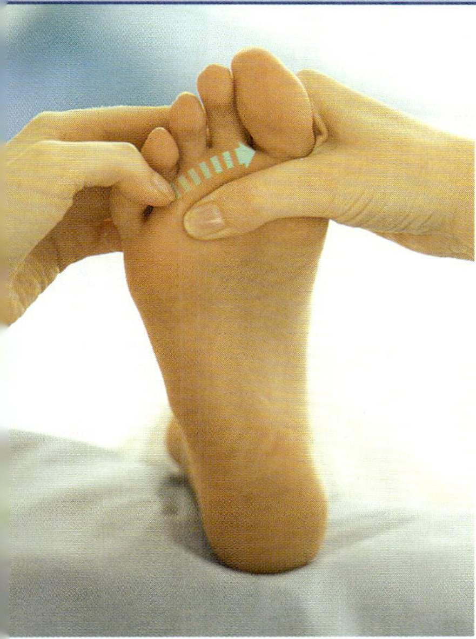

3 Cambie de mano y camine de nuevo en la otra dirección con el pulgar izquierdo, empezando por la zona refleja del OÍDO. Al caminar en las dos direcciones, podrá estar seguro de tratar todas las áreas.

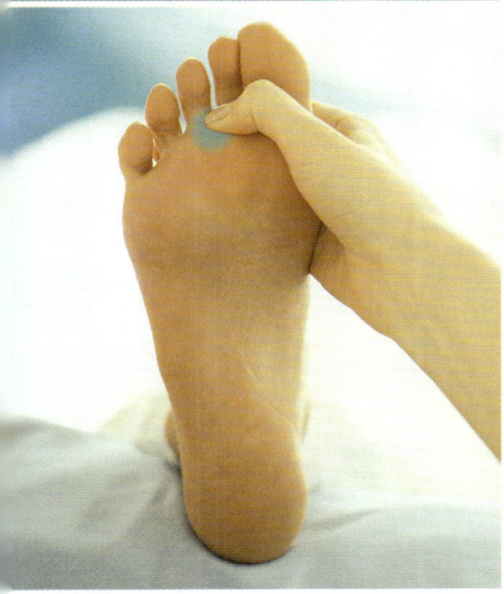

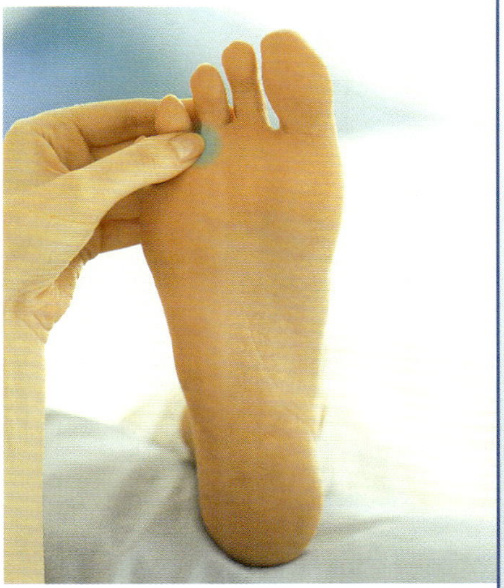

4 Para trabajar mejor la zona refleja del OJO, inmovilice el pie con la mano derecha. Apoye la punta del pulgar y del índice derechos entre el segundo y el tercer dedo, y pellizque con suavidad varias veces.

5 Para trabajar mejor el área del OÍDO INTERNO, sujete el pie con la mano izquierda. Apoye la punta del pulgar y del índice entre el tercer y cuarto dedo, y pellizque con suavidad varias veces. Vaya a la zona del OÍDO entre el cuarto y quinto dedo y repita la acción.

POSTRES Lado a lado *(p. 68)* • Relajar el pulmón *(p. 70)* • Mover la planta *(p. 71)*

ORIENTACIÓN DEL PIE

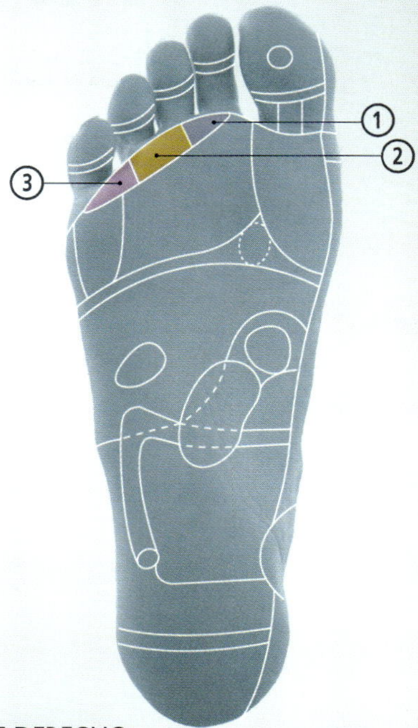

PIE DERECHO

Las zonas que representan los órganos de la vista, el oído y el equilibrio están muy juntas, en la parte entre la base de los dedos y la planta del pie. El pie derecho y el izquierdo reflejan los mismos órganos, pero sólo representan la parte correspondiente a su lado.

El punto de proyección del OJO se sitúa justo debajo del espacio entre de segundo y el tercer dedo (1). La zona refleja del OÍDO INTERNO se encuentra bajo el espacio entre el tercer y el cuarto dedo (2); y la del OÍDO, bajo el espacio entre el cuarto y el quinto dedo (3). El área de proyección de la PARTE SUPERIOR DE LOS HOMBROS se encuentra detrás de estas zonas, abarcando toda la base de los dedos.

PASO 3

Trabaje la parte anterior de la planta

Algunas de las zonas reflejas que se trabajan en esta secuencia corresponden a los pulmones y muchas otras partes del cuerpo relacionadas en la respiración y el transporte de oxígeno en el cuerpo. Las otras áreas de proyección que se encuentran en esta parte del pie corresponden a secciones de la parte superior del cuerpo, como la zona dorsal y los hombros. Debería trabajar estas zonas reflejas para mejorar su funcionamiento y para liberar la tensión en esta parte del cuerpo.

ZONAS REFLEJAS

DIAFRAGMA Y PLEXO SOLAR: la reflexología pretende mejorar el funcionamiento de esta red de músculos y nervios, que está relacionada con la respiración y otras funciones involuntarias del cuerpo.

CORAZÓN: bombea la sangre oxigenada al cuerpo.

PECHO Y PULMONES: aplicar la reflexología a estas zonas reflejas ayuda a abrir el pecho y los pulmones.

ZONA DORSAL Y HOMBROS: trabajar estas áreas de proyección alivia la tensión de la zona alta de la espalda y los hombros.

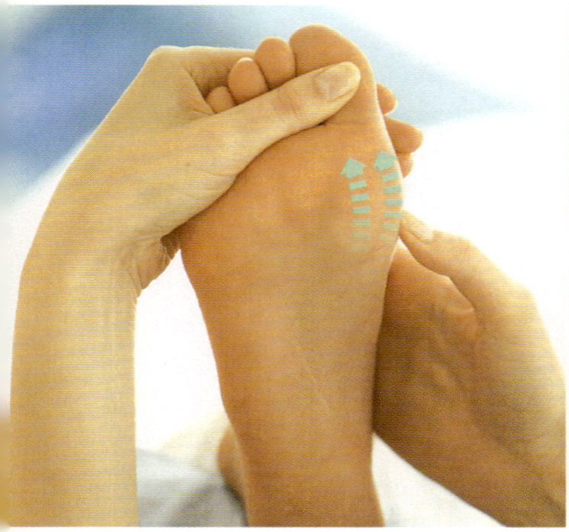

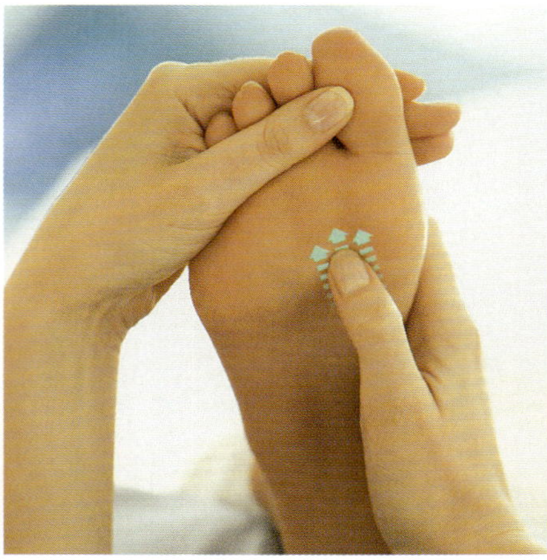

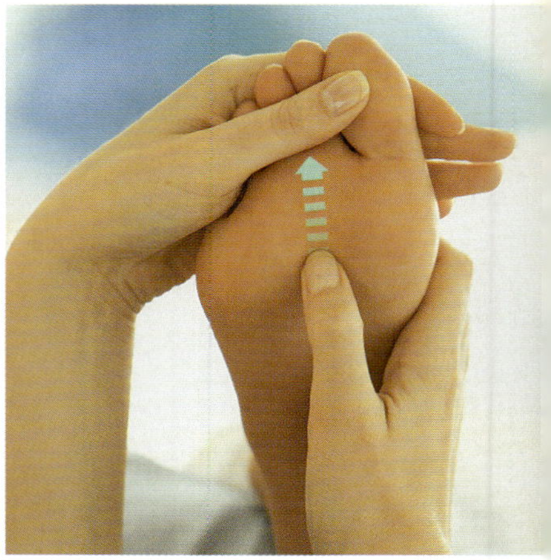

1 Empuje los dedos con la mano izquierda. Empiece por la zona refleja del DIAFRAGMA, utilizando el pulgar de la mano derecha para caminar hacia arriba por las áreas de proyección del CORAZÓN y el PECHO. Realice varias pasadas.

2 Lleve el pulgar al punto reflejo del PLEXO SOLAR. Utilizando la misma técnica de antes, realice varias pasadas.

3 Coloque el pulgar sobre el área de proyección del DIAFRAGMA. Camine con el pulgar hacia arriba por las zonas reflejas del PULMÓN, el PECHO y la ZONA DORSAL. Realice varias pasadas por la parte anterior de la planta del pie y por la zona entre el segundo y el tercer dedo.

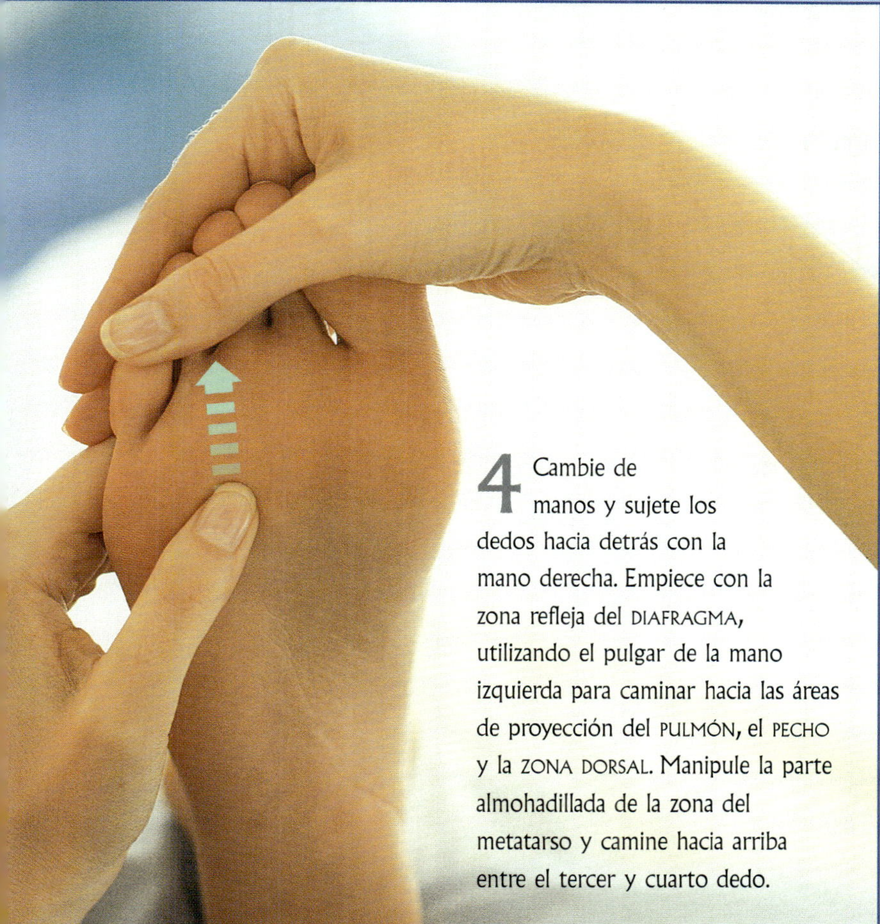

4 Cambie de manos y sujete los dedos hacia detrás con la mano derecha. Empiece con la zona refleja del DIAFRAGMA, utilizando el pulgar de la mano izquierda para caminar hacia las áreas de proyección del PULMÓN, el PECHO y la ZONA DORSAL. Manipule la parte almohadillada de la zona del metatarso y camine hacia arriba entre el tercer y cuarto dedo.

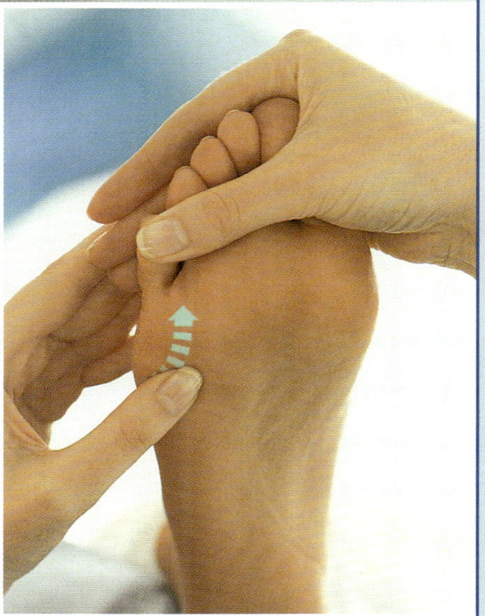

5 Empiece con la zona refleja del DIAFRAGMA, caminando con el pulgar de la mano izquierda hacia arriba y atravesando el área de proyección del HOMBRO.

POSTRES Lado a lado *(p. 68)* • Relajar el pulmón *(p. 70)* • Mover la planta *(p. 71)*

ORIENTACIÓN DEL PIE

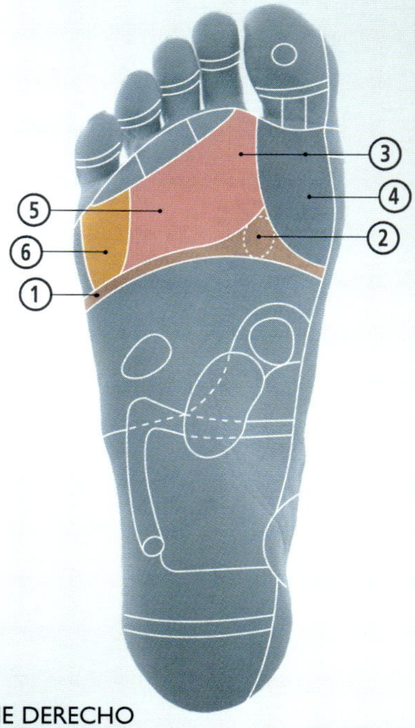

PIE DERECHO

La zona relacionada con el DIAFRAGMA se encuentra en el pliegue por debajo de la parte anterior de la planta (1). Dentro, se encuentra el punto reflejo del PLEXO SOLAR (2).

La zona que corresponde al PECHO y la ZONA DORSAL ocupa una gran porción de la parte anterior de la planta, por encima de la línea del diafragma (3). Se superpone al área de proyección del CORAZÓN (4) y a la del PULMÓN (5).

Por último, en la porción carnosa bajo el dedo pequeño, se encuentra la zona refleja del HOMBRO (6).

Estas áreas de proyección aparecen en el mismo lugar en los dos pies, el izquierdo representa la parte izquierda del cuerpo, y el derecho, la derecha. Aunque el corazón se sitúa en la parte izquierda del cuerpo, también posee una zona refleja en el pie derecho.

PASO 4

Trabaje el arco longitudinal

Las zonas reflejas que se manipulan en esta secuencia corresponden a los órganos responsables de producir las sustancias químicas necesarias para la digestión, para obtener energía y para equilibrar el nivel de agua en el cuerpo, además de purificar la sangre y los fluidos, como es el caso de los riñones. Para orientarse, visualice la línea de la cintura, como si atravesase el pie por en medio, y la línea del diafragma en la parte inferior de la zona del metatarso. Trabaje estas áreas *(véase derecha)* para estimular y mejorar la función de los órganos que se tratan en esta secuencia.

ZONAS REFLEJAS

PÁNCREAS: responsable de estabilizar los niveles de glucosa en sangre.

GLÁNDULAS SUPRARRENALES: trabajar estas glándulas puede ayudar a regular los niveles de hormonas, como la adrenalina.

RIÑONES: filtran los fluidos de la sangre para su excreción o absorción.

ESTÓMAGO: tratar esta zona contribuirá a la digestión.

HÍGADO, VESÍCULA BILIAR Y BAZO: estos órganos regulan los niveles de sustancias químicas en el cuerpo, excretando las no necesarias en forma de bilis.

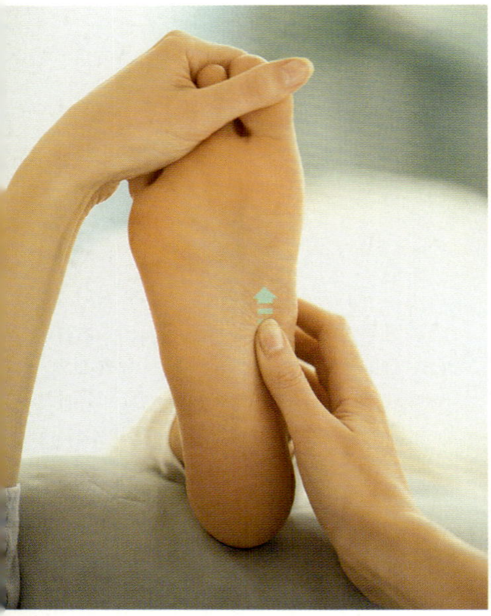

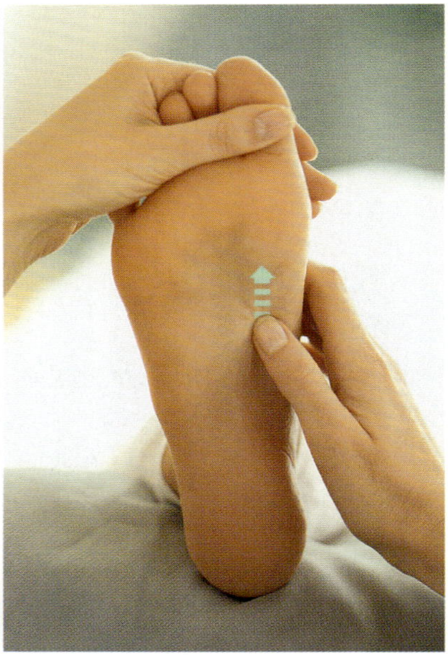

1 Empuje los dedos hacia detrás con la mano izquierda y utilice el pulgar derecho para caminar por la zona refleja del PÁNCREAS. (En el pie izquierdo, esta zona atraviesa el pie.)

2 Continúe caminando con el pulgar derecho hacia arriba. Hacia la mitad del hueso largo *(véase p. 41)*, encontrará el punto de proyección de la GLÁNDULA SUPRARRENAL y una porción de la zona del ESTÓMAGO. Realice varias pasadas.

ATENCIÓN

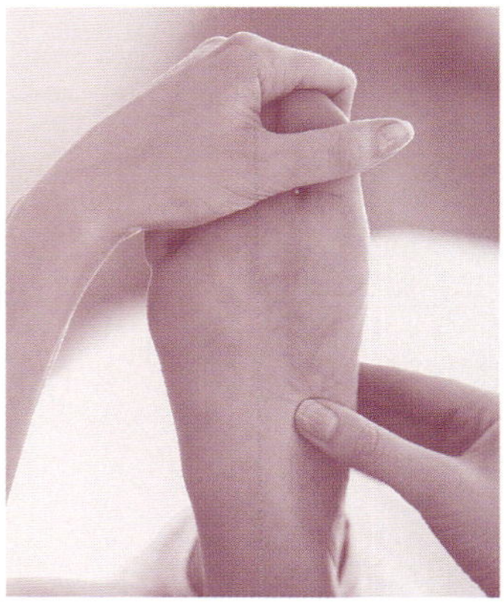

Cuando empuje el pie, no presione el tendón que recorre esta parte del pie. Para localizarlo, empuje los dedos hacia detrás y baje con el pulgar desde la parte anterior de la planta. Para evitar problemas, suavice la presión del pie cuando camine con el pulgar sobre el tendón.

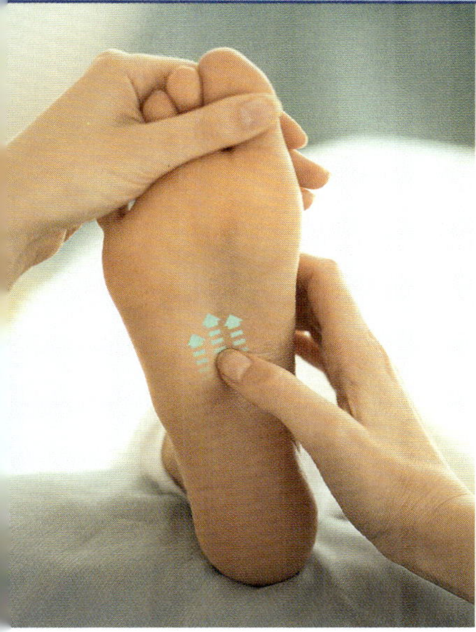

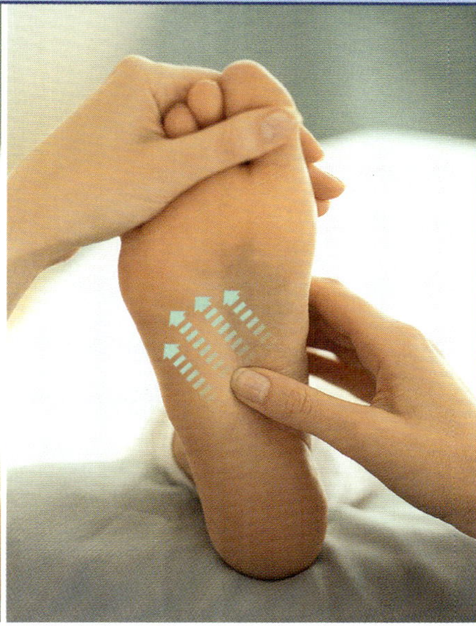

3 Sitúe el pulgar derecho sobre la zona refleja del RIÑÓN. Utilice la técnica de caminar con el pulgar para realizar varias pasadas.

4 Después, empezando en el área de proyección del RIÑÓN, realice una serie de pasadas diagonales por las zonas reflejas del HÍGADO y la VESÍCULA BILIAR.

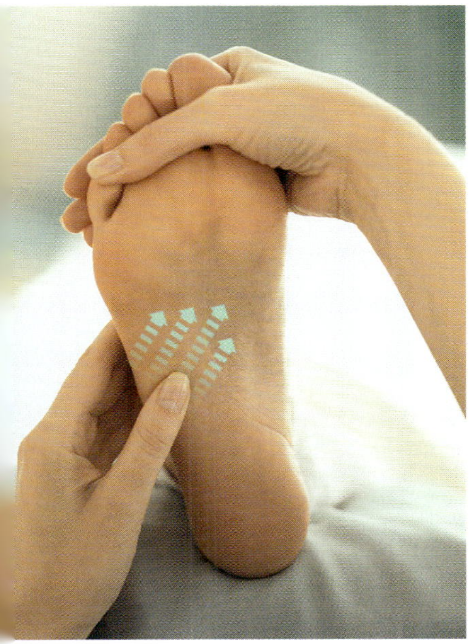

5 Cambie de manos. Desde la marca de la cintura, camine con el pulgar izquierdo en la otra dirección, realizando otra serie de pasadas diagonales por las zonas reflejas del HÍGADO y la VESÍCULA BILIAR.

POSTRES Lado a lado *(p. 68)* • Mover la planta *(p. 71)* • Relajar el pulmón *(p. 70)*

ORIENTACIÓN DEL PIE

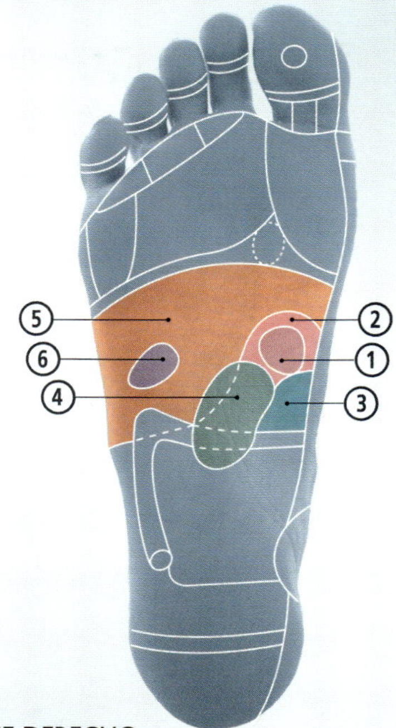

PIE DERECHO

Las zonas reflejas de los órganos y glándulas relacionados con la excreción, la absorción y la digestión se encuentran en la parte superior del arco del pie. Muchas se superponen a las demás (se indican con líneas discontinuas).

Los puntos de proyección de las GLÁNDULAS SUPRARRENALES (1) están rodeados por la zona del ESTÓMAGO (2). Justo debajo, se encuentra la zona relacionada con el PÁNCREAS (3). Al lado, se sitúa la del RIÑÓN (4), con su forma distintiva. La gran zona refleja del HÍGADO (5) encierra el área de la VESÍCULA BILIAR (6).

Es importante destacar que las zonas de reflejo de muchos de estos órganos no son del mismo tamaño o están en la misma posición en los dos pies. Por ejemplo, la zona de reflejo del estómago es mucho mayor en el pie izquierdo. Además, la zona de reflejo de la vesícula biliar sólo se encuentra en el pie derecho o la zona del bazo sólo en el izquierdo. (Para la localización de las zonas de reflejo en el pie izquierdo, véase p. 17.)

PASO 5

Trabaje el arco transversal

Esta secuencia se dirige a las áreas de proyección de los órganos del cuerpo que procesan la comida y eliminan los residuos después de la digestión. Trate las zonas reflejas que se indican en este paso para mejorar el funcionamiento del intestino delgado, la válvula ileocecal y el colon.

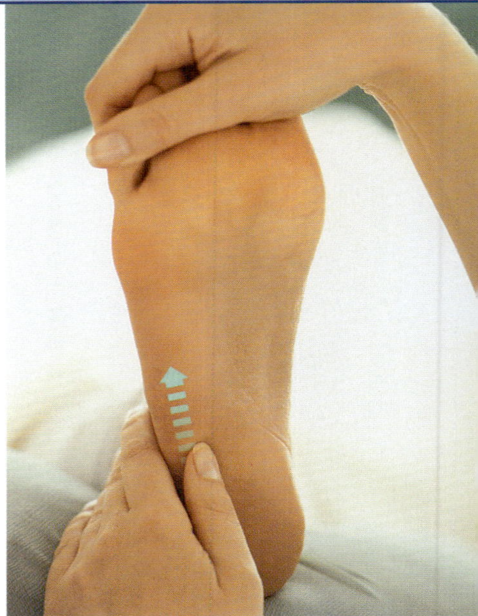

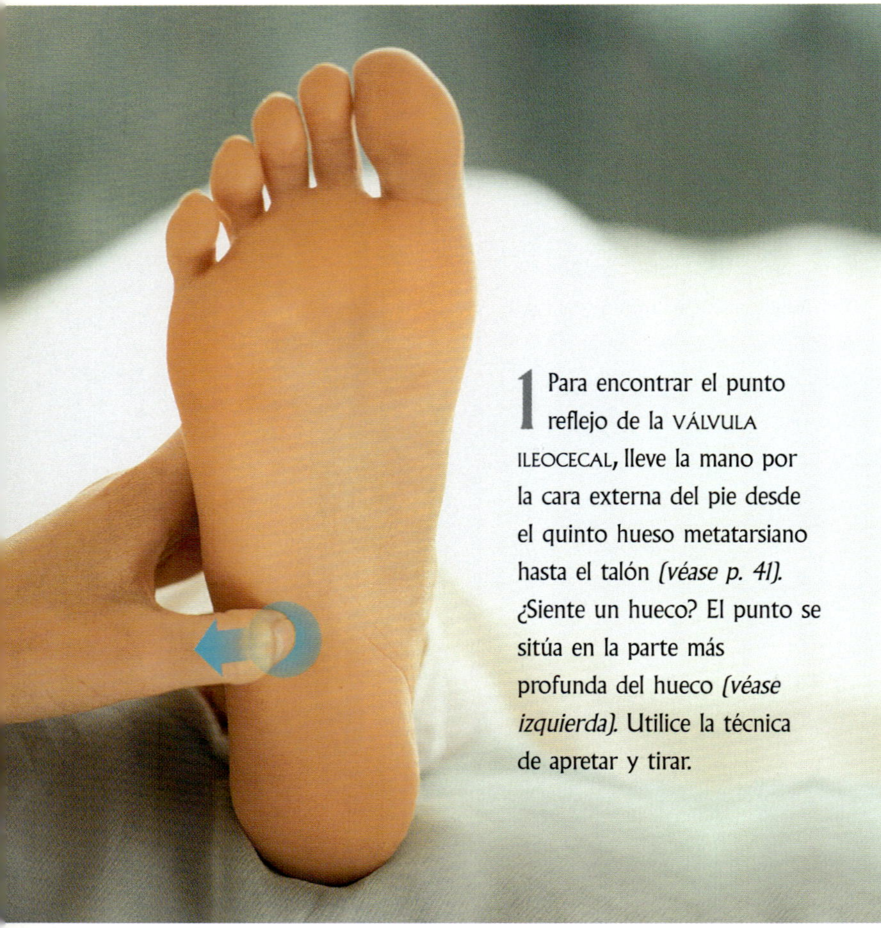

1 Para encontrar el punto reflejo de la VÁLVULA ILEOCECAL, lleve la mano por la cara externa del pie desde el quinto hueso metatarsiano hasta el talón *(véase p. 41)*. ¿Siente un hueco? El punto se sitúa en la parte más profunda del hueco *(véase izquierda)*. Utilice la técnica de apretar y tirar.

2 Avance desde el área de proyección de la VÁLVULA ILEOCECAL a la del COLON. Empuje los dedos con la mano derecha y utilice el pulgar izquierdo para caminar hacia arriba por la zona refleja del COLON ASCENDENTE y COLON TRANSVERSO.

ZONAS REFLEJAS

VÁLVULA ILEOCECAL: expulsa al colon el material no digerido por el intestino delgado.

COLON: aplique la reflexología en esta zona para ayudar a almacenar y expulsar los residuos en forma de heces.

INTESTINO DELGADO: trabajar esta zona refleja puede mejorar la asimilación de los alimentos en el intestino delgado.

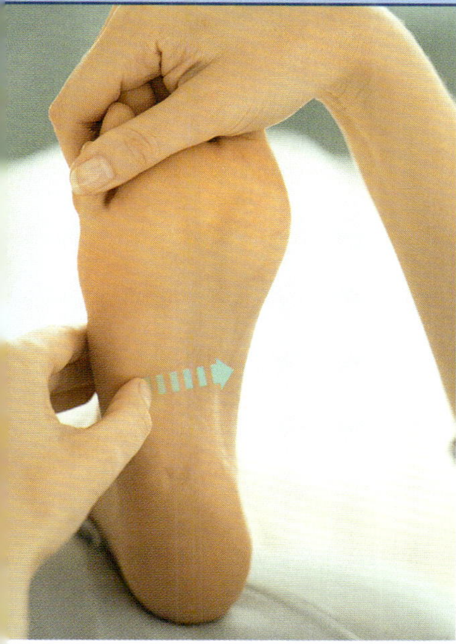

3 Coloque el pulgar izquierdo en la cintura del pie. Camine con el pulgar sobre la zona refleja del COLON TRANSVERSO, que cruza el centro del pie.

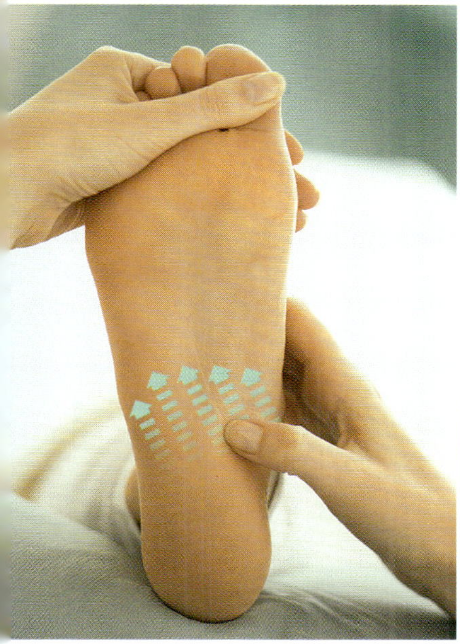

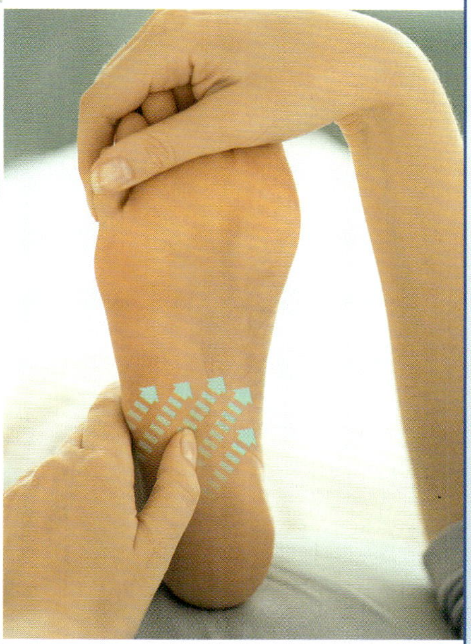

4 Cambie de mano y empuje los dedos hacia atrás con la izquierda. Camine diagonalmente hacia arriba con el pulgar derecho sobre la zona refleja del INTESTINO DELGADO, aflojando la presión encima del tendón.

5 Para el COLON, cambie de mano y, con el pulgar izquierdo, camine diagonalmente por el área de proyección del INTESTINO DELGADO desde la otra dirección, finalizando en la zona refleja del COLON TRANSVERSO.

POSTRES Rotación de dedo *(p. 72)* • Tracción *(p. 73)* • Mover medio pie *(p. 73)*

ORIENTACIÓN DEL PIE

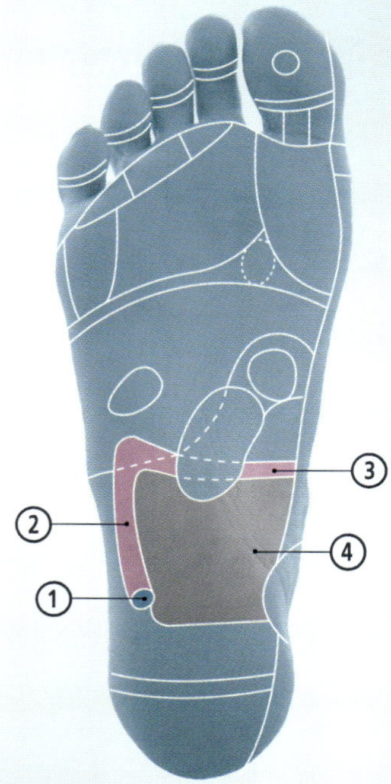

PIE DERECHO

Las zonas correspondientes a la parte inferior del abdomen se pueden encontrar justo encima del talón.

El punto de proyección de la VÁLVULA ILEOCECAL ocupa una zona muy pequeña justo encima del talón (1). La zona refleja del COLON va hacia arriba (colon ascendente (2)) y después a través (colon transverso (3)). La zona correspondiente al INTESTINO DELGADO (4) está rodeada por la del colon.

En el pie izquierdo no existe zona refleja de la válvula ileocecal y el área de proyección del colon en el pie izquierdo tiene una forma diferente: atraviesa, baja (colon descendente) y se pierde en la parte externa del pie izquierdo (colon sigmoideo). (Para localizar las zonas reflejas en el pie izquierdo, véase p. 17.)

PASO 6

Trabaje la cara interna del pie

En esta secuencia se manipula la zona refleja de la columna, que recorre la cara interna del pie. También se trata la vejiga y el punto que en las mujeres corresponde al útero y en los hombres a la próstata.

ZONAS REFLEJAS

ÚTERO/PRÓSTATA: la aplicación de las técnicas reflexológicas en esta zona mejora la función del útero, en las mujeres, y de la próstata, en los hombres.

COLUMNA: esta zona refleja recorre la cara interna del pie, reflejando la forma en que la columna recorre la espalda.

VEJIGA: este órgano almacena la orina para su excreción.

CUELLO Y TRONCO CEREBRAL: aplicar la reflexología en esta zona pretende generar un efecto relajante.

1 Localice el punto reflejo del ÚTERO/PRÓSTATA. Para ello, coloque la punta del índice derecho en el hueso del tobillo y la punta del anular, en el talón. Ahora, retraiga el dedo corazón hasta que forme una línea recta con los otros y busque el punto intermedio. Ésta es la zona de reflejo del ÚTERO/PRÓSTATA.

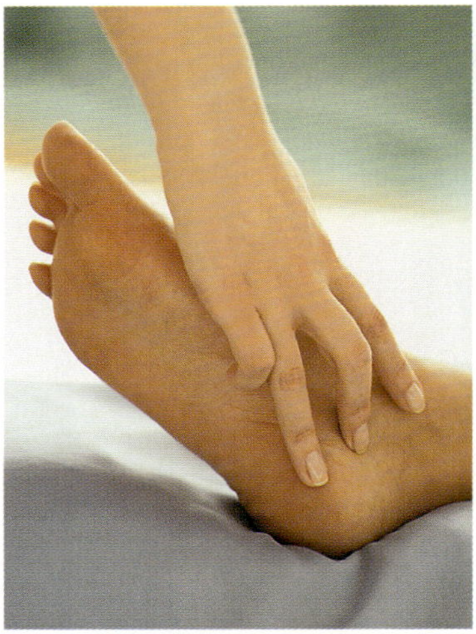

2 Apoye el dedo corazón izquierdo en este punto de proyección, rodeando el talón con la palma de la mano. Sujete el empeine con la mano derecha y aplique la técnica de rotación sobre un punto, girando el pie en el sentido de las agujas del reloj.

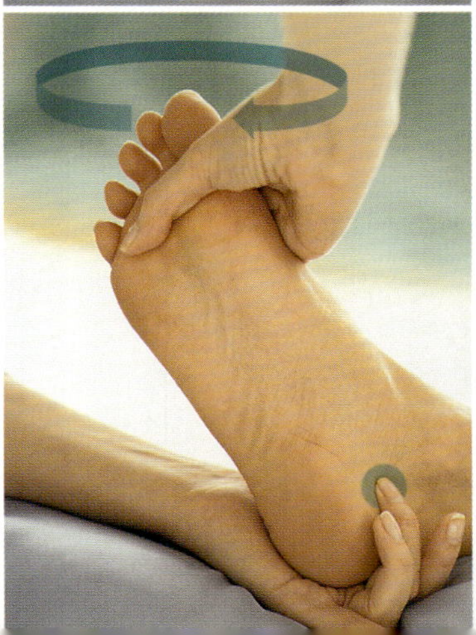

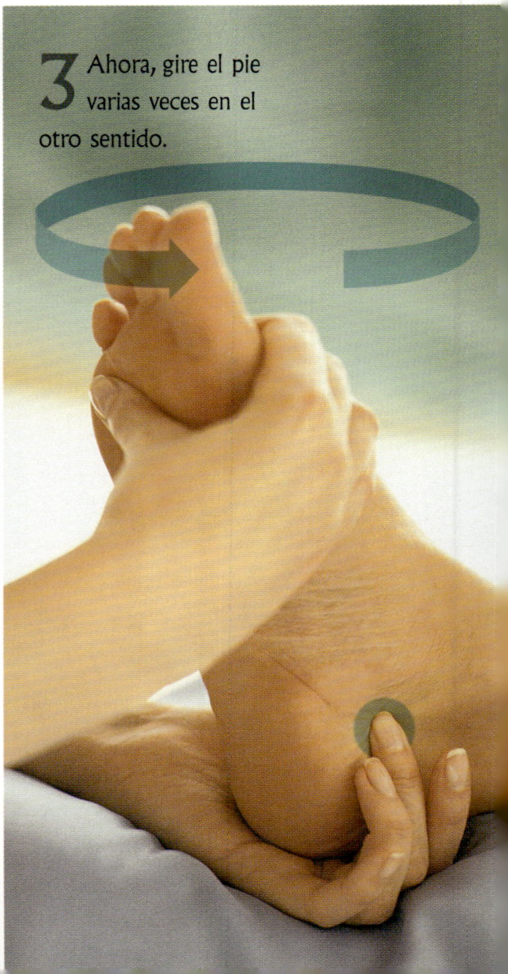

3 Ahora, gire el pie varias veces en el otro sentido.

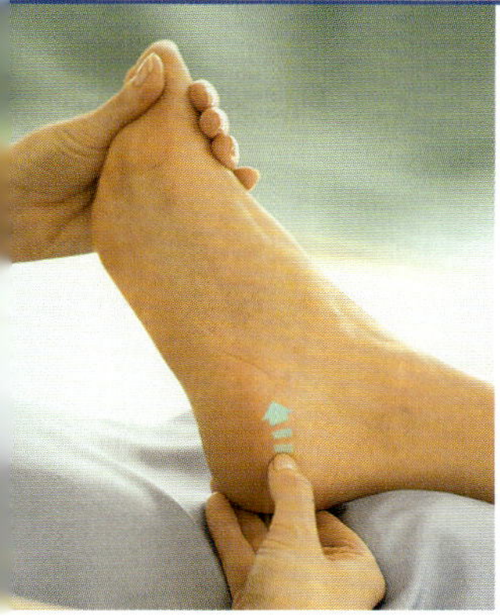

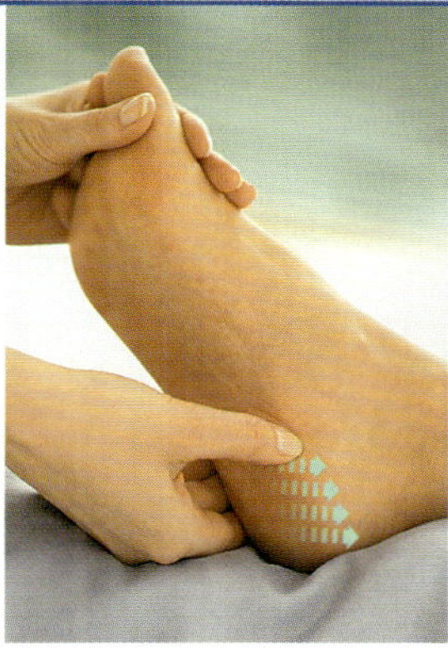

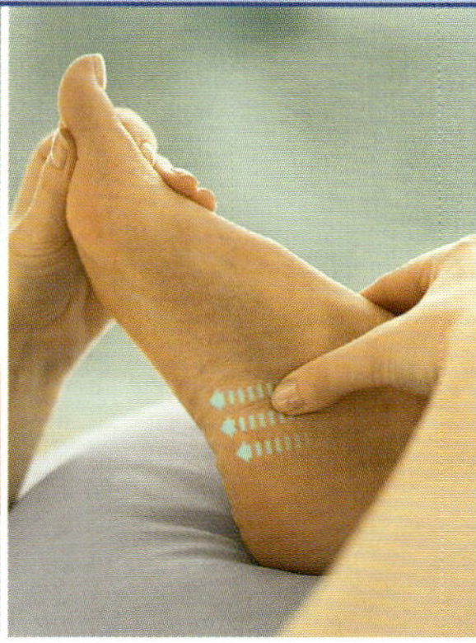

4 Inmovilice el pie con la izquierda y utilice el pulgar derecho para caminar sobre la zona refleja de la RABADILLA. Repita.

5 Para trabajar más la zona de la RABADILLA, sitúe el pulgar derecho en el lateral del talón y realice varias pasadas.

6 Coloque el pulgar sobre las áreas de proyección de la VEJIGA y la ZONA LUMBAR. Camine con el pulgar sobre ellas varias veces.

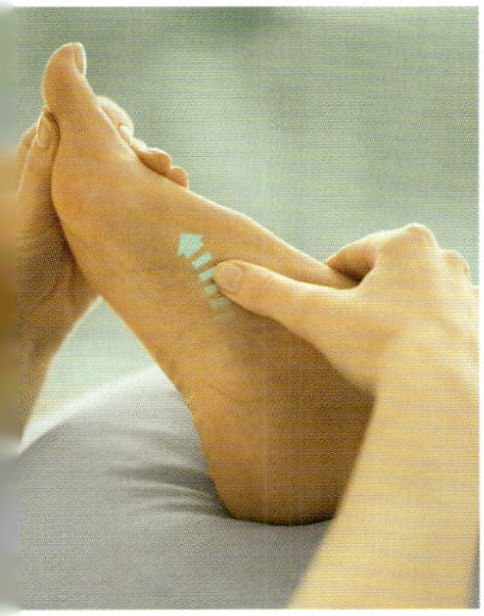

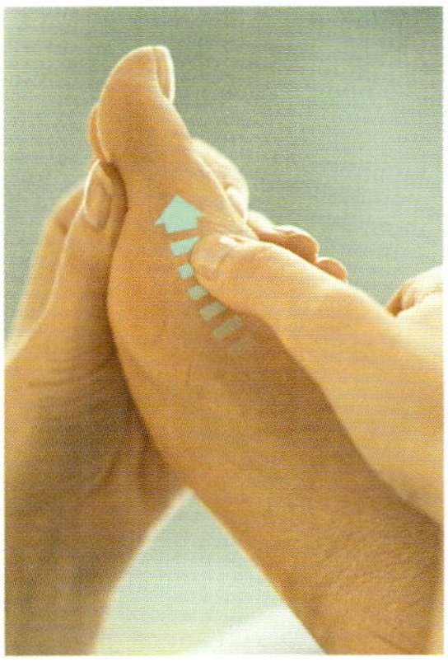

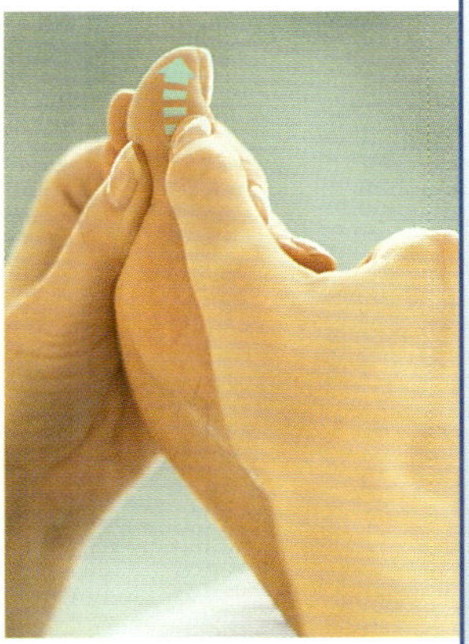

7 A continuación, camine varias veces con el pulgar sobre el área de proyección de la ZONA DORSAL.

8 Continúe caminando con el pulgar desde la zona refleja del DIAFRAGMA, realizando varias pasadas hacia arriba hasta la zona de la COLUMNA entre los omóplatos.

9 Para trabajar las zonas reflejas del CUELLO y el TRONCO CEREBRAL, camine hacia arriba por el lateral del dedo gordo con el pulgar. Una vez más, debe realizar varias pasadas.

POSTRES Lado a lado *(p. 68)* • Rotación de columna *(p. 69)* • Mover medio pie *(p. 73)*

ORIENTACIÓN DEL PIE

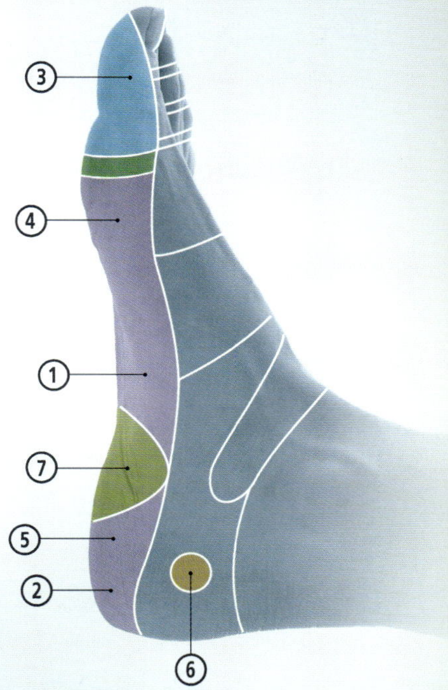

PIE DERECHO

En la cara interna del pie se pueden encontrar las zonas reflejas de la columna, los órganos reproductores y la vejiga.

A lo largo de todo el lado se encuentra el área de proyección de la COLUMNA (1), con la RABADILLA representada en el talón (2), y el CUELLO y el TRONCO CEREBRAL, en la punta del dedo gordo (3). La sección relativa a la ZONA DORSAL de la columna (4) se sitúa por encima de la «línea de la cintura», que atraviesa horizontalmente el pie, y la sección relativa a la ZONA LUMBAR, por debajo de esa marca (5). La zona que representa el ÚTERO, en las mujeres, y la PRÓSTATA, en los hombres, ocupa el mismo lugar, justo debajo del tobillo (6). Por último, la zona refleja de la VEJIGA se localiza debajo de la parte interna del tobillo (7).

Las áreas de proyección en los dos pies se reflejan, las zonas del pie izquierdo corresponden a la parte izquierda del cuerpo y viceversa.

PASO 7

Trabaje los dorsos de los dedos

Esta secuencia trata las partes del cuerpo responsables de las actividades motoras, como masticar y girar la cabeza. Se incluyen las zonas reflejas de la cara, los senos paranasales, el cuello, los dientes, la mandíbula y las encías. Para orientarse, considere que su cabeza se refleja en las puntas de los dedos de los pies. Manipule estas áreas de proyección para estimular y mejorar la función de las partes del cuerpo correspondientes y para relajar la tensión.

ZONAS REFLEJAS

CARA Y SENOS PARANASALES: controlan y ordenan cualquier actividad del cuerpo, así que forman una parte clave en la sesión de reflexología.

CUELLO: propenso a tensión, puede responder bien a la reflexología.

DIENTES, MANDÍBULA Y ENCÍAS: la efectividad de esta red de tejido y hueso se puede mejorar mediante la reflexología.

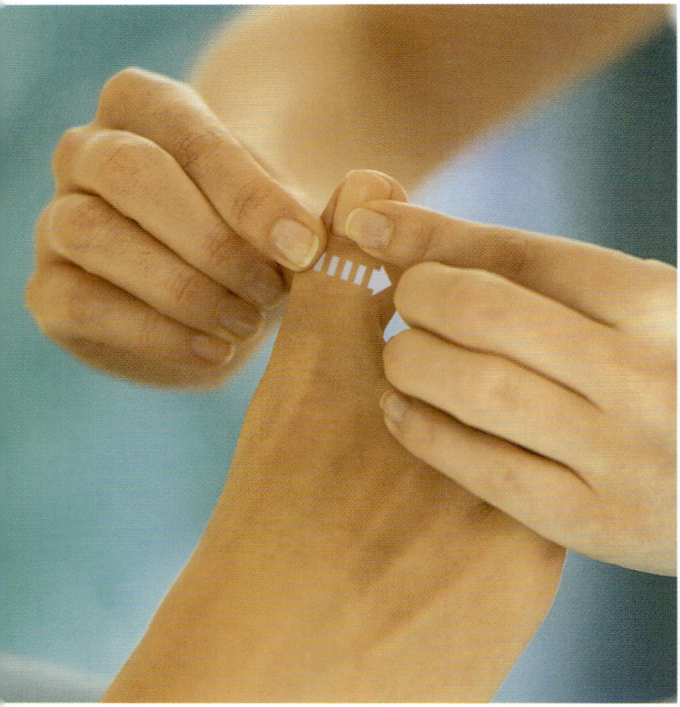

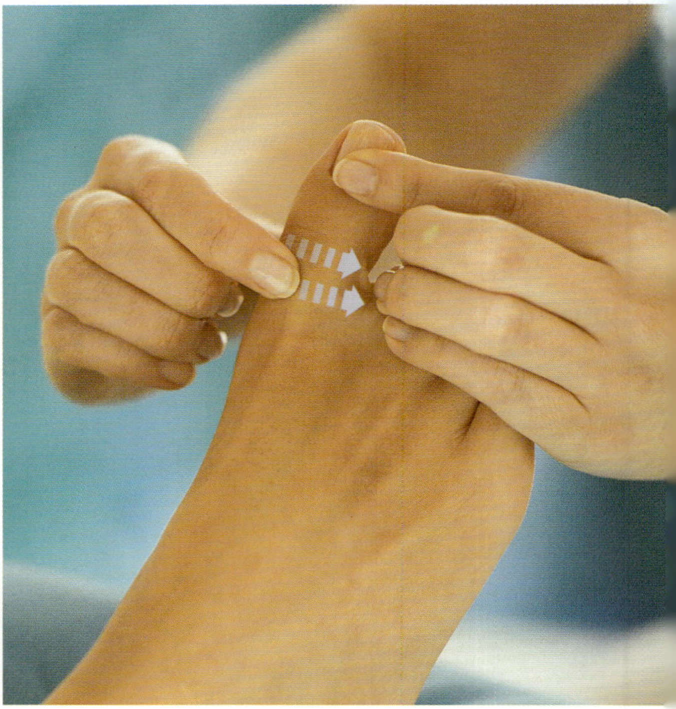

1 Comience inmovilizando el dedo gordo con los dedos de la mano izquierda. Empiece por debajo de la uña, y camine con el índice derecho sobre las zonas reflejas de la CARA y los SENOS PARANASALES. Realice una serie de pasadas por el dorso del dedo, debajo de la uña.

2 A continuación, camine con el índice derecho hacia delante en una serie de pasadas por la base del dedo gordo, la zona refleja del CUELLO.

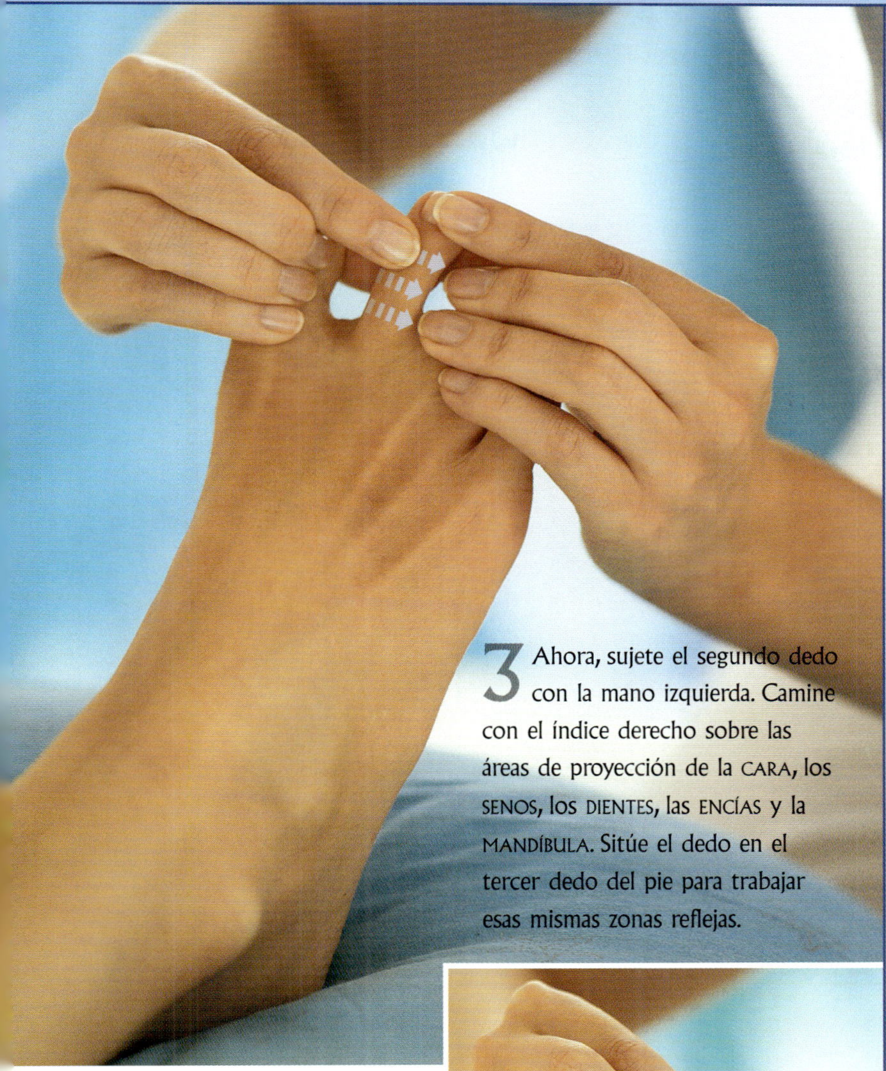

3 Ahora, sujete el segundo dedo con la mano izquierda. Camine con el índice derecho sobre las áreas de proyección de la CARA, los SENOS, los DIENTES, las ENCÍAS y la MANDÍBULA. Sitúe el dedo en el tercer dedo del pie para trabajar esas mismas zonas reflejas.

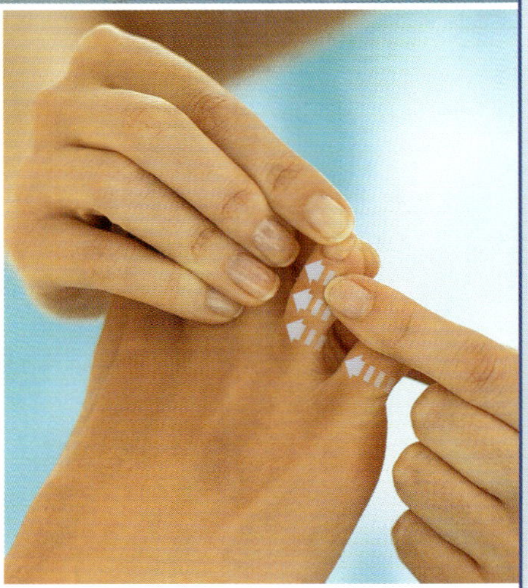

4 Cambie las manos. Sujete el cuarto dedo con la mano derecha. Camine con el índice izquierdo por las áreas de proyección de la CARA, los SENOS, los DIENTES, las ENCÍAS y la MANDÍBULA. Ahora, sujete el dedo pequeño y repita.

POSTRES Tracción *(p. 73)* • Rotación de dedo *(p. 72)* • Mover medio pie *(p. 73)*

ORIENTACIÓN DEL PIE

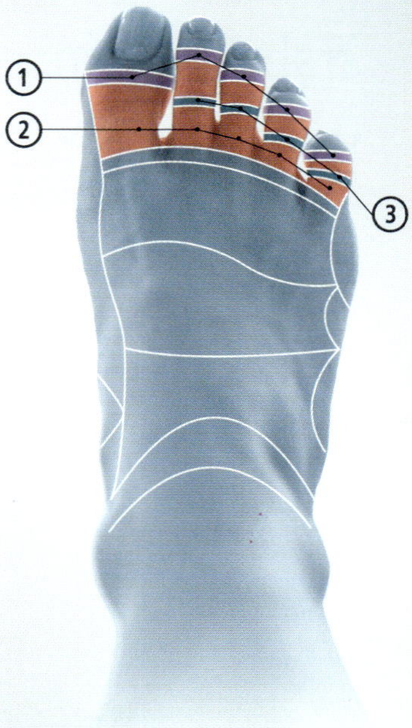

PIE DERECHO

Las puntas de los dedos de los pies se pueden ver como un espejo de la cara, con los senos, dientes, mandíbula y encías representados, y con la zona refleja del cuello situada en la articulación que une cada dedo al pie.

La zona refleja de la CARA y los SENOS es una banda que recorre la primera articulación de cada dedo (1). Los segmentos carnosos de cada dedo, por debajo de la primera articulación, representan el CUELLO (2). La articulación media de cada dedo corresponde a los DIENTES, ENCÍAS y MANDÍBULA (3).

Las áreas de proyección en los dos pies se reflejan, las zonas del pie izquierdo se corresponden con la parte izquierda del cuerpo, y viceversa.

PASO 8

Trabaje el empeine

Las zonas reflejas que se manipulan en este paso se corresponden con partes del cuerpo responsables de la respiración, la producción de leche y la reproducción. Las principales zonas a trabajar se superponen a las de la parte superior del tronco, así que aplicar las técnicas en estos puntos específicos relaja la tensión muscular en dicha zona, al tiempo que estimula y mejora la función de los órganos tratados.

ZONAS REFLEJAS

PECHO Y PULMONES: puede ayudar a aliviar el catarro.

MAMAS: puede ayudar a regular la producción de leche en las mamas.

ZONA DORSAL: tratar esta zona puede liberar la tensión en la parte superior del tronco.

ZONA LUMBAR: trabajar esta área de proyección puede aliviar el dolor en esta parte de la espalda.

GANGLIOS LINFÁTICOS: se pretende colaborar a drenar la linfa y reforzar el sistema inmunológico.

INGLES Y TROMPAS DE FALOPIO: estas zonas pueden responder bien a la reflexología.

1 Sujete el pie erguido con la mano izquierda y separe los dedos. Comience en la base del dedo gordo, caminando con el índice derecho sobre el primer segmento de las zonas reflejas del PULMÓN, el PECHO, las MAMAS y la ZONA DORSAL. Sentirá un hueso largo a medida que camina hacia la línea de la cintura.

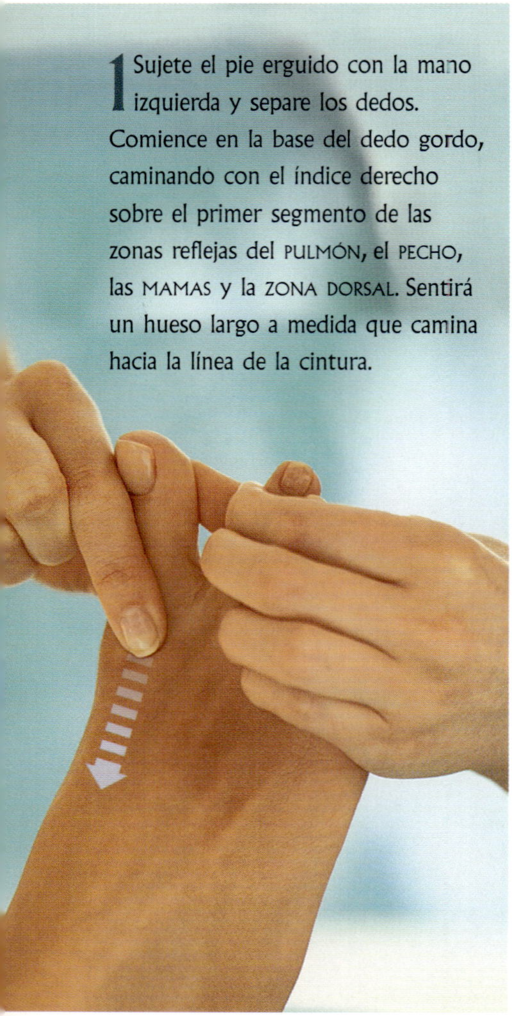

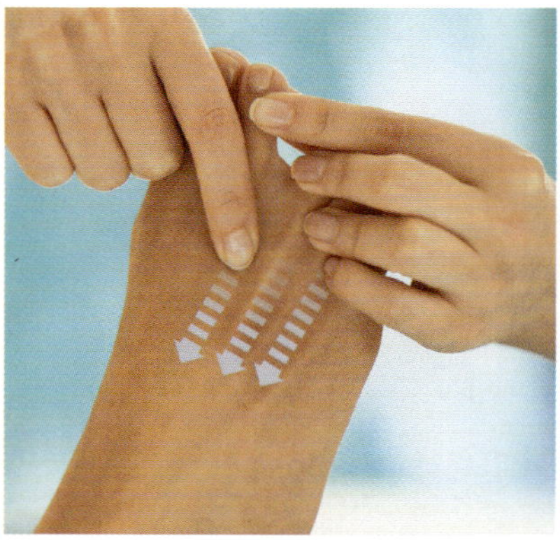

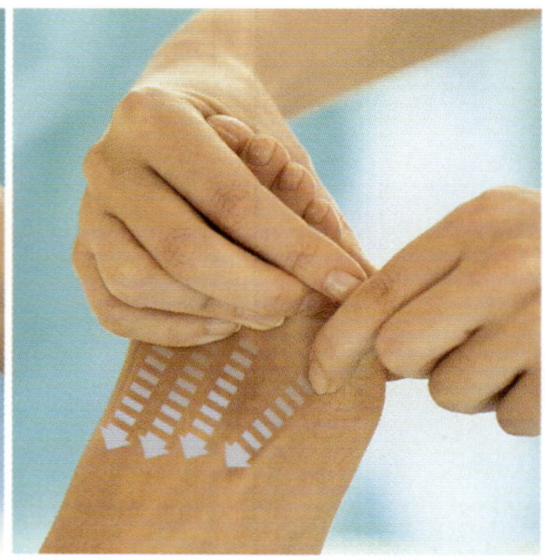

2 Para trabajar el segundo segmento de las áreas del PULMÓN, el PECHO, las MAMAS y la ZONA DORSAL, separe el segundo y tercer dedo, y camine con el índice. Repita entre el tercer y cuarto dedo, caminando con el índice hacia abajo por cada segmento de esta zona refleja; después, repita la secuencia entre el cuarto y quinto dedo.

3 Ahora, cambie de manos para trabajar hacia el otro lado. Separe el cuarto y el quinto dedo con la mano derecha. Aplique la técnica de caminar con el dedo con la mano izquierda. Manipule el resto de los segmentos de la misma manera.

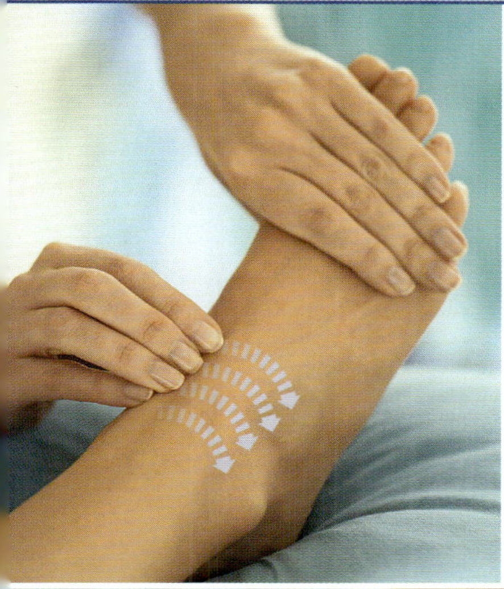

4 Inmovilice el pie con la mano izquierda. Apoye los dedos en el empeine, en la zona refleja de la COLUMNA. Utilizando los cuatro dedos, camine sobre el área de proyección de la ZONA LUMBAR.

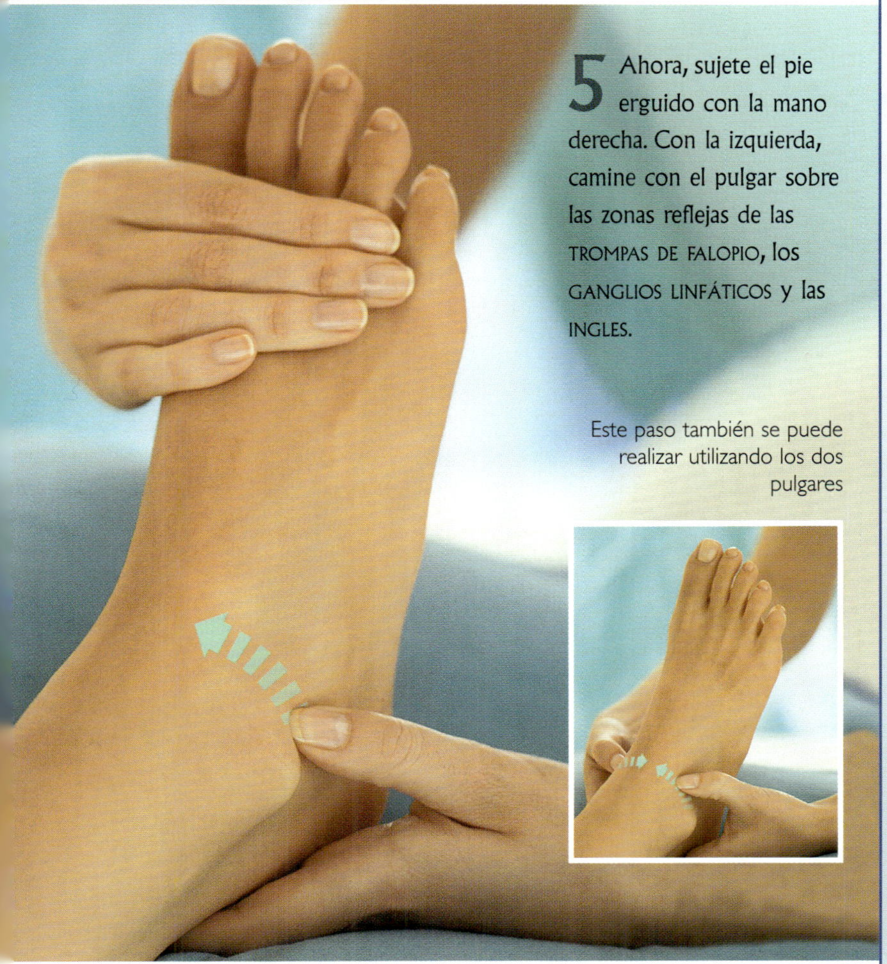

5 Ahora, sujete el pie erguido con la mano derecha. Con la izquierda, camine con el pulgar sobre las zonas reflejas de las TROMPAS DE FALOPIO, los GANGLIOS LINFÁTICOS y las INGLES.

Este paso también se puede realizar utilizando los dos pulgares

ORIENTACIÓN DEL PIE

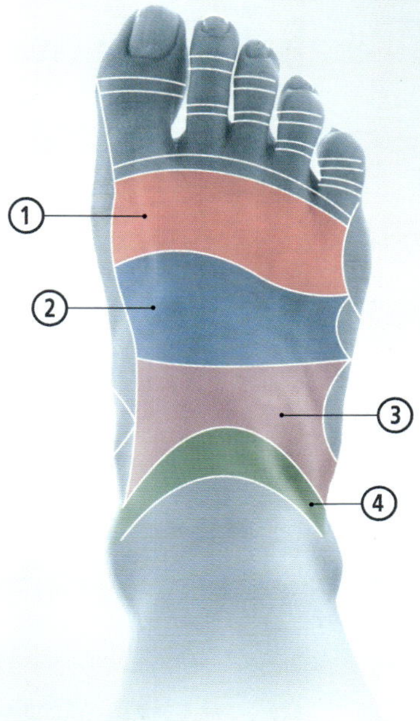

PIE DERECHO

El empeine del pie contiene una gran cantidad de zonas reflejas importantes que lo cruzan en bandas horizontales.

La zona del PULMÓN, el PECHO, las MAMAS y la ZONA DORSAL forma una ancha banda en la parte superior de los pies, por debajo de los dedos (1). Avanzando por el pie, el área correspondiente a la ZONA DORSAL también cruza el empeine en un bloque horizontal (2). El área de proyección de la ZONA LUMBAR se sitúa en una tercera banda (3). Por último, las zonas correspondientes a las TROMPAS DE FALOPIO, los GANGLIOS LINFÁTICOS y las INGLES se encuentran en una banda alrededor del tobillo, en la garganta del pie (4).

Las áreas de proyección en los dos pies se reflejan: las zonas del pie izquierdo se corresponden con la parte izquierda del cuerpo, y viceversa.

POSTRES Relajar el pulmón *(p. 70)* • Mover la planta *(p. 71)* • Rotación de tobillo *(p. 72)*

PASO 9

Trabaje el talón

Las zonas reflejas que se tratan en este paso corresponden a varias articulaciones del cuerpo, así como a las extremidades y a los órganos reproductores. Entre ellos, la cadera, el nervio ciático, la rodilla, la pierna, el codo y los ovarios, en las mujeres, o los testículos, en los hombres. Trabaje estas zonas para mejorar el funcionamiento de estas partes del cuerpo. Siga la secuencia mientras aplica una serie de postres para relajar el pie, y finalícela con una posición de reposo final. Después de trabajar con el pie izquierdo, termine la sesión con un final relajante, la técnica de respiración.

ZONAS REFLEJAS

NERVIOS CIÁTICOS: recorren la parte trasera de cada muslo.

CADERAS, PIERNAS Y RODILLAS: aplique las técnicas en estas zonas reflejas para facilitar la movilidad.

BRAZOS Y CODOS: tendentes a la rigidez, las extremidades superiores y su articulación central pueden responder bien a la reflexología.

OVARIOS Y TESTÍCULOS: para mejorar la función de los órganos reproductores femeninos y masculinos, utilice las técnicas reflexológicas con regularidad.

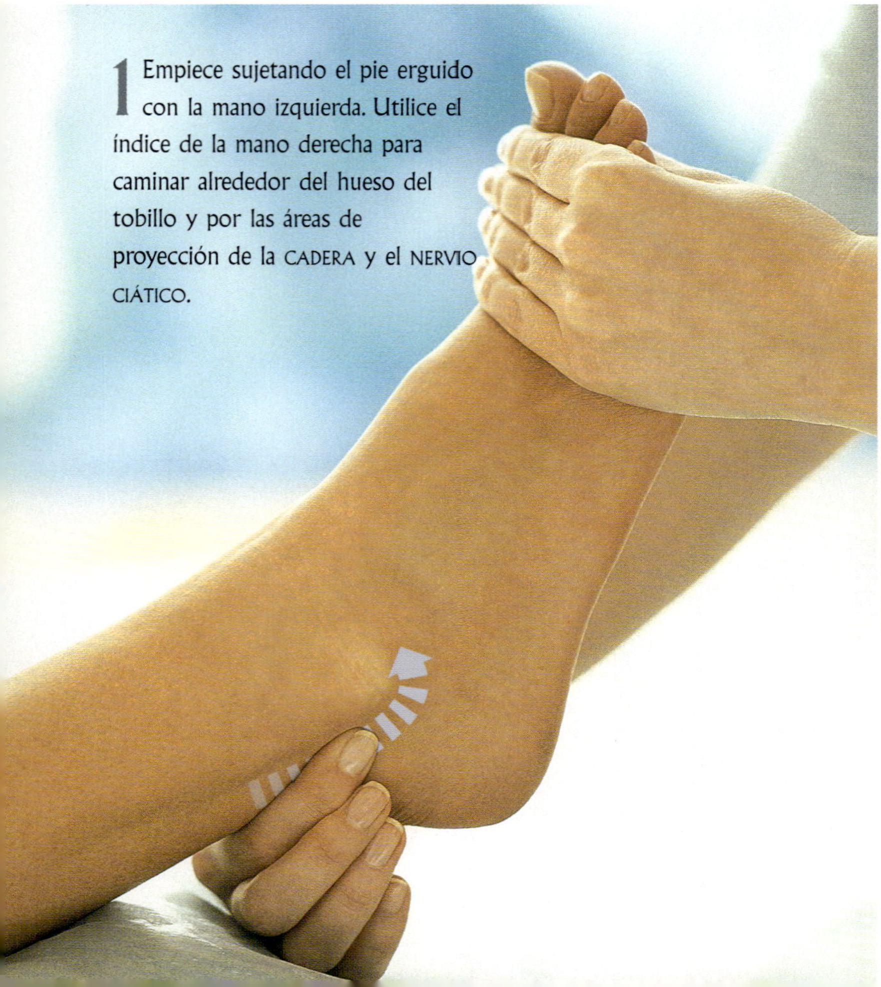

1 Empiece sujetando el pie erguido con la mano izquierda. Utilice el índice de la mano derecha para caminar alrededor del hueso del tobillo y por las áreas de proyección de la CADERA y el NERVIO CIÁTICO.

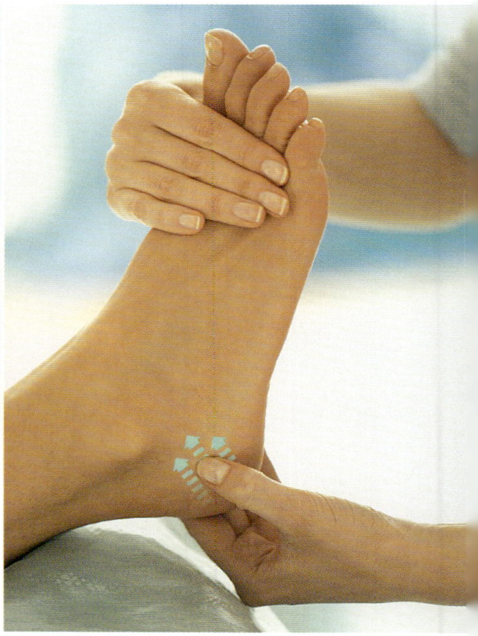

2 Cambie de manos, inmovilizando el pie con la derecha. Utilice el pulgar izquierdo para caminar sobre el punto reflejo del OVARIO/TESTÍCULO.

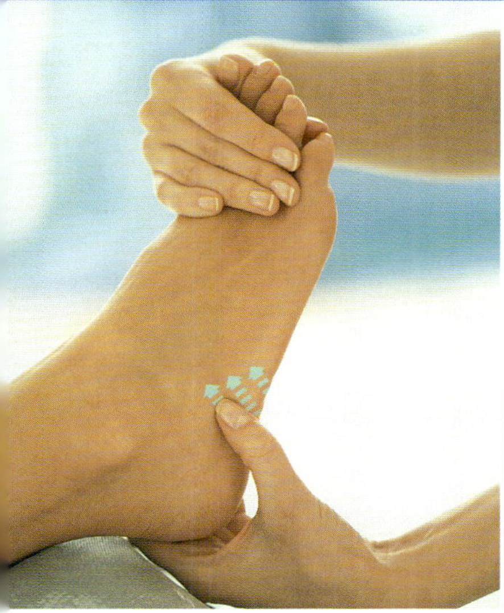

3 Después, camine con el pulgar por las zonas reflejas de la RODILLA y la PIERNA, realizando una serie de pasadas.

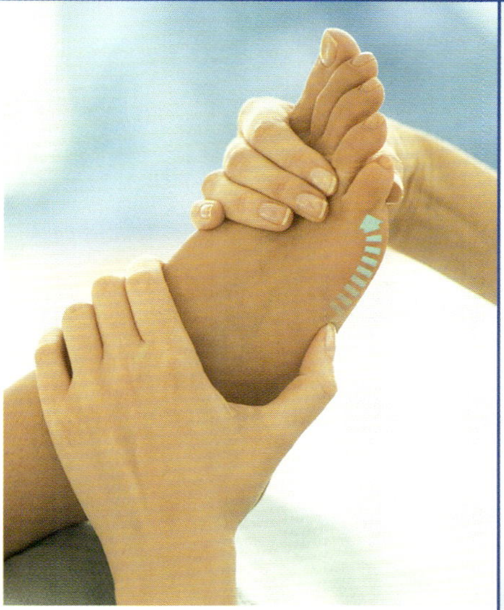

4 Finalmente, camine con el pulgar desde las zonas reflejas de la RODILLA y la PIERNA hasta las del CODO y el BRAZO.

POSTRES Lado a lado *(p. 68)* • Rotación de columna *(p. 69)* • Relajar el pulmón *(p. 70)* • Rotación de tobillo *(p. 72)*

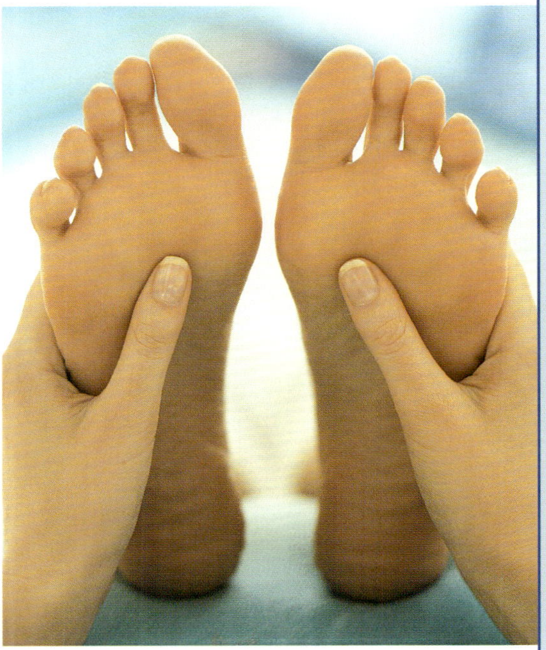

Respiración: coloque los pulgares sobre los puntos reflejos del PLEXO SOLAR de cada pie. Presione con suavidad mientras el receptor respira profundamente tres veces.

ORIENTACIÓN DEL PIE

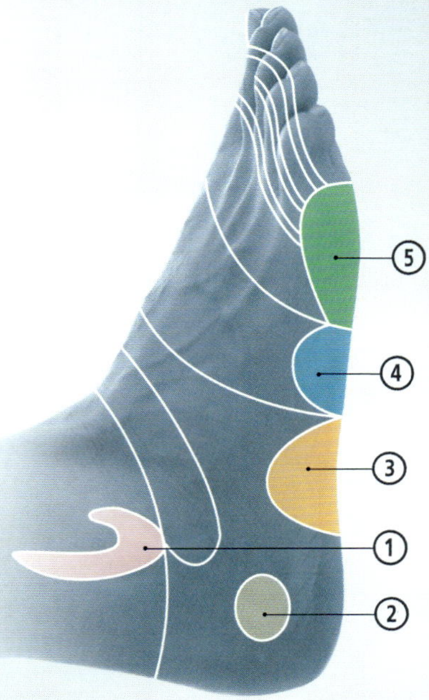

PIE DERECHO

En la cara externa de cada pie, se pueden encontrar las zonas relacionadas con los órganos reproductores femeninos y masculinos.

En la zona bajo el hueso del tobillo se sitúan las áreas de proyección de la CADERA y el NERVIO CIÁTICO (1). Cerca, la zona refleja del OVARIO, en la mujer, y del TESTÍCULO, en el hombre, se encuentra en la parte externa del talón (2). La zona correspondiente a la RODILLA y la PIERNA forma un semicírculo (3). Subiendo, se localiza el área de proyección del CODO (4) y, por último, en la almohadilla carnosa del dedo pequeño, reside la zona del BRAZO (5).

Todas estas zonas aparecen en el mismo lugar en los dos pies: el pie izquierdo representa la parte izquierda del cuerpo, y viceversa.

PASO 10

Trabaje el pie izquierdo

Ahora que ya ha terminado el masaje del pie derecho, ha llegado la hora de pasar al izquierdo. Estas páginas muestran la secuencia para el pie izquierdo. También proporciona un resumen de la sesión. Una vez que se familiarice con las técnicas que se aplican a cada parte del pie, este resumen ofrece, de un vistazo, un recordatorio de toda la secuencia.

POSTRES

Antes de empezar la secuencia, busque cortes, cardenales u otras zonas qu deba evitar durante la sesió

PASO 1

Trabaje la yema de los dedos.

GLÁNDULA PITUITARIA

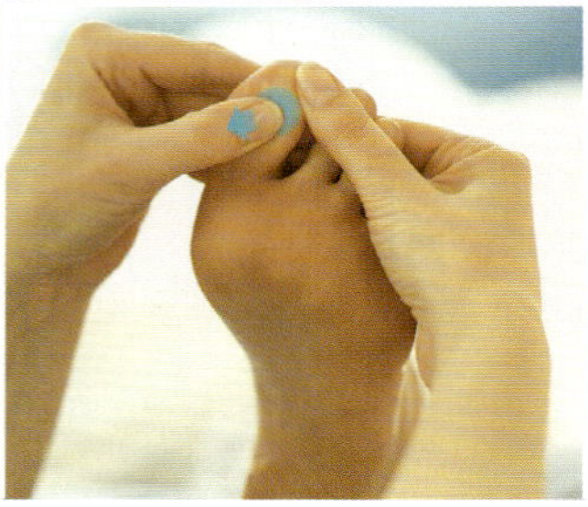

TIROIDES Y PARATIROIDES

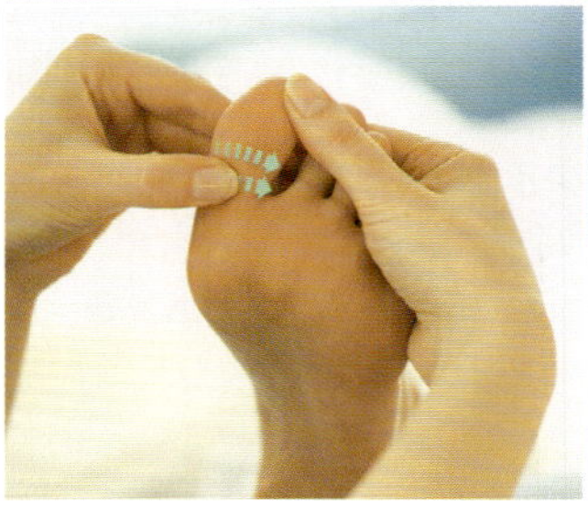

TIROIDES Y PARATIROIDES

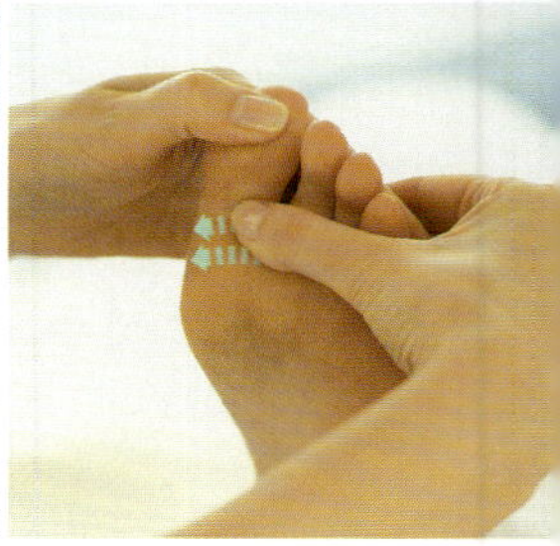

CABEZA, CEREBRO Y CUELLO

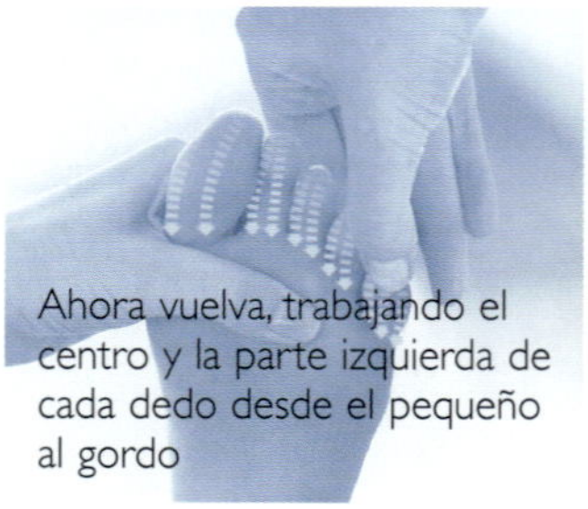

Ahora vuelva, trabajando el centro y la parte izquierda de cada dedo desde el pequeño al gordo

POSTRES LADO A LADO

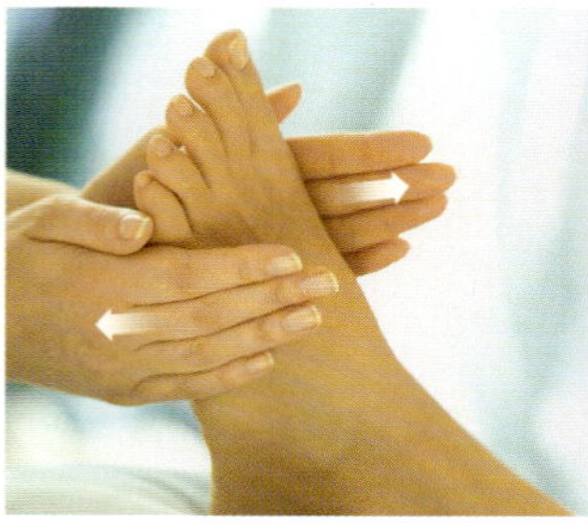

RELAJAR EL PULMÓN

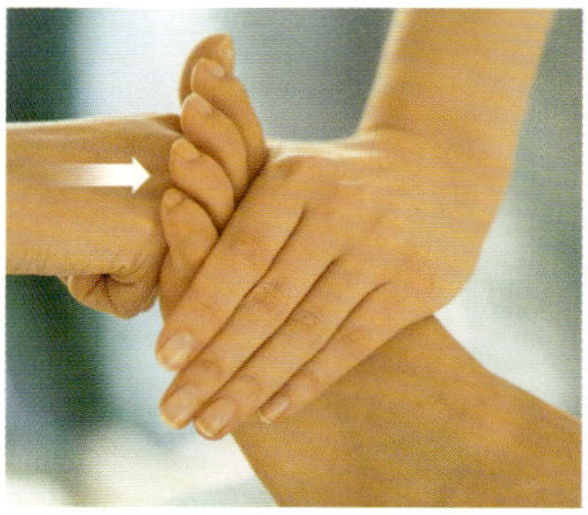

ROTACIÓN DE DEDO

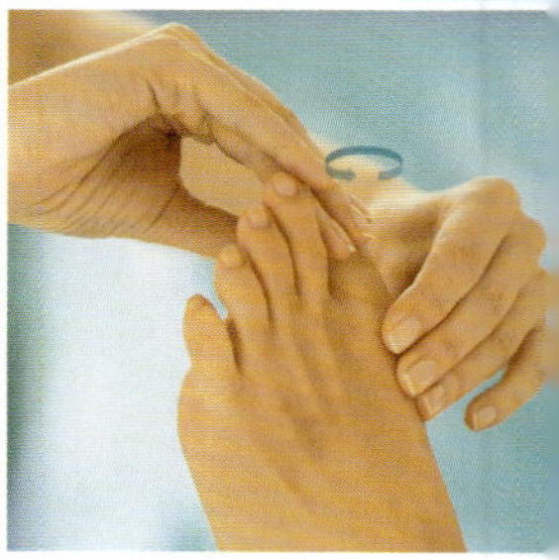

OÍDO INTERNO

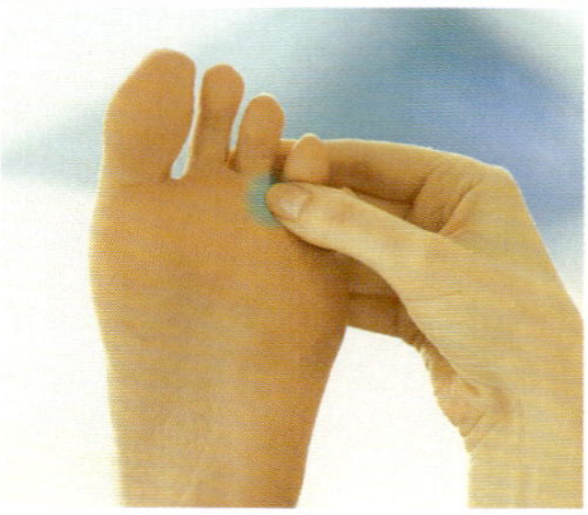

OÍDO

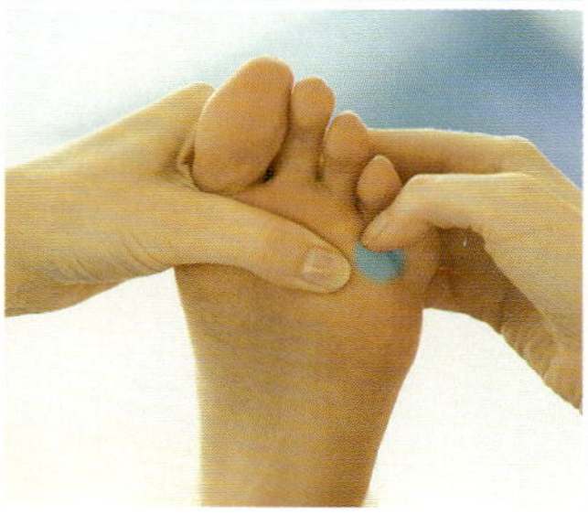

POSTRES LADO A LADO

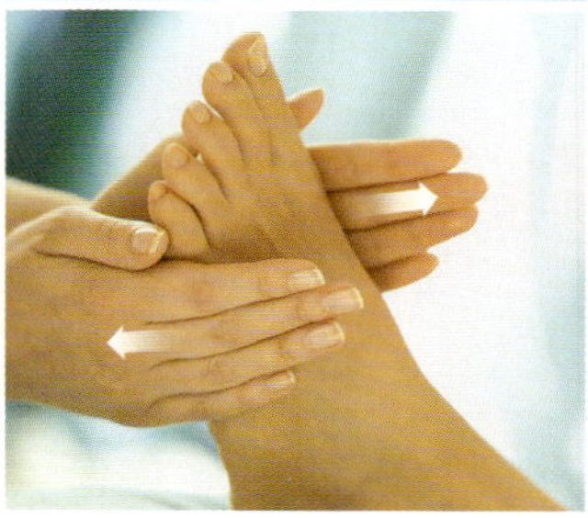

RELAJAR EL PULMÓN

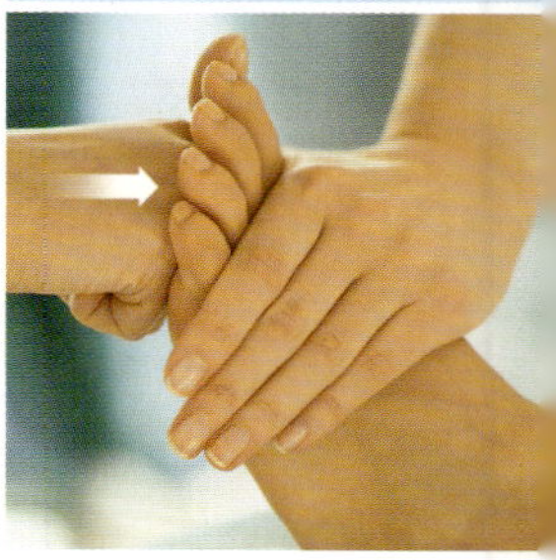

LADO A LADO

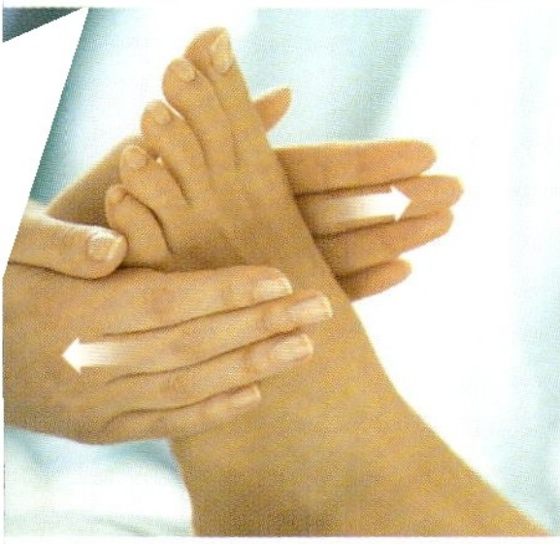

ROTACIÓN DE COLUMNA

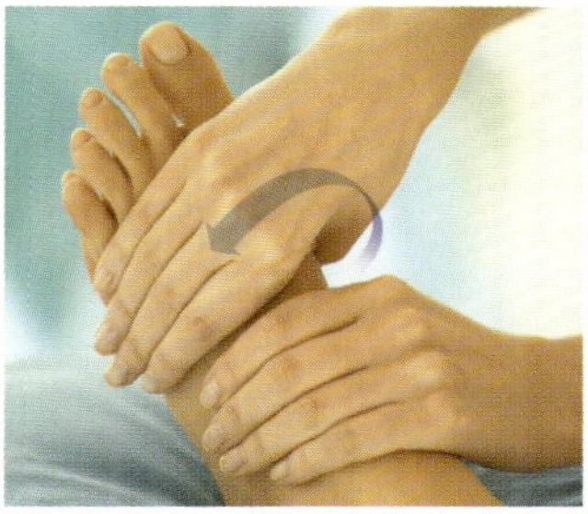

RELAJAR EL PULMÓN

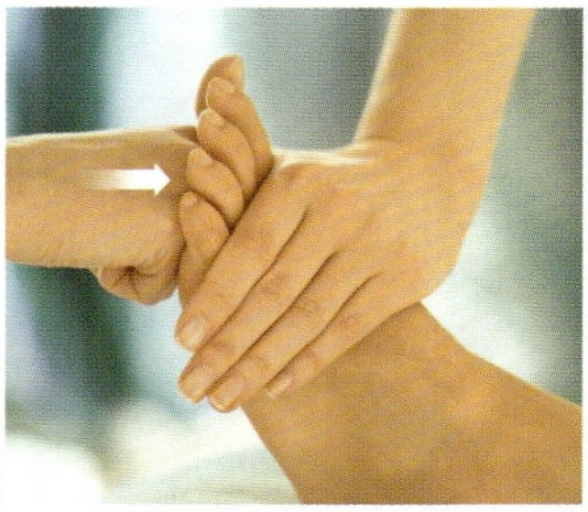

ROTACIÓN DE DEDO

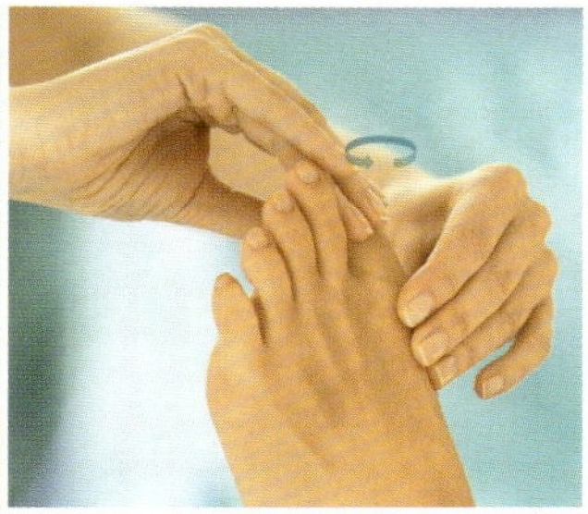

CABEZA, CEREBRO Y CUELLO

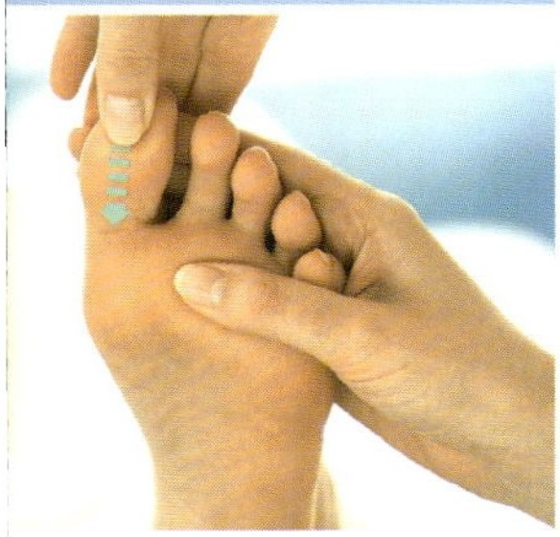

CABEZA, CEREBRO Y CUELLO

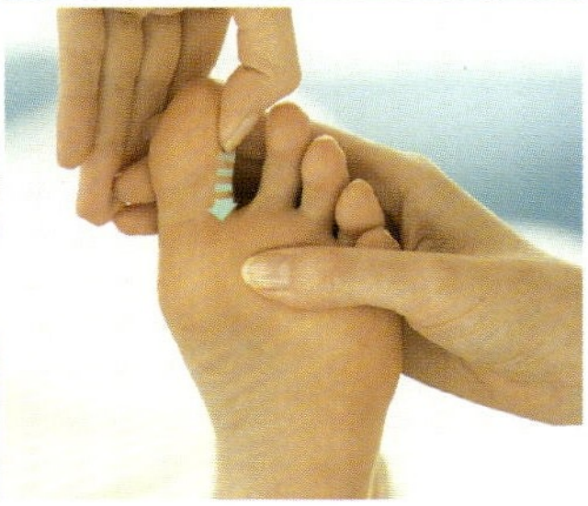

CABEZA, CEREBRO Y CUELLO

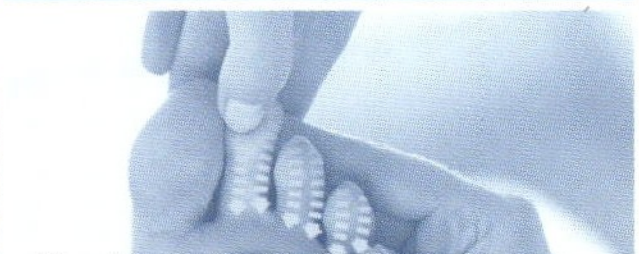

Repita la secuencia en cada dedo, trabajando hacia abajo por el centro y el lado derecho de cada dedo, desde el gordo hasta el pequeño.

CABEZA, CEREBRO Y CUELLO

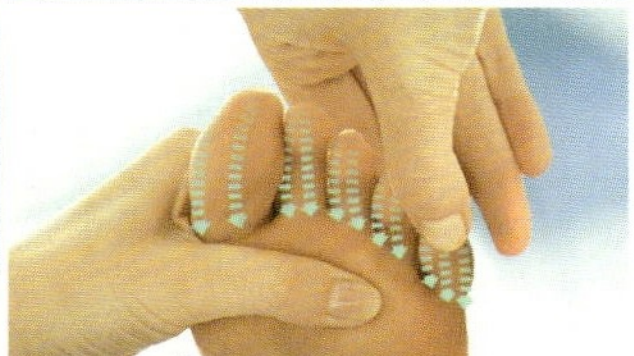

Después, cambie de manos y trabaje el centro y la parte izquierda del dedo pequeño.

PASO 2

rabaje la base de los dedos.

OJO, OÍDO Y OÍDO INTERNO

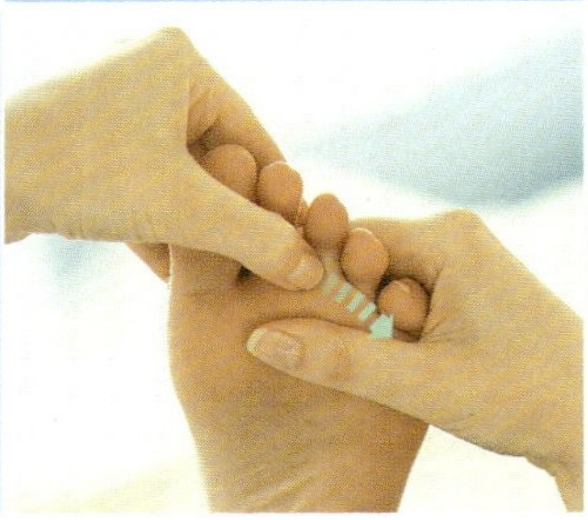

OJO, OÍDO Y OÍDO INTERNO

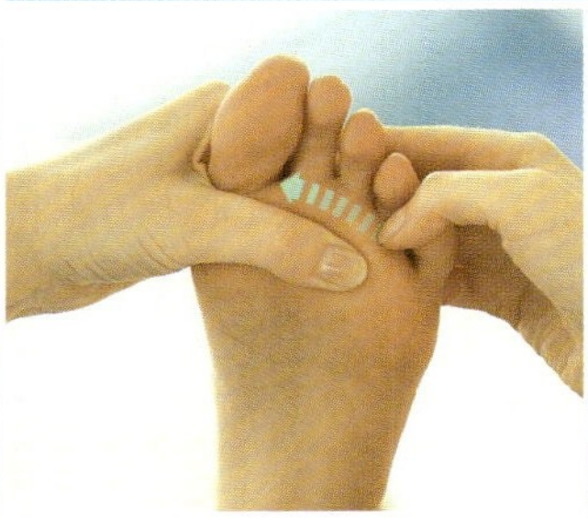

OJO

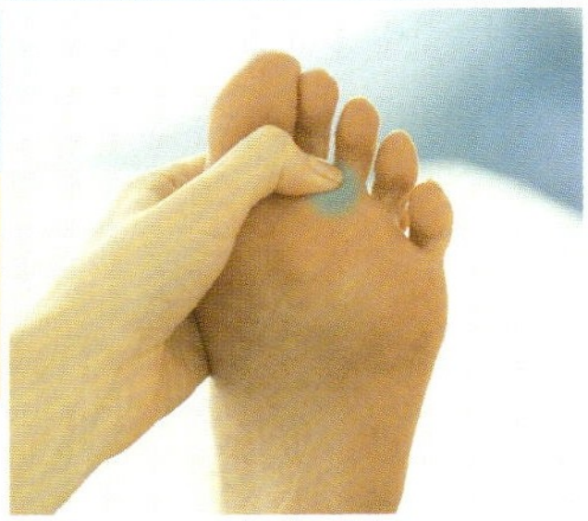

MOVER LA PLANTA

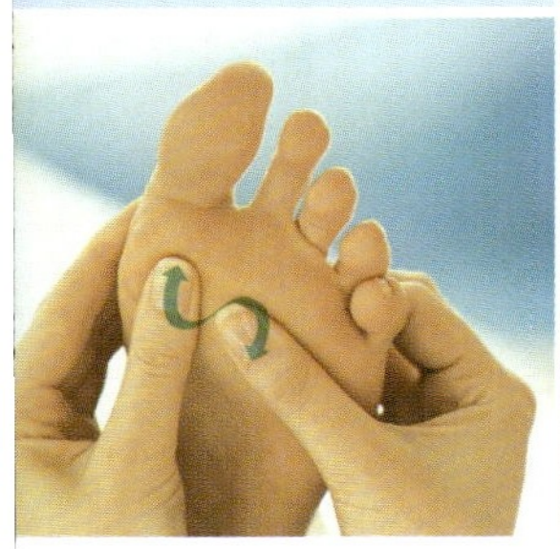

PASO 3

Trabaje la parte anterior de la planta.

CORAZÓN Y PECHO

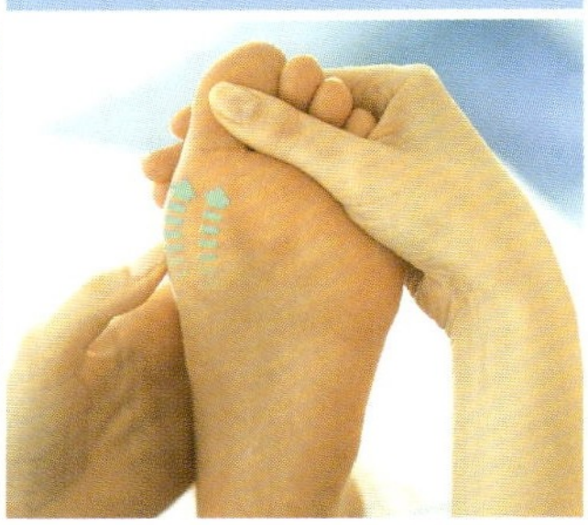

PLEXO SOLAR

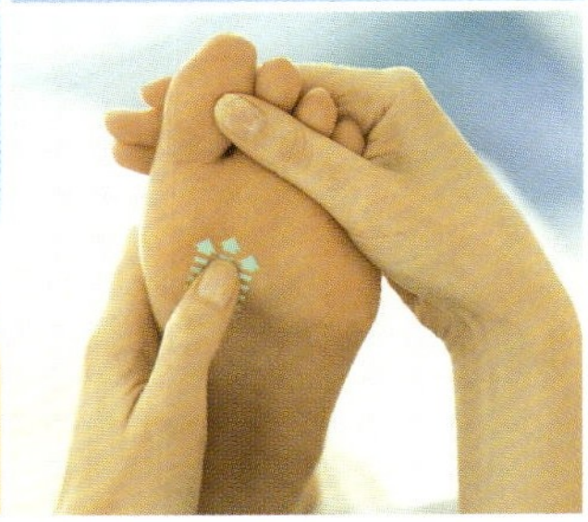

PULMÓN, PECHO
Y ZONA DORSAL

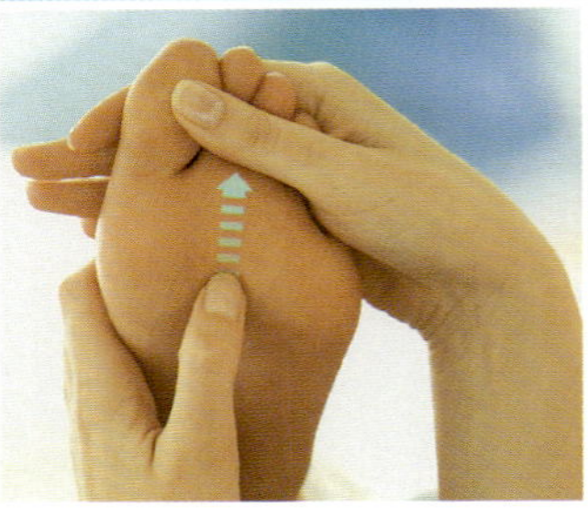

PULMÓN, PECHO
Y ZONA DORSAL

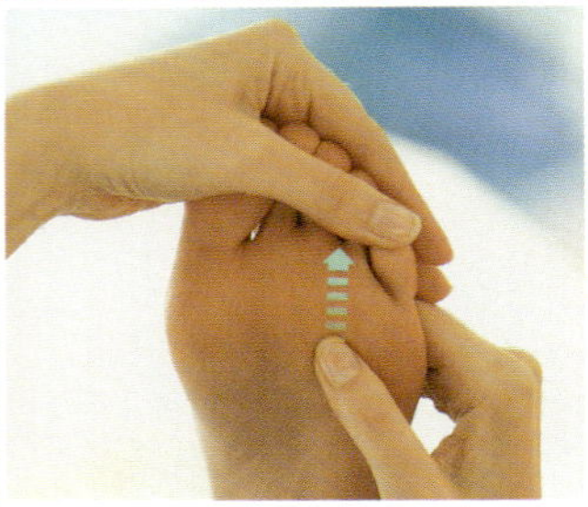

HOMBRO

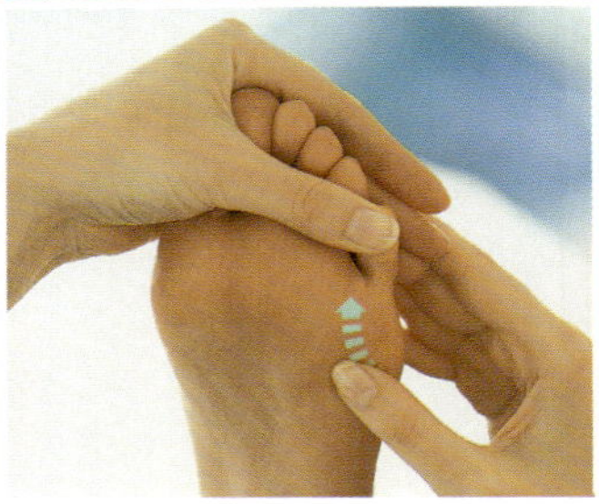

POSTRES LADO A LADO

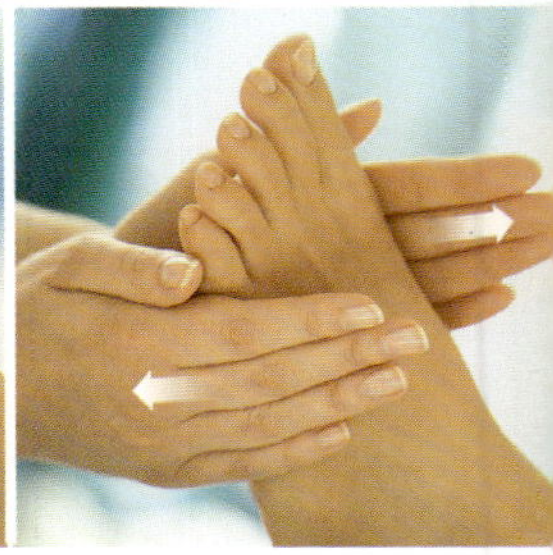

GLÁNDULA SUPRARRENAL
Y ESTÓMAGO

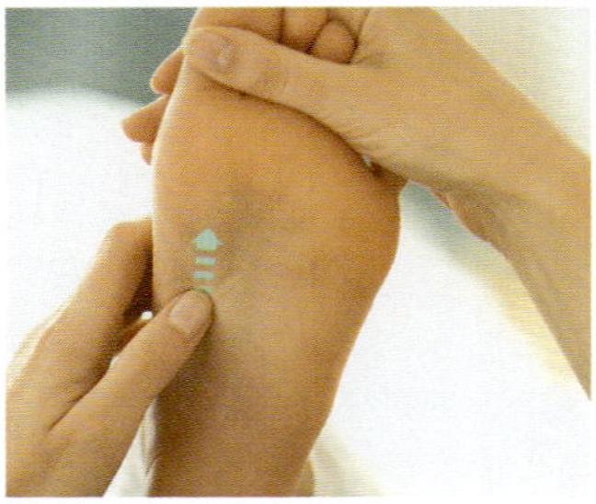

RIÑÓN

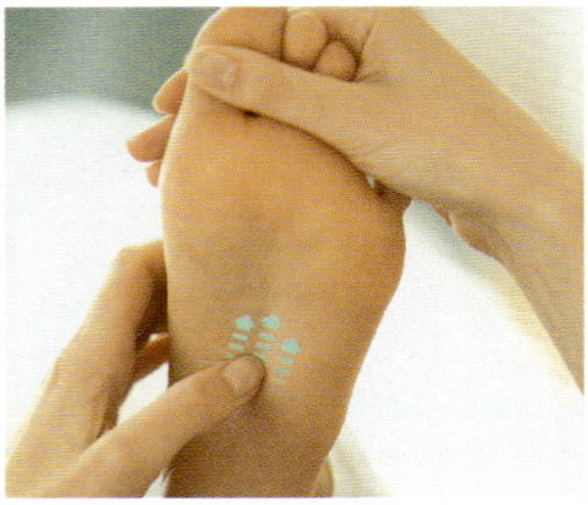

HÍGADO Y BAZO

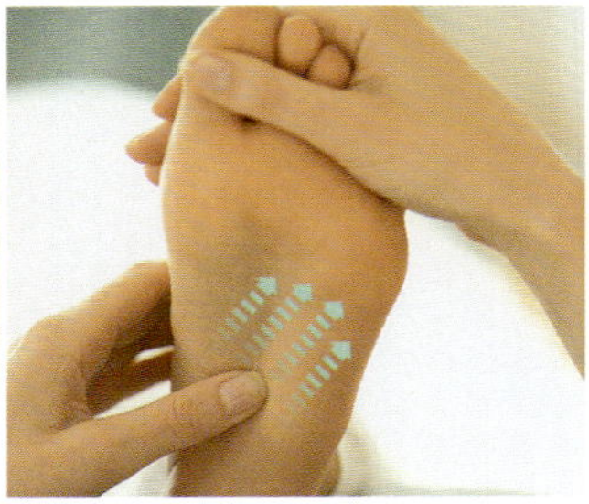

HÍGADO Y BAZO

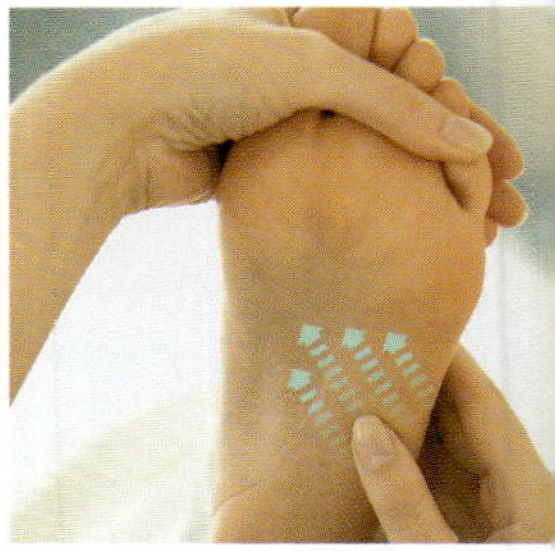

COLON TRANSVERSO

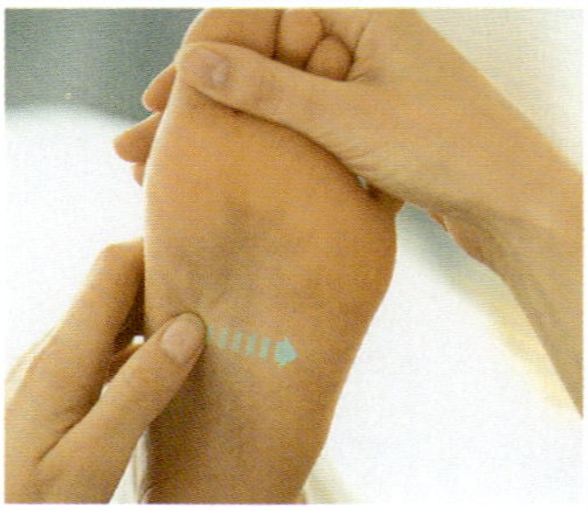

COLON DESCENDENTE

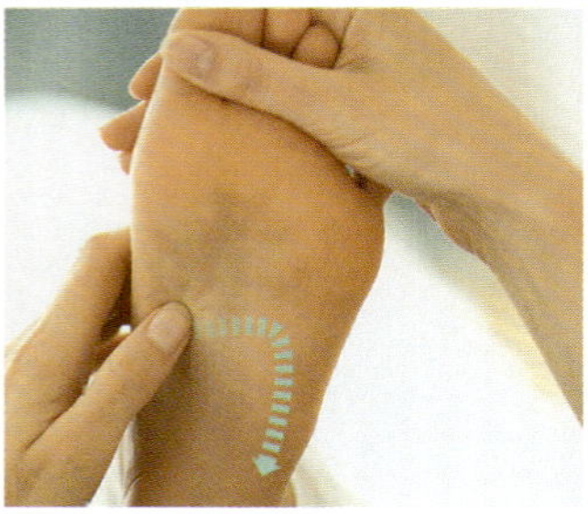

COLON SIGMOIDEO

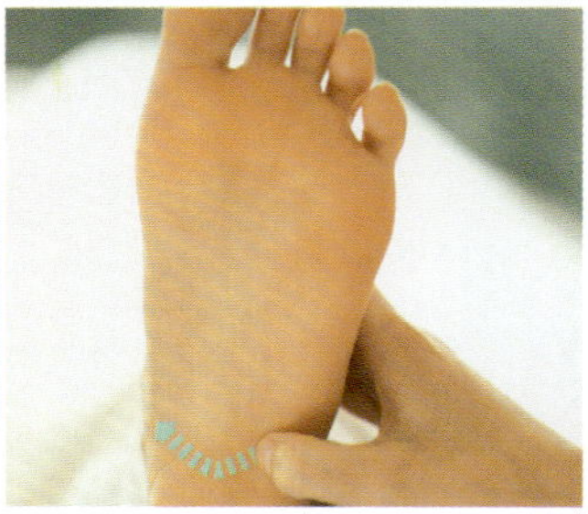

INTESTINO DELGADO

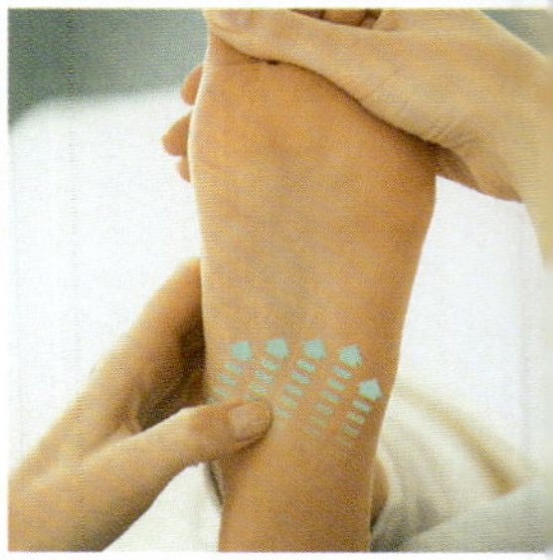

PASO 6

Trabaje la cara interna del pie.

ÚTERO/PRÓSTATA

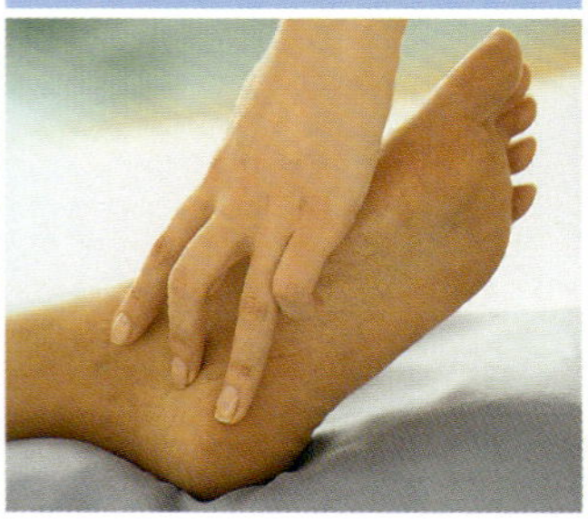

ÚTERO/PRÓSTATA

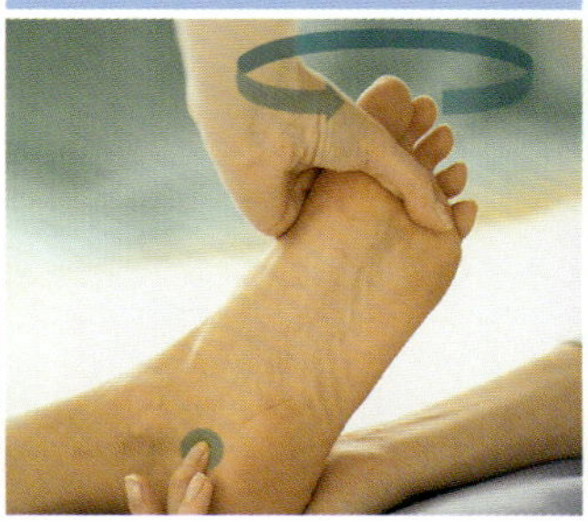

ÚTERO/PRÓSTATA

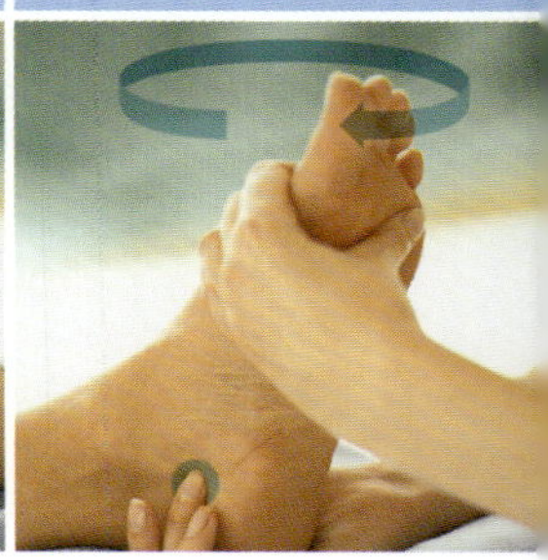

RELAJAR EL PULMÓN

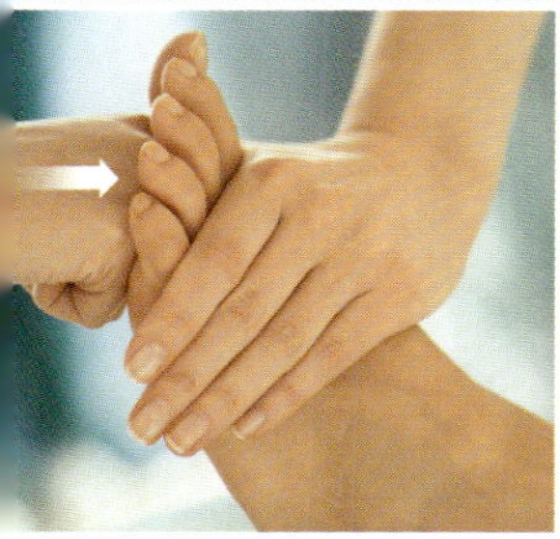

MOVER LA PLANTA

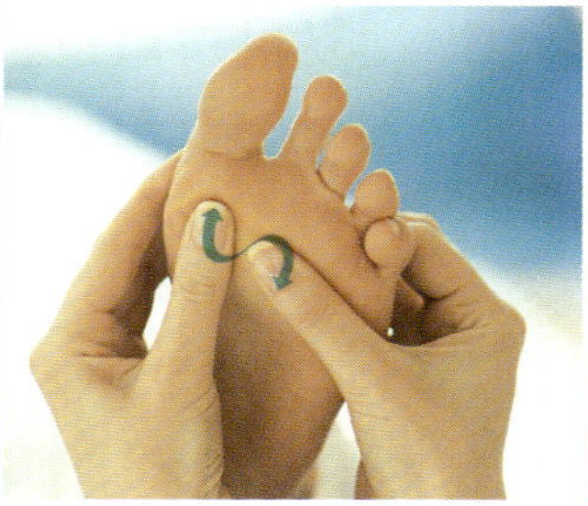

PASO 4

Trabaje el arco superior del pie.

PÁNCREAS

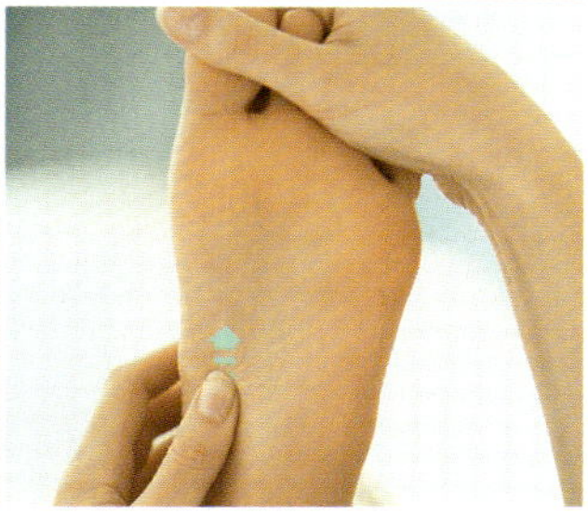

STRES LADO A LADO

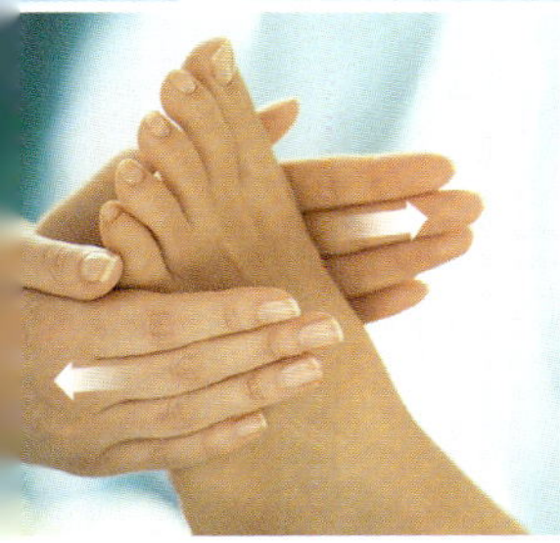

MOVER LA PLANTA

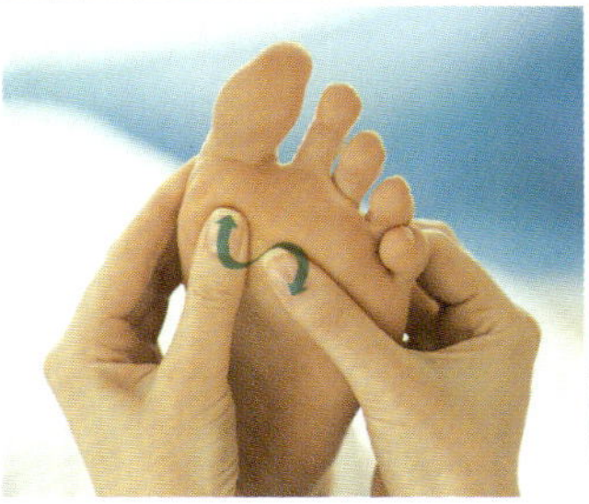

RELAJAR EL PULMÓN

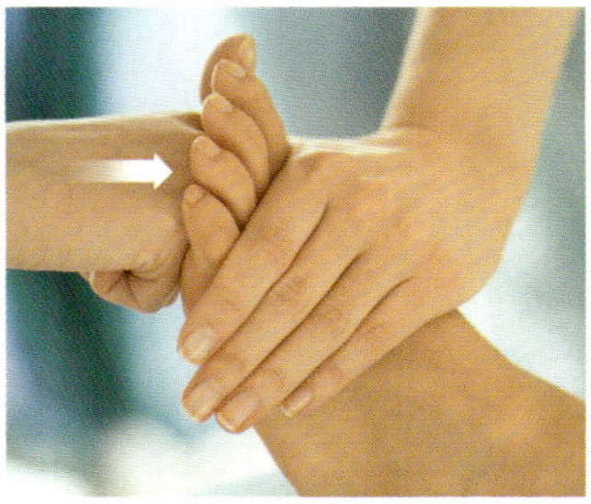

PASO 5

Trabaje el arco inferior del pie.

INTESTINO DELGADO

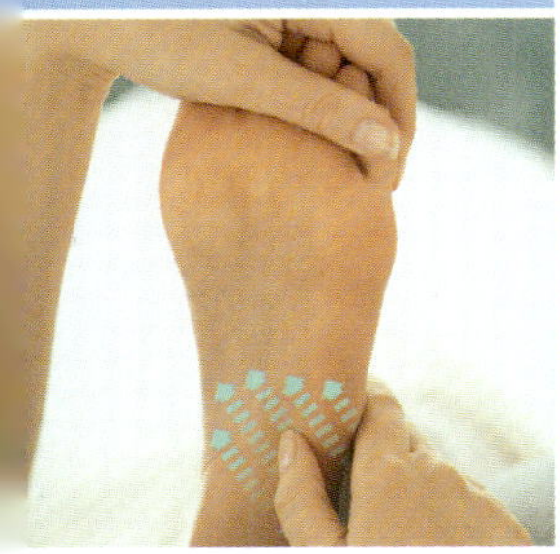

POSTRES ROTACIÓN DE DEDO

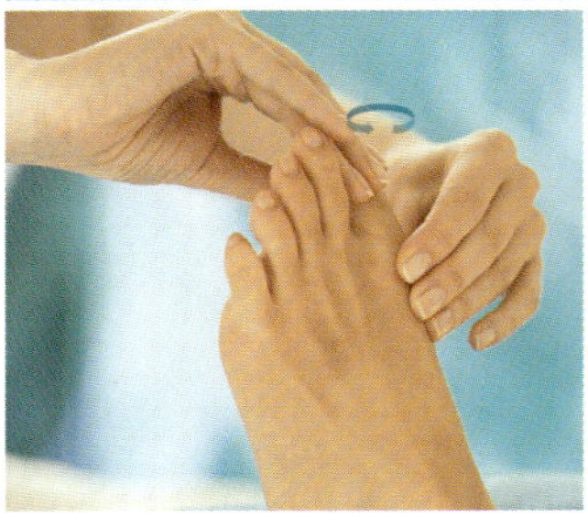

TRACCIÓN

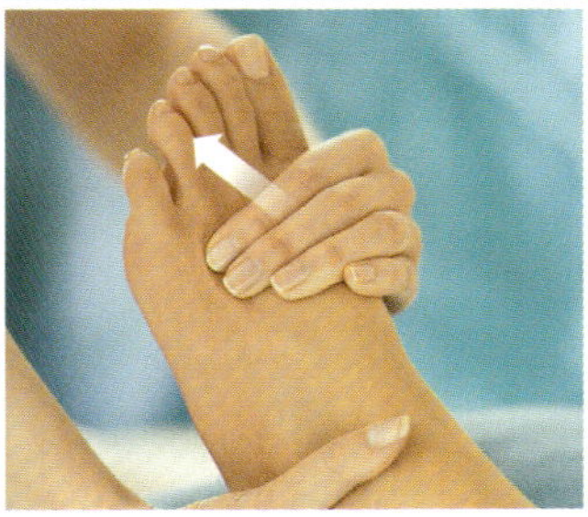

MOVER MEDIO PIE

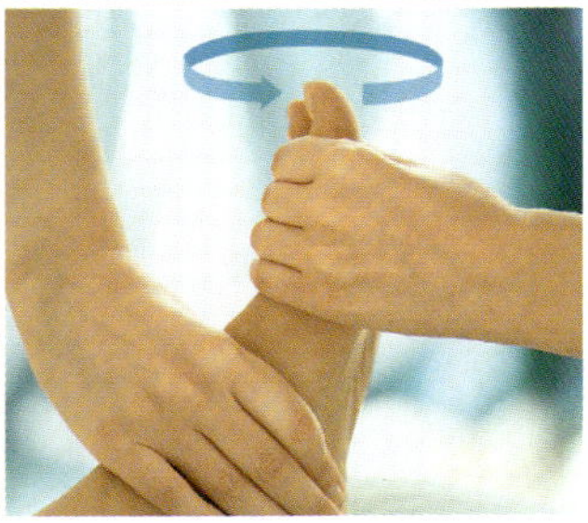

RABADILLA

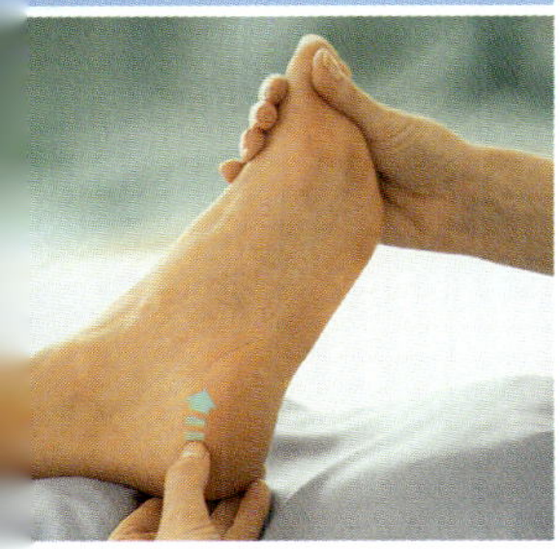

RABADILLA

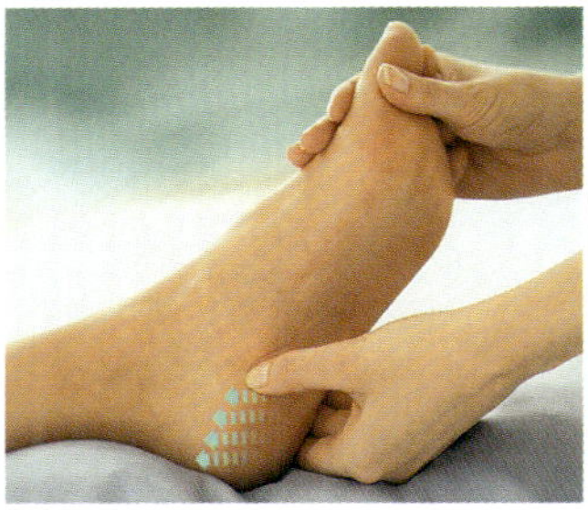

ZONA LUMBAR Y VEJIGA

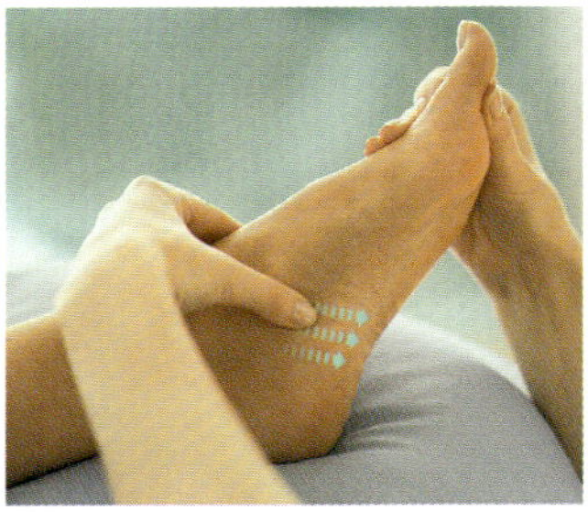

ZONA DORSAL

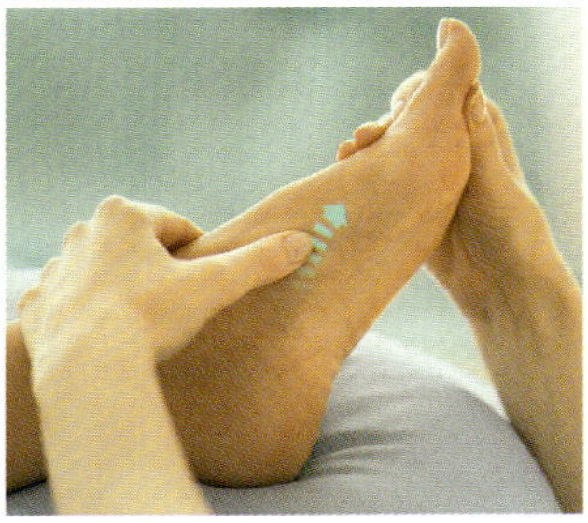

ENTRE LOS OMÓPLATOS

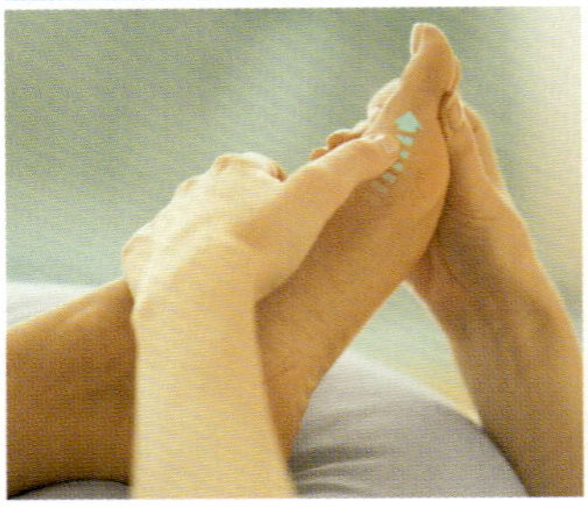

CUELLO

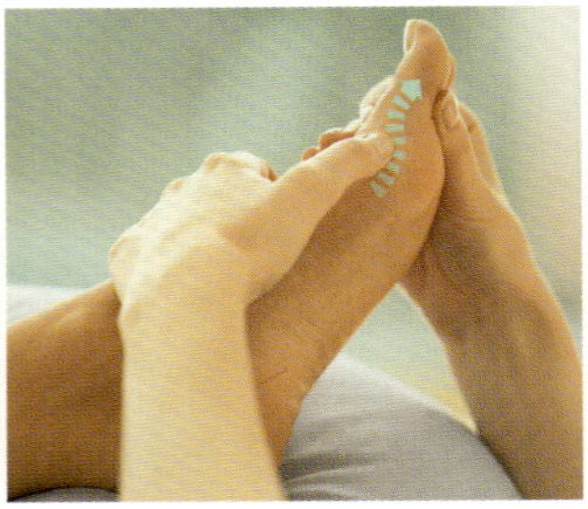

POSTRES LADO A LADO

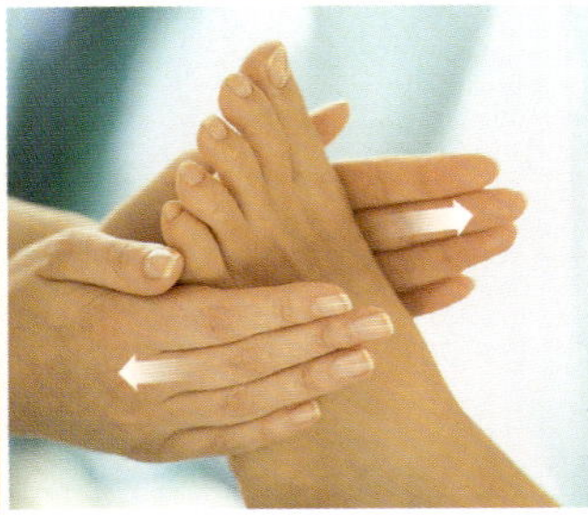

ROTACIÓN DE COLUMNA

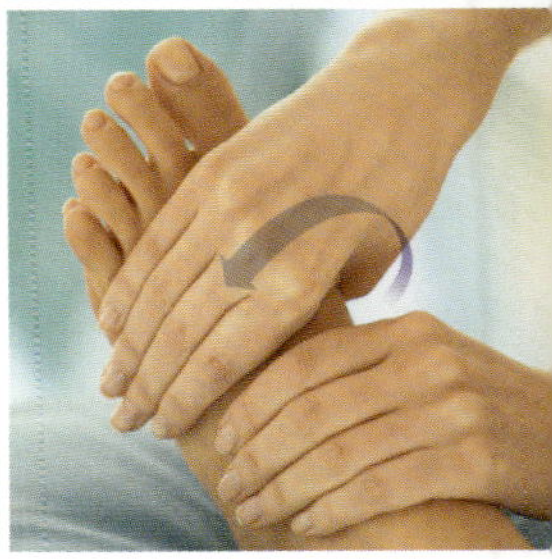

CARA, SENOS PARANASALES, CUELLO, DIENTES Y MANDÍBULA

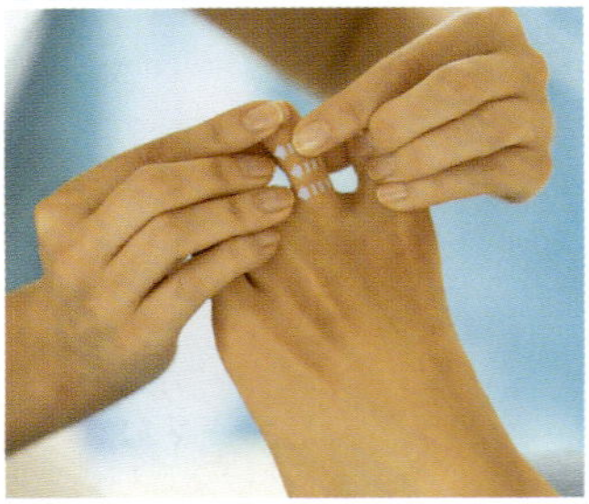

CARA, SENOS PARANASALES, CUELLO, DIENTES Y MANDÍBULA

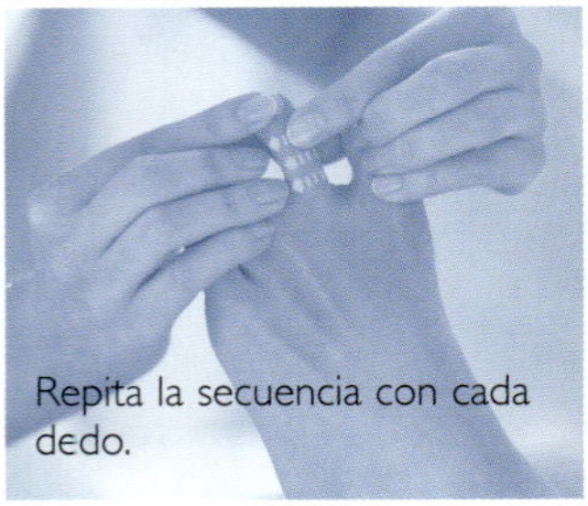

Repita la secuencia con cada dedo.

POSTRES TRACCIÓN

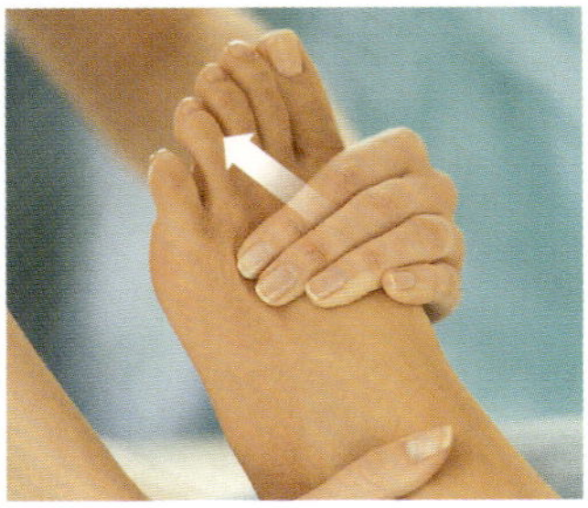

ROTACIÓN DE DEDO

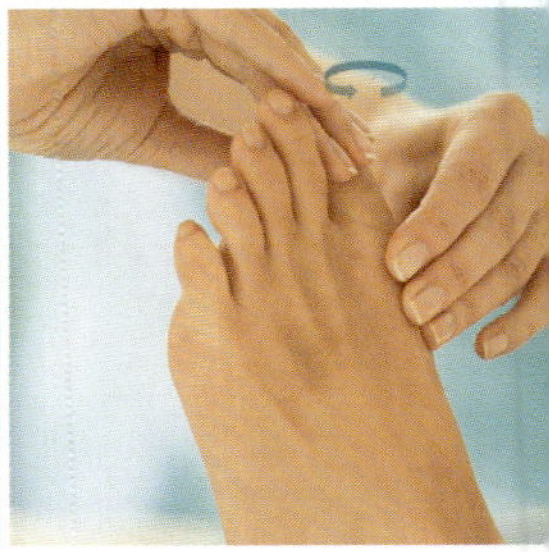

ZONA LUMBAR

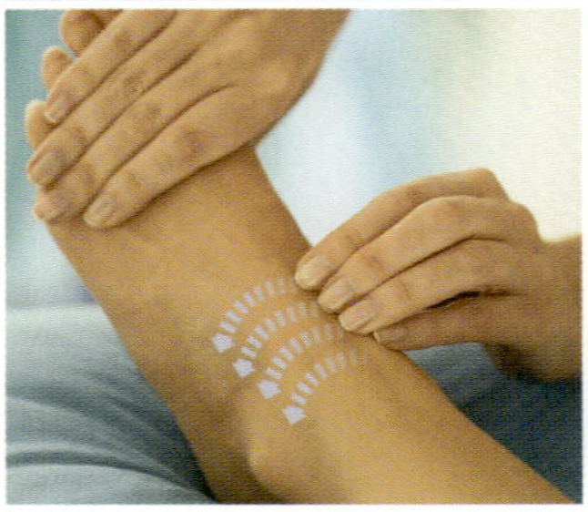

GANGLIOS LINFÁTICOS, INGLES Y TROMPAS DE FALOPIO

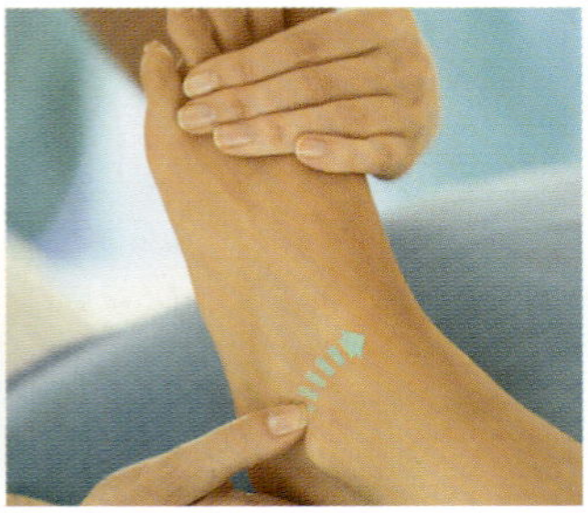

POSTRES RELAJAR EL PULMÓN

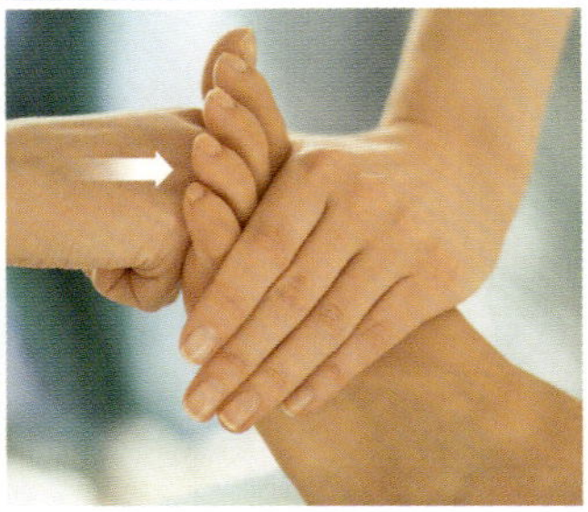

MOVER LA PLANTA

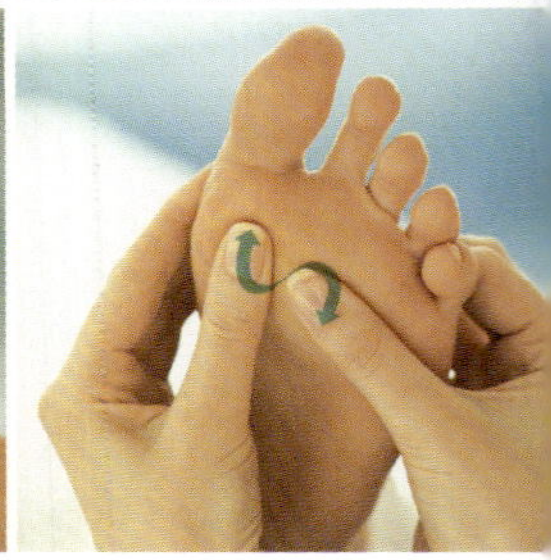

RODILLA Y PIERNA

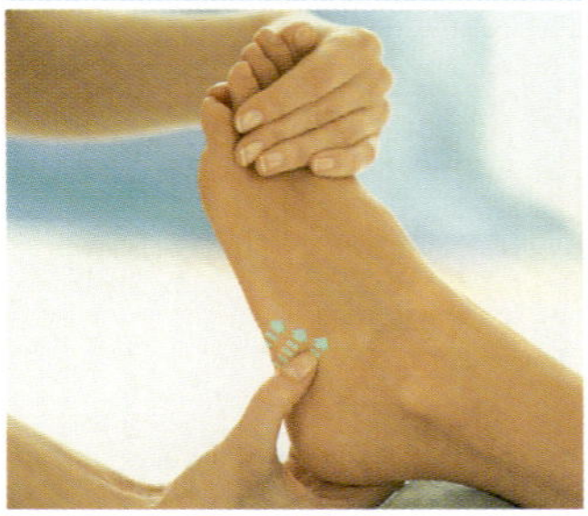

CODO Y BRAZO

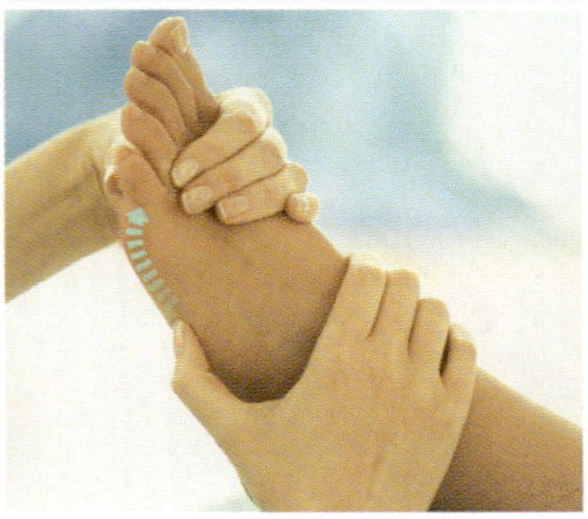

POSTRES LADO A LADO

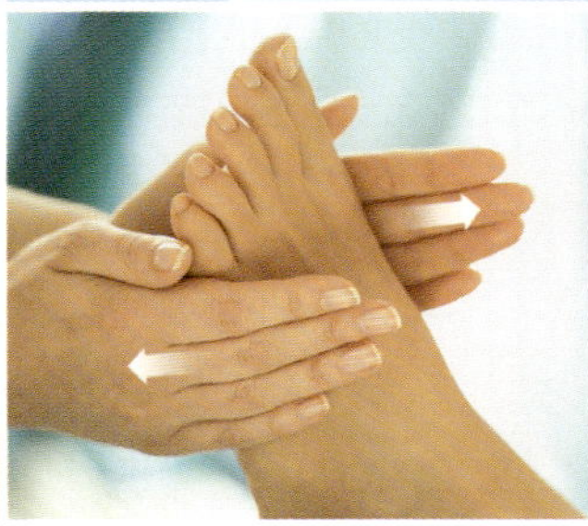

ROTACIÓN DE COLUMN

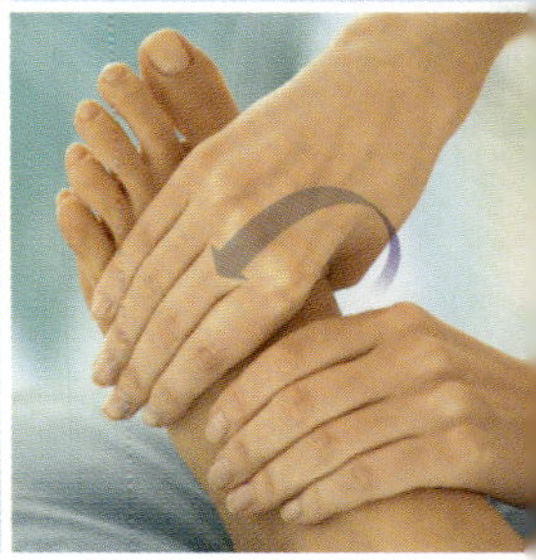

MOVER MEDIO PIE

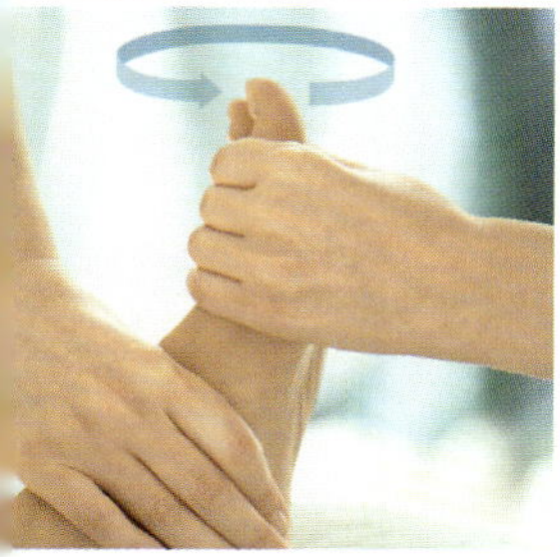

PASO 7

Trabaje los dorsos de los dedos.

CABEZA Y CEREBRO

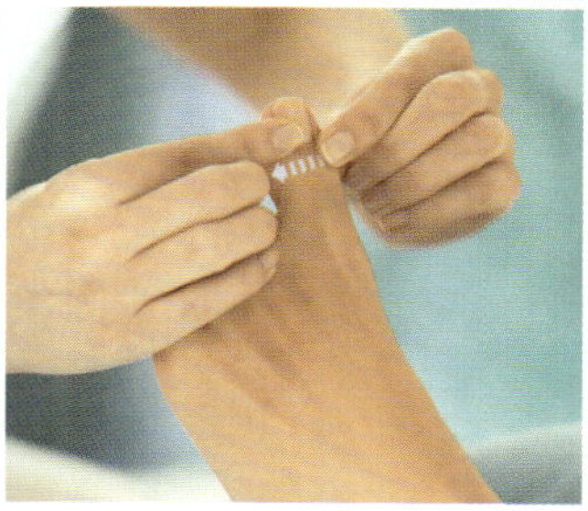

CUELLO

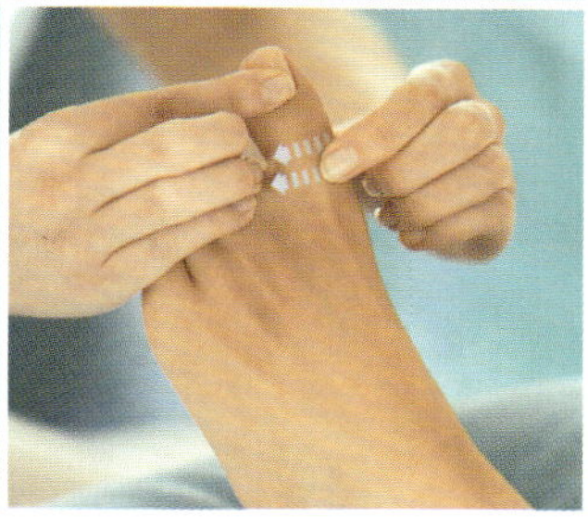

MOVER MEDIO PIE

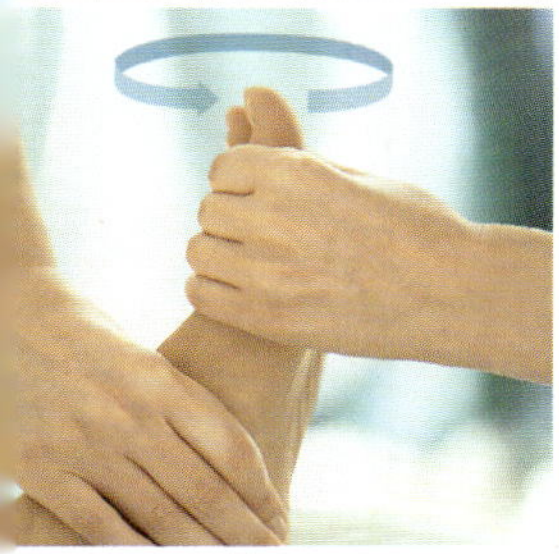

PASO 8

Trabaje el empeine.

PULMÓN, PECHO Y MAMA

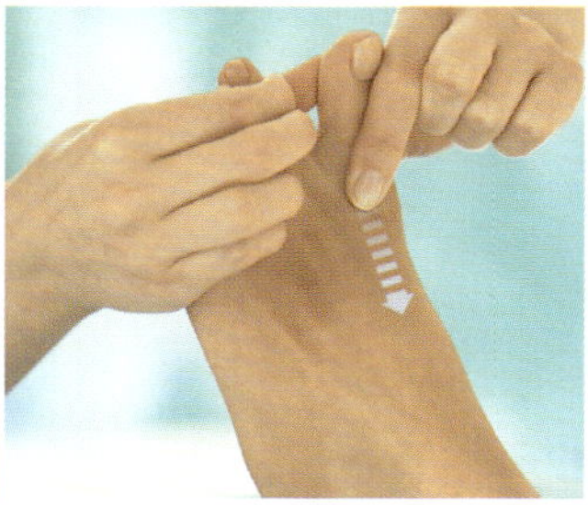

PULMÓN, PECHO Y MAMA

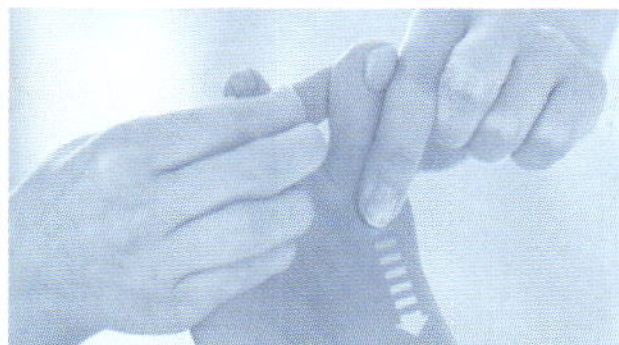

Repita la secuencia entre cada uno de los huesos largos del pie *(véase p. 41)*.

ROTACIÓN DE TOBILLO

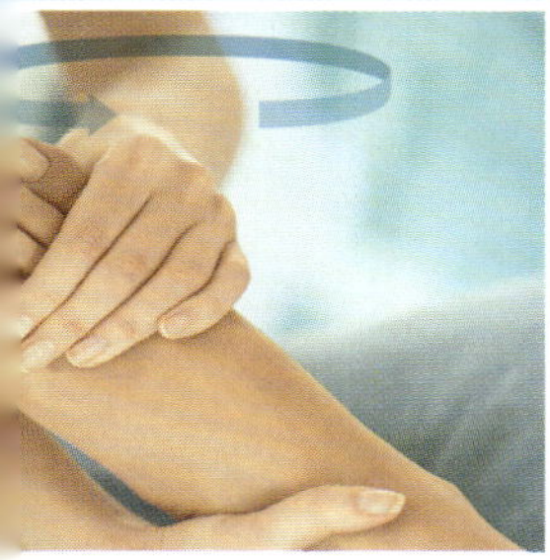

PASO 9

Trabaje el talón.

CADERA Y NERVIO CIÁTICO

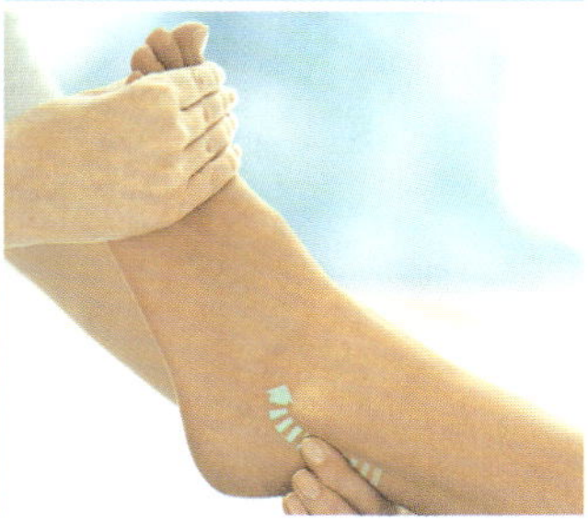

OVARIO/TESTÍCULO

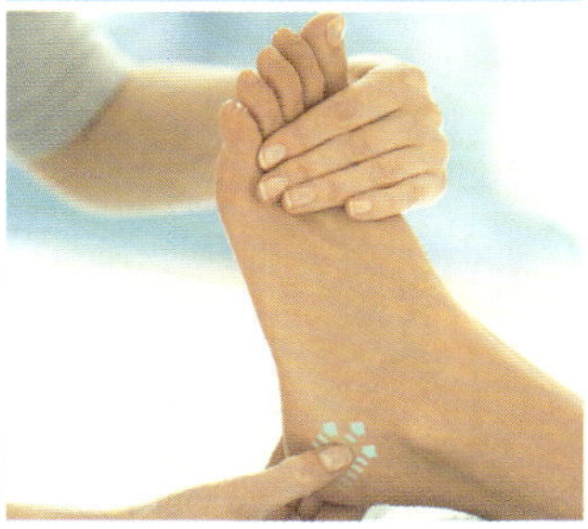

RELAJAR EL PULMÓN

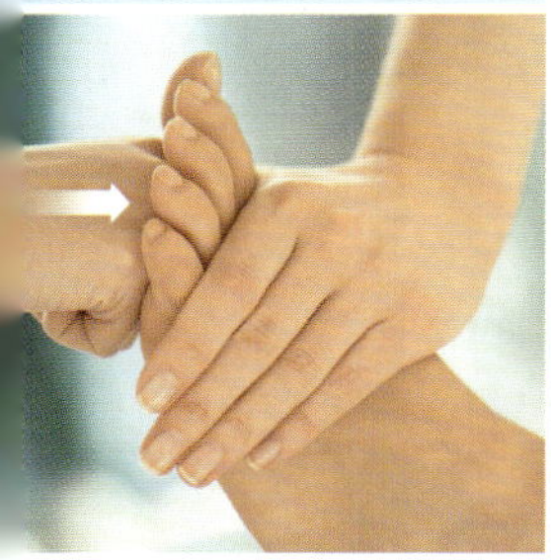

ROTACIÓN DE TOBILLO

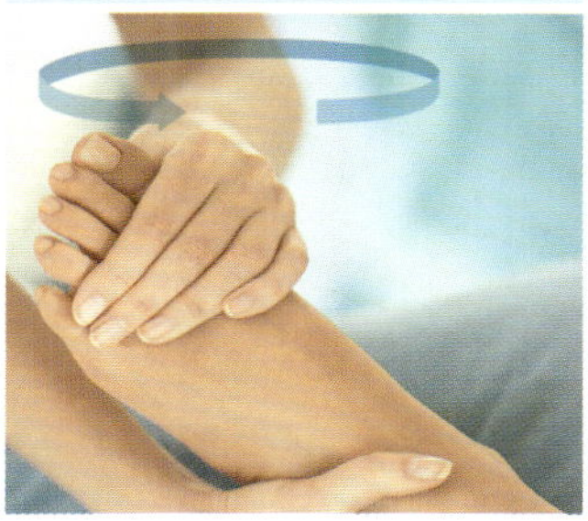

RESPIRACIÓN

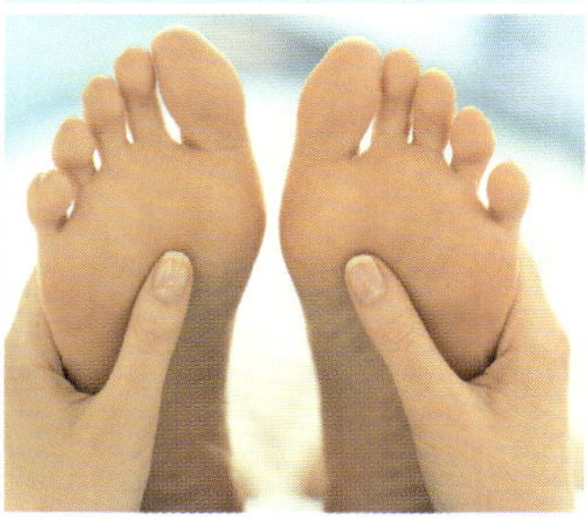

POSTRES DE LA MANO

Existen varias técnicas de postres en la reflexología de la mano que relajan la mano y exploran su flexibilidad y su amplitud de movimiento. Las técnicas del tipo tirar del dedo, bajar y tirar, mecer la palma y estirar la mano ofrecen un principio, un final y una transición entre las técnicas. En algunos postres de mano puede que tenga que caminar con el pulgar, así que sólo tiene que aplicar a la mano la técnica ya descrita en este libro ***(véase p. 62).***

CONSEJO PRÁCTICO

El papel de la mano de apoyo y la de trabajo es el mismo que en la reflexología podal. La mano de apoyo inmoviliza la mano o sujeta los dedos para estirar la superficie para que la otra mano pueda masajear.

Tenga cuidado de no forzar los postres al mover las articulaciones de los dedos más de lo que puedan absorber.

Tirar del dedo

La técnica de tirar del dedo genera un movimiento de «tracción», lo que supone una forma fácil de relajar no sólo los dedos, sino toda la mano. Durante el día, los dedos suelen estar comprimidos. Este suave tirón afloja las articulaciones y alivia la compresión.

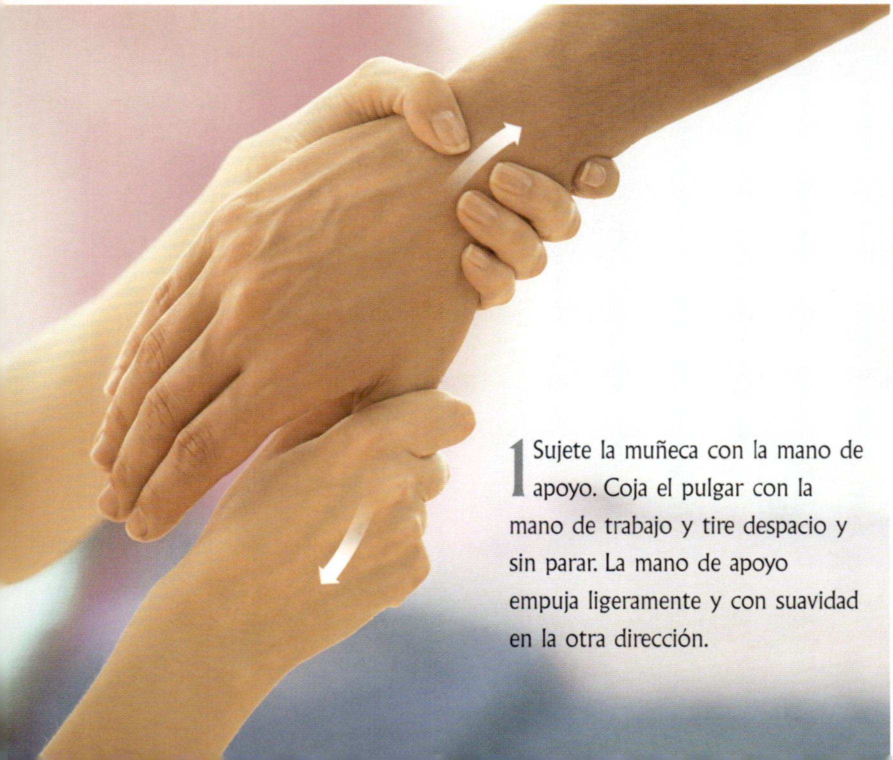

1 Sujete la muñeca con la mano de apoyo. Coja el pulgar con la mano de trabajo y tire despacio y sin parar. La mano de apoyo empuja ligeramente y con suavidad en la otra dirección.

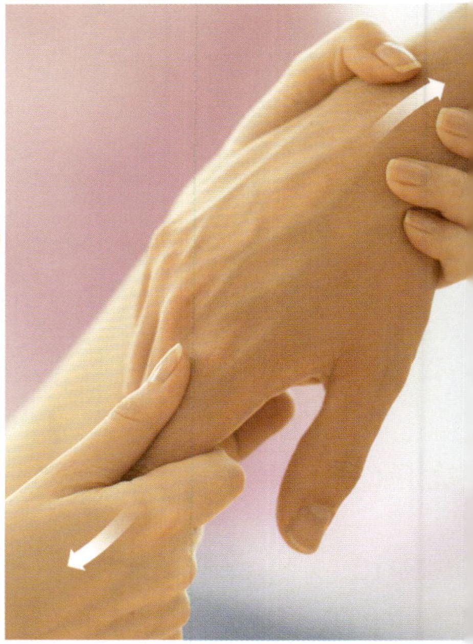

2 Cambie ligeramente la posición de la mano de apoyo *(véase arriba).* Aplique la técnica de tirar al índice y repita la secuencia con cada dedo.

Lado a lado para dedos

El objetivo de esta técnica es mover las articulaciones de los dedos de una forma diferente a la habitual. La mano de trabajo genera un ligero movimiento de lado a lado, mientras que la de apoyo inmoviliza el dedo.

1 Coja el pulgar como se indica en la imagen *(véase derecha).* La mano de apoyo sujeta la articulación del pulgar más cercana a la mano, manteniendo estática la otra. Con la mano de trabajo, mueva la articulación superior de lado a lado. Repita este movimiento varias veces.

2 Pase al índice y repita. Después, realice la misma operación con cada dedo.

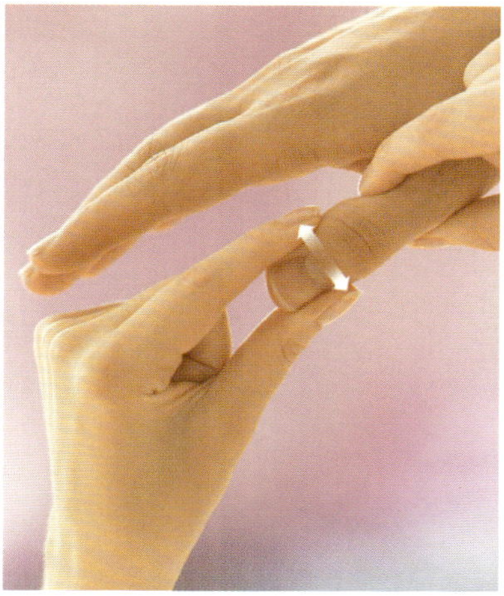

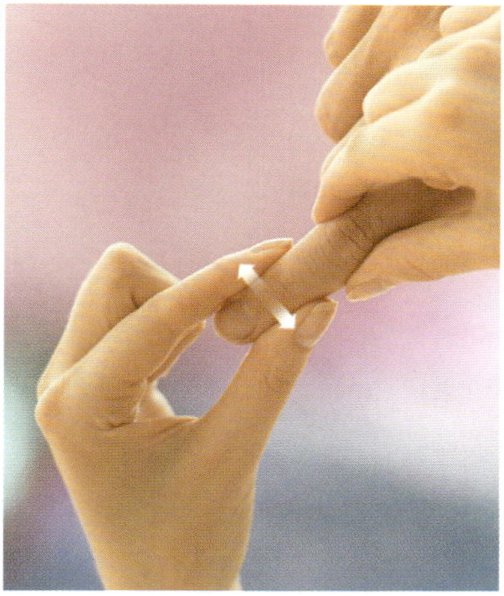

Bajar y tirar

Esta técnica estira los dedos. Debe inmovilizar la mano para que el estiramiento resulte más efectivo y cómodo. Gire la muñeca para dejar caer los dedos, estirando el lado interior del dedo que va a trabajar y para proporcionar una palanca para la mano de trabajo.

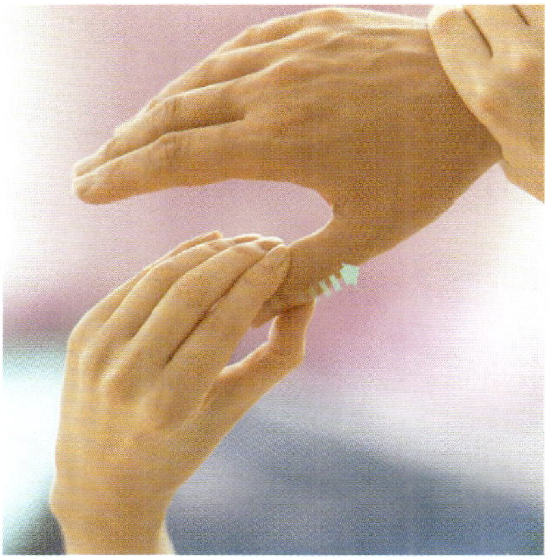

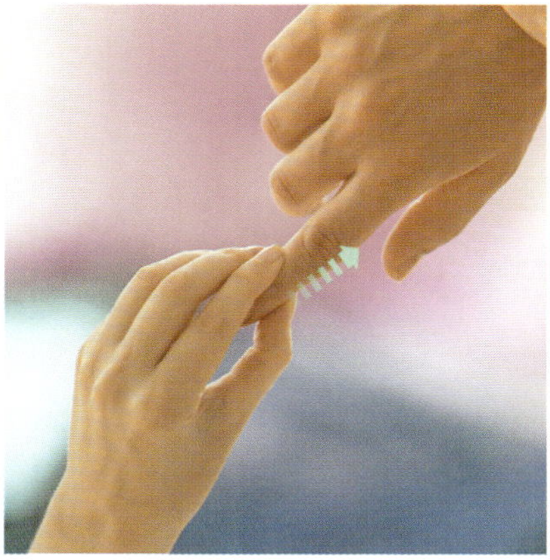

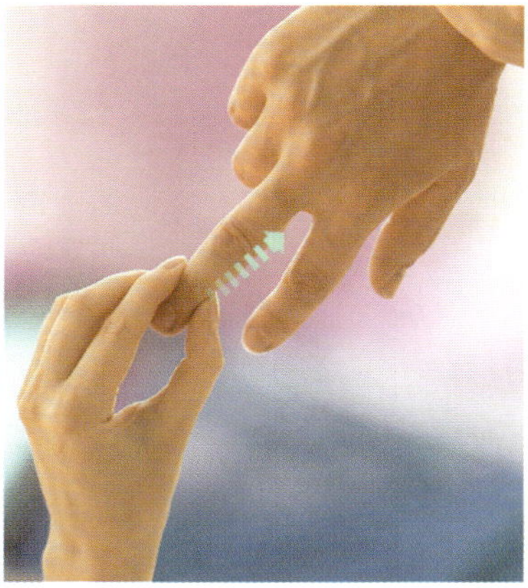

1 Coloque los dedos de trabajo *(véase arriba).* Realice varias pasadas de caminar con el pulgar hacia arriba por la cara externa del pulgar. Céntrese especialmente en la articulación.

2 Pase al índice, colocando el pulgar de trabajo en el lado del dedo. Camine con el pulgar por la cara externa del dedo, mientras estira el extremo interno. Repita varias veces.

3 Repita esta secuencia con cada uno de los dedos, por turnos, varias veces.

Mecer la palma

Este postre genera un movimiento rítmico entre los huesos largos de la mano moviéndolos hacia delante y detrás de forma alterna, lo que relaja la mano y, por tanto, la hace más receptiva al trabajo reflexológico.

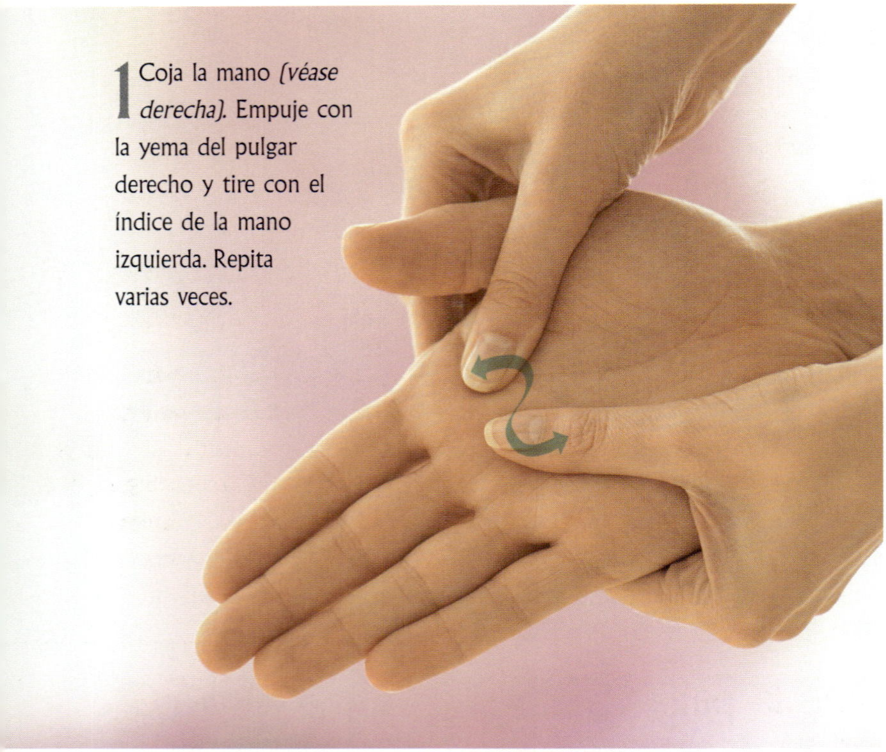

1 Coja la mano *(véase derecha)*. Empuje con la yema del pulgar derecho y tire con el índice de la mano izquierda. Repita varias veces.

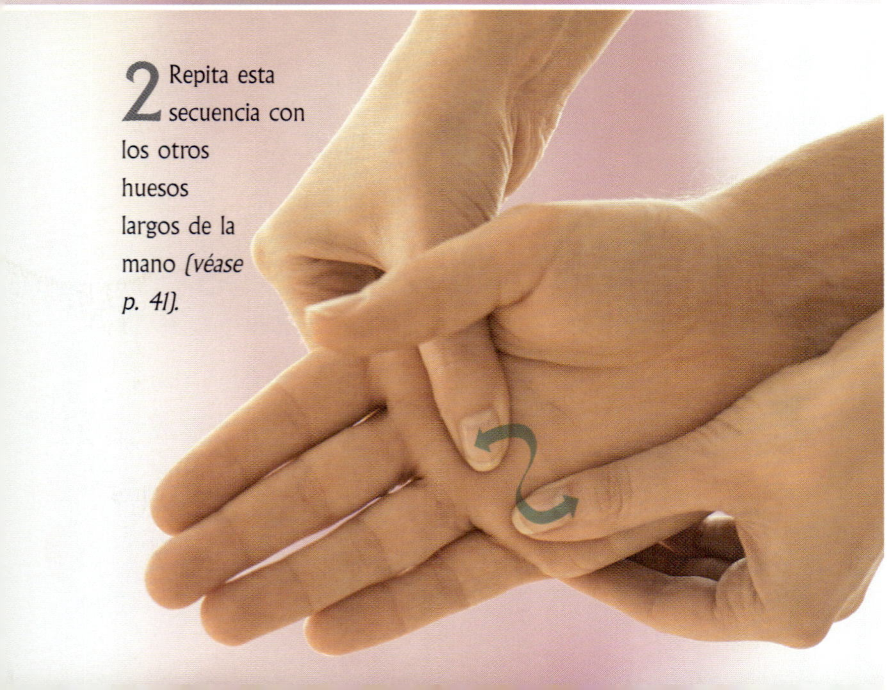

2 Repita esta secuencia con los otros huesos largos de la mano *(véase p. 41)*.

Estirar la mano

Este postre relaja la mano estirando la palma.

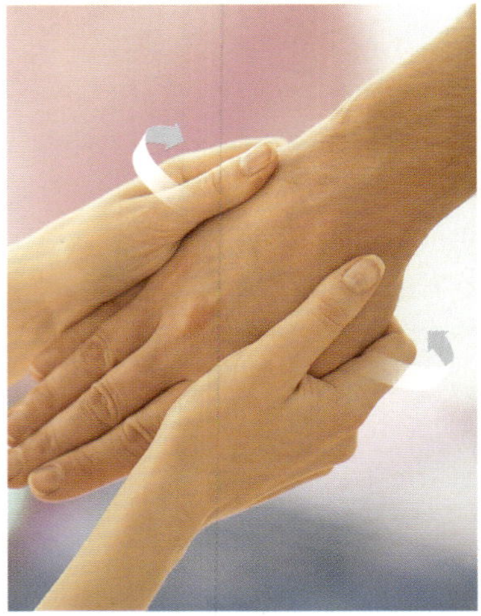

1 Coja la mano *(véase arriba)*. Gire las muñecas hacia fuera, presionando la palma con los dedos.

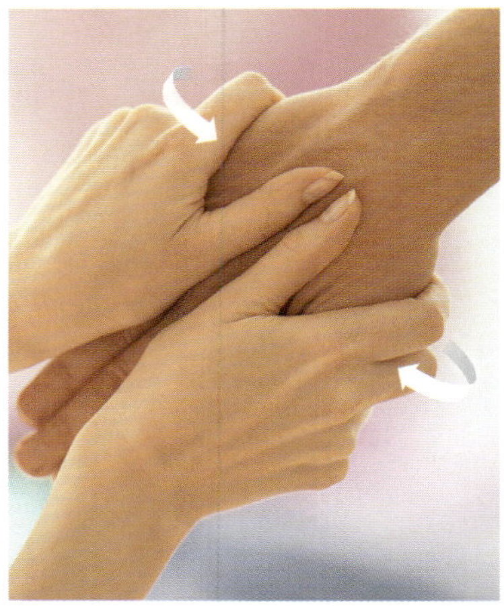

2 Contrarreste el movimiento girando las muñecas hacia dentro, presionando las palmas contra el dorso de la mano. Repita estas acciones de forma alterna varias veces.

Movimiento de la palma

Al aplicar esta técnica parece que estrujásemos las manos. Al igual que en mecer la palma *(véase p. anterior)*, el objetivo es mover los huesos largos de la mano para lograr la relajación.

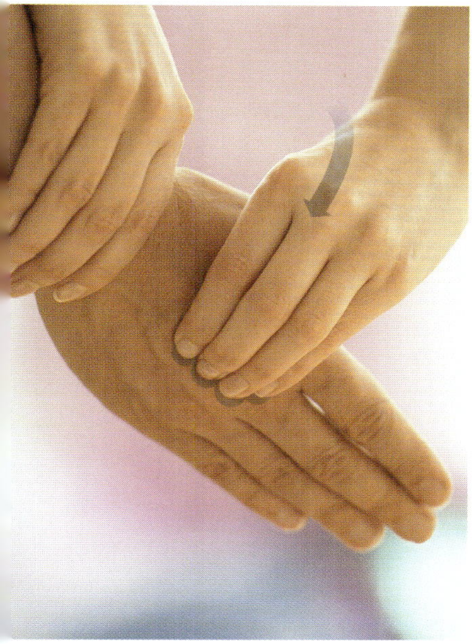

1 Inmovilice la mano por la muñeca *(véase izquierda).* Presione con suavidad, en sentido longitudinal, el hueso largo del índice por el dorso de la mano. Mientras, genere un movimiento contrario de retorcer empujando hacia arriba con el pulgar. Después, libere. Repita la acción varias veces.

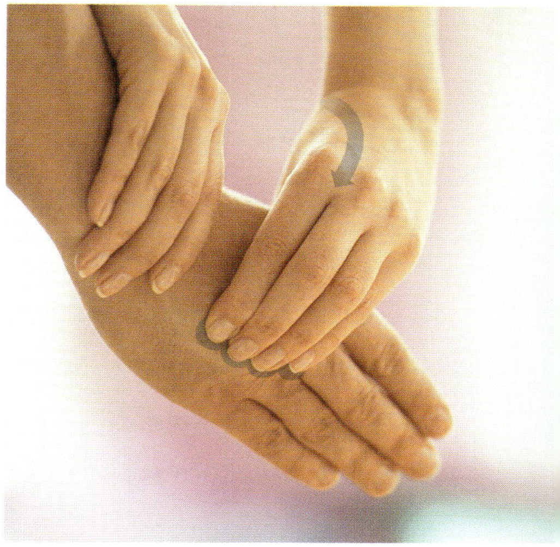

2 Pase al hueso largo del anular. Presione con los dedos mientras crea un movimiento contrario empujando hacia arriba con el pulgar. Libere y repita varias veces. Después, repita la secuencia con los huesos largos de los otros dedos.

Movimiento opuesto de la palma

Esta técnica mueve los huesos largos de la mano de forma opuesta a la de movimiento de la palma.

1 Inmovilice la mano por la muñeca *(véase derecha).* Apoye el pulgar de trabajo en el dorso de la mano, sobre el nudillo del índice. Empuje hacia abajo con el pulgar al mismo tiempo que tira de la mano de trabajo para girar el canto externo de la mano hacia arriba. Libere y repita varias veces.

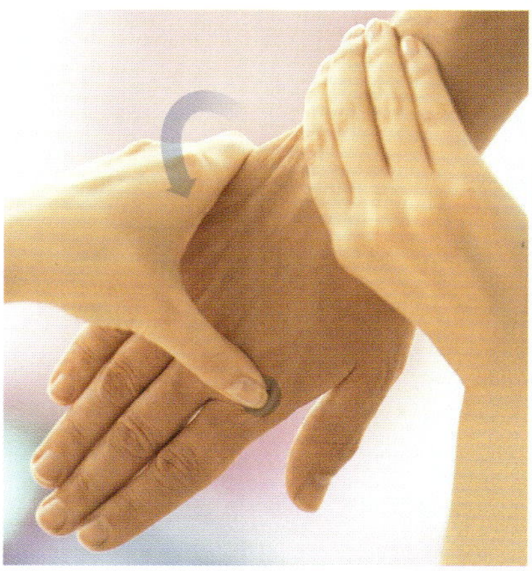

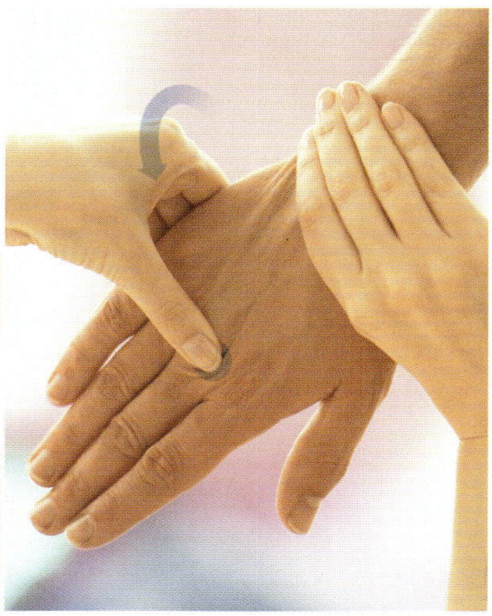

2 Repita varias veces en cada uno de los nudillos por turnos.

PASO 1

Trabaje los dedos

Las zonas que se tratan en esta secuencia, como el cerebro, el tiroides, los paratiroides y la glándula pituitaria, dirigen muchas de las actividades del cuerpo. Manipule estas zonas reflejas en la mano para estimular y mejorar el funcionamiento de las partes del cuerpo correspondientes. Antes de empezar la secuencia, examine la mano y busque zonas lesionadas que deba evitar. Después, aplique una serie de postres.

POSTRES Tirar del dedo *(p. 98)* • Lado a lado para dedos *(p. 99)* • Bajar y tirar *(p. 99)* • Estirar la mano *(p. 100)*

ZONAS REFLEJAS

GLÁNDULA PITUITARIA: ayuda a regular la actividad endocrina, como el crecimiento y el metabolismo.

CUELLO: muy propenso a la tensión, responde bien a la reflexología.

TIROIDES Y PARATIROIDES: ayudan a regular el metabolismo, el crecimiento y los niveles de energía y de calcio: se aplica presión en estas zonas para mejorar sus funciones.

CABEZA Y CEREBRO: controlan y coordinan las actividades del cuerpo, así que constituyen una parte clave de la reflexología.

SENOS PARANASALES: puede ayudar a mantenerlos despejados.

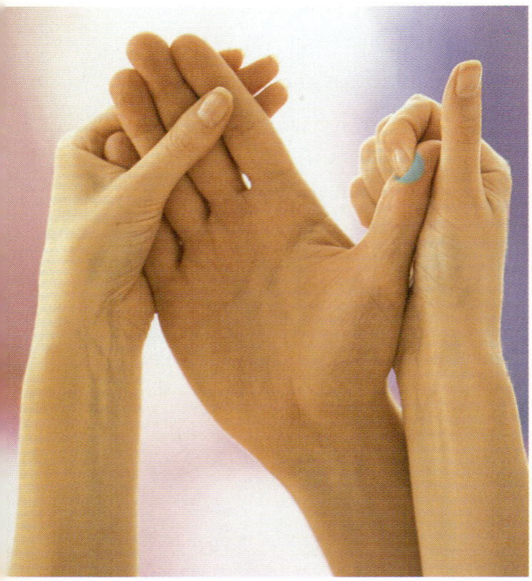

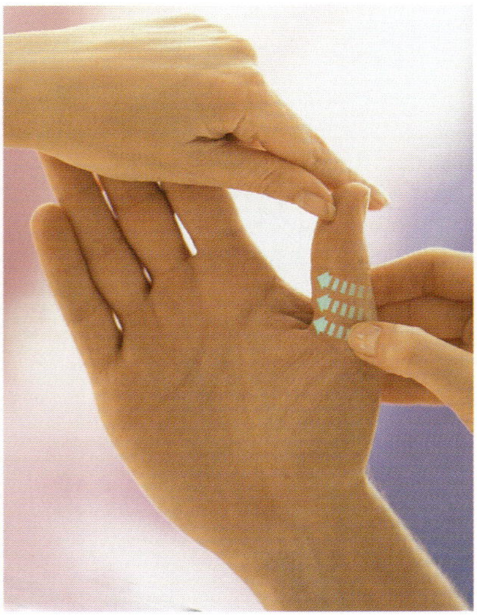

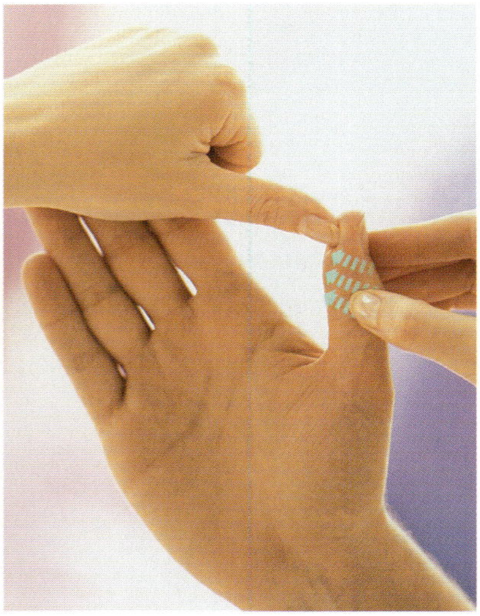

1 Para trabajar el punto reflejo de la GLÁNDULA PITUITARIA, inmovilice la mano y separe los dedos con la mano izquierda. Ahora, utilice el índice derecho para presionar repetidas veces el centro del pulgar.

2 A continuación, inmovilice el pulgar con la mano izquierda para inmovilizarla. Comenzando en la base del pulgar, utilice la técnica de caminar con el pulgar para realizar una sucesión de pasadas sobre las áreas de proyección del TIROIDES/PARATIROIDES y el CUELLO.

3 Después, realice una serie de pasadas por encima de la articulación para tratar las zonas reflejas de la CABEZA, los SENOS PARANASALES y el CEREBRO.

4 Sujete los dedos con la mano derecha. Camine con el pulgar izquierdo, pasando por las áreas de proyección del CUELLO, la CABEZA, los SENOS PARANASALES y el CEREBRO.

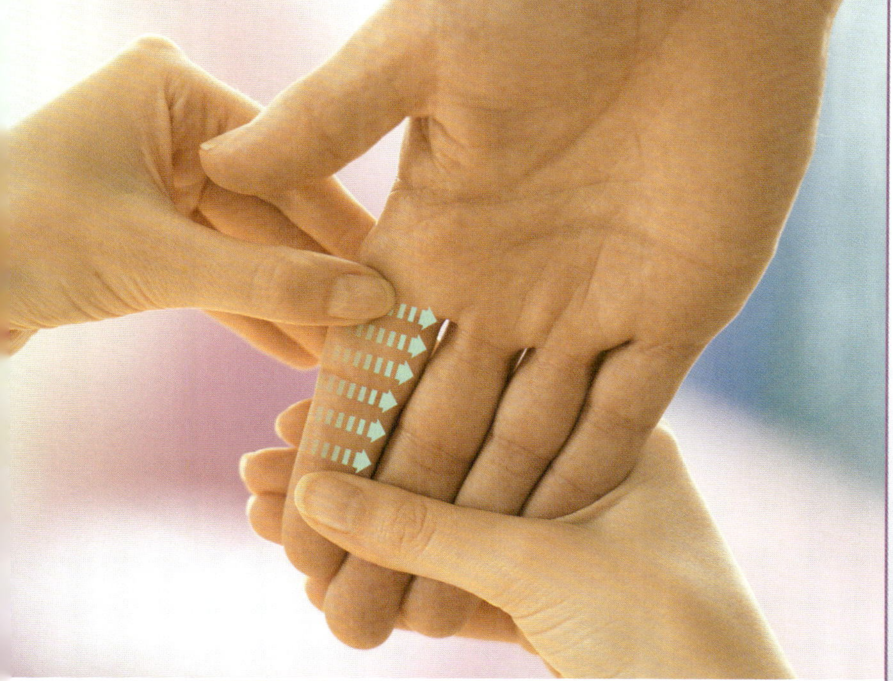

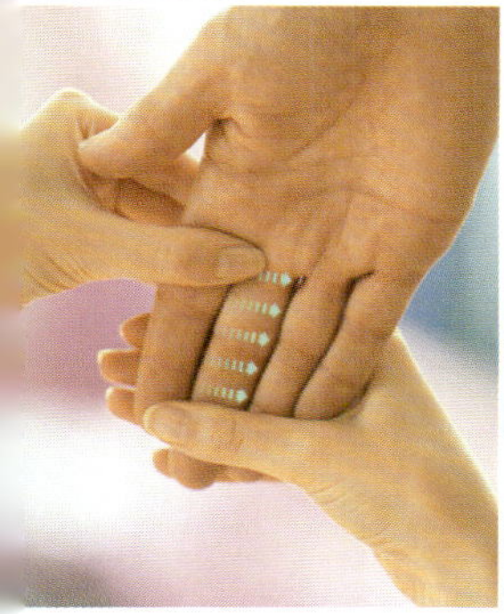

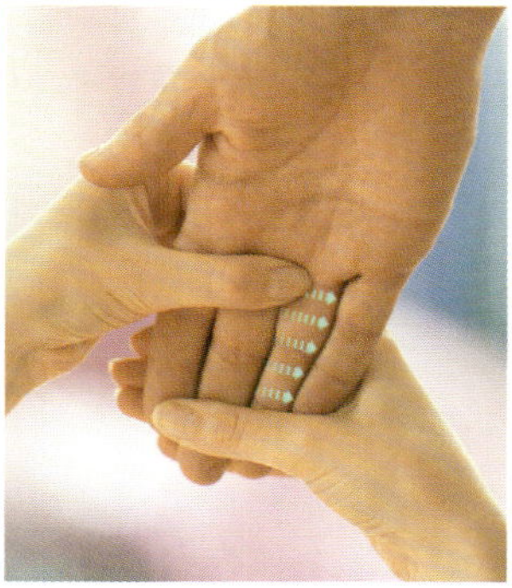

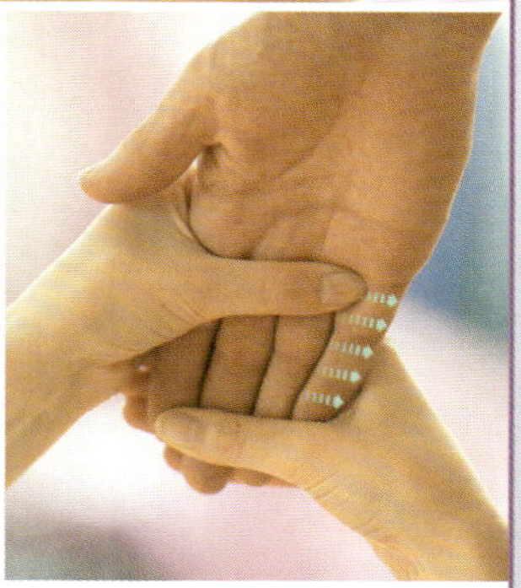

5 Igualmente, manipule estas zonas reflejas en el dedo corazón.

6 Pase al dedo anular y aplique la misma serie de pasadas.

7 Por último, aplique la misma técnica a las zonas reflejas del dedo meñique.

POSTRES Tirar del dedo *(p. 98)* • Lado a lado para dedos *(p. 99)* • Bajar y tirar *(p. 99)* • Estirar la mano *(p. 100)*

ORIENTACIÓN DE LA MANO

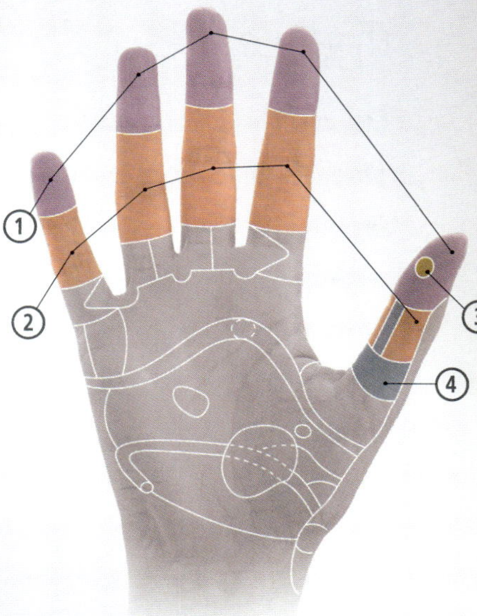

MANO DERECHA

Al trabajar las zonas reflejas en los dedos, esta sección se dirige a las partes del cuerpo alrededor de la cabeza y el cuello.

La punta de cada dedo contiene una sección del área de proyección de la CABEZA, el CEREBRO y los SENOS (1). Debajo, en la parte carnosa bajo la primera articulación de cada dedo, hay una zona correspondiente al CUELLO (2). El pulgar, además de contener las zonas reflejas que se encuentran en los otros dedos, contiene otras dos zonas. En el centro de la yema, se sitúa el punto reflejo de la GLÁNDULA PITUITARIA (3) y, en la base del dedo, reside la zona que representa el TIROIDES y las PARATIROIDES (4).

Las zonas reflejas de la mano izquierda son las mismas que en la derecha, la mano izquierda se corresponde con el lado izquierdo del cuerpo, y viceversa.

PASO 2

Trabaje el pulgar

Esta secuencia está diseñada para estimular las partes del cuerpo que producen muchas de las sustancias químicas necesarias para la digestión, la producción de energía y mantener el nivel de agua. También son en parte responsables de la purificación de la sangre y los fluidos. Manipule estas zonas reflejas en la mano para mejorar el funcionamiento de las partes del cuerpo correspondientes. Modifique la fuerza de la acción según el umbral del dolor del receptor.

ZONAS REFLEJAS

GLÁNDULAS SUPRARRENALES: puede ayudar a regular los niveles de hormonas, como la adrenalina.

PÁNCREAS: responsable de estabilizar los niveles de glucosa en sangre.

ESTÓMAGO: tratar esta zona contribuirá a la digestión.

ZONA DORSAL: puede liberar la tensión en la parte superior del tronco.

RIÑONES: filtran los fluidos de la sangre para su excreción o absorción.

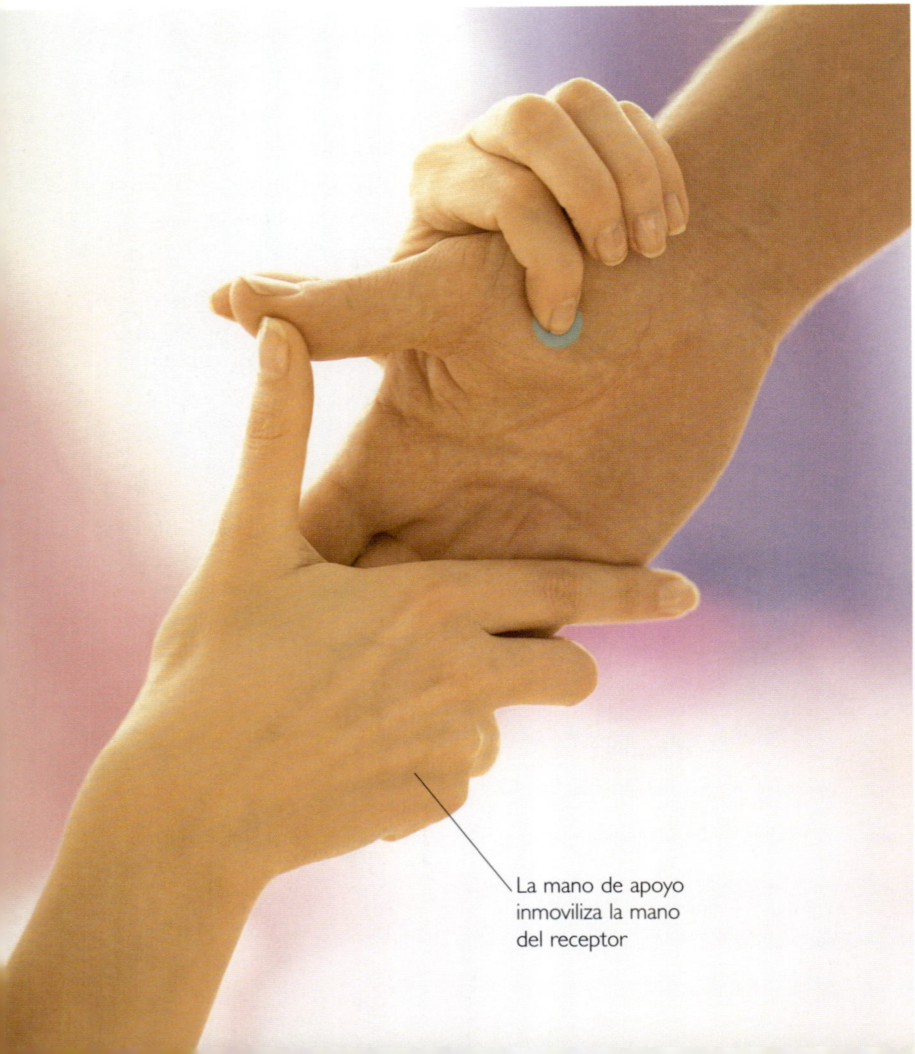

La mano de apoyo inmoviliza la mano del receptor

1 Comience echando hacia detrás los dedos con la mano derecha. Para encontrar el punto reflejo de la GLÁNDULA SUPRARRENAL, coloque la punta de índice izquierdo a medio camino del hueso del pulgar, en la parte carnosa. Una reacción de sensibilidad indicará que ha encontrado el punto. Ejerza presión repetidas veces con la punta del dedo.

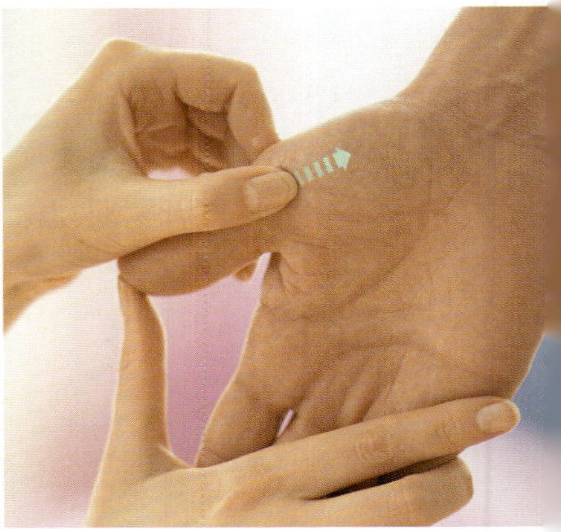

2 Ahora, camine con el pulgar izquierdo sobre el área de proyección del PÁNCREAS.

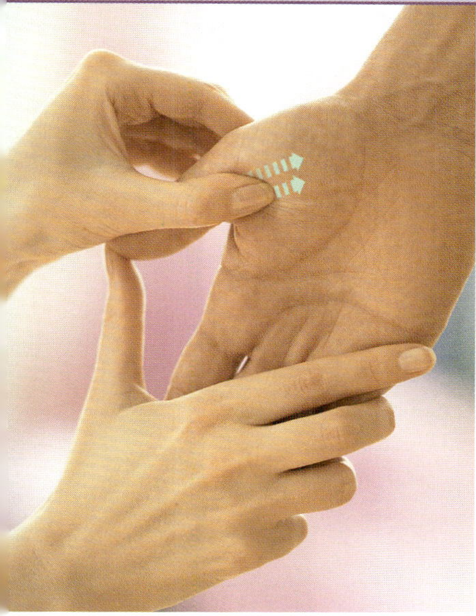

3 Coloque el pulgar izquierdo sobre la zona refleja del ESTÓMAGO y aplique una serie de pasadas.

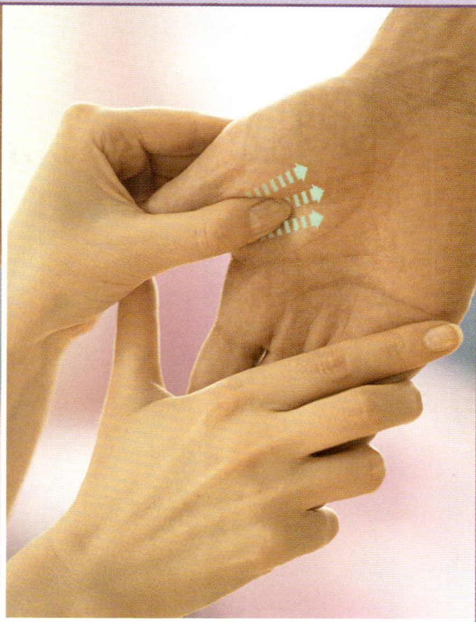

4 Para manipular las áreas de proyección de la ZONA DORSAL y el RIÑÓN, coloque el pulgar izquierdo en el monte de Venus del pulgar. Aplique la técnica de caminar con el pulgar en varias pasadas, avanzando hacia la palma.

5 Después, para trabajar la zona refleja del RIÑÓN con mayor profundidad, realice una pinza con el pulgar y el índice izquierdos y presione durante varios segundos. Recoloque y presione de nuevo. Encuentre la zona más sensible y apriete de nuevo, modificando la fuerza de la acción según el umbral del dolor del paciente.

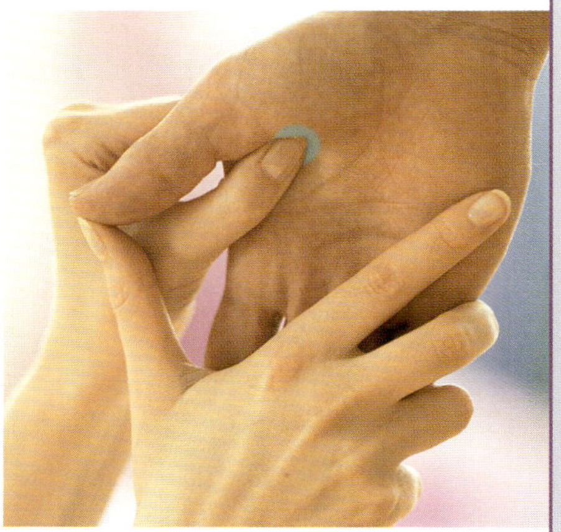

POSTRES Tirar del dedo *(p. 98)* • Estirar la mano *(p. 100)* • Movimiento de la palma *(p. 101)*

ORIENTACIÓN DE LA MANO

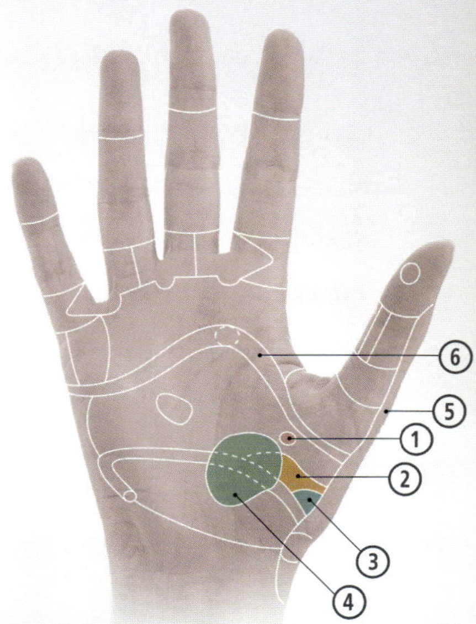

MANO DERECHA

Al trabajar las zonas reflejas en el monte de Venus del pulgar se pretende alcanzar varios órganos internos, así como la zona dorsal.

Las zonas correspondientes a las GLÁNDULAS SUPRARRENALES (1), el ESTÓMAGO (2), el PÁNCREAS (3) y los RIÑONES (4) están agrupadas –de la misma forma que los órganos se agrupan en el cuerpo–. El área de proyección de la ZONA DORSAL reside cerca del canto de la mano (5), y encima de la del DIAFRAGMA (6).

Las zonas reflejas de la mano izquierda son las mismas que en la derecha, la mano izquierda se corresponde con la parte izquierda del cuerpo, y viceversa; excepto en cuanto a las zonas relacionadas con el estómago y el páncreas. Para estos órganos, las áreas de proyección de la mano derecha son mucho más pequeñas que las de la mano izquierda.

PASO 3

Trabaje la parte superior de la palma

En esta secuencia, trabajará zonas que corresponden a la parte superior del cuerpo, incluyendo las responsables de distribuir el oxígeno y la sangre en el cuerpo, así como las relativas a la estructura esquelética y muscular del pecho y la zona dorsal de la espalda. Las zonas reflejas del ojo y el oído también se trabajan en este paso, ya que se localizan directamente encima del área de proyección del hombro.

ZONAS REFLEJAS

CORAZÓN: se cree que presionar esta zona ayuda a que el corazón funcione mejor.

PECHO Y PULMONES: aplicar la reflexología ayuda a abrir el pecho y los pulmones.

ZONA DORSAL Y HOMBROS: trabajar estas zonas reflejas alivia la tensión de la zona alta de la espalda y los hombros.

OJOS: la reflexología puede aliviar el dolor de ojos.

OÍDOS: la aplicación de las técnicas reflexológicas puede ayudar a aliviar el dolor de oídos o el tinnitus.

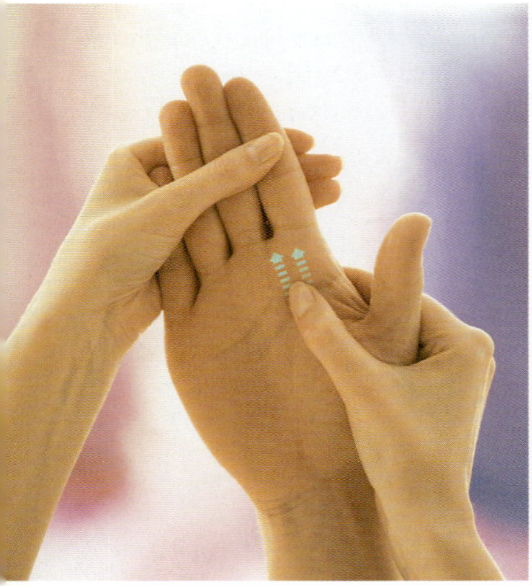

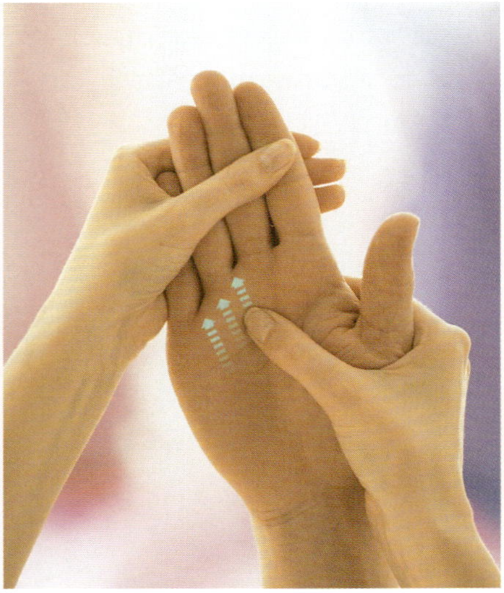

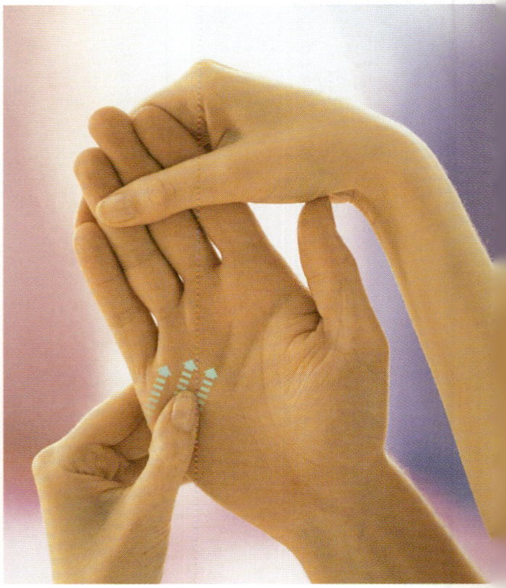

1 Con el pulgar derecho, realice varias pasadas sobre la zona del CORAZÓN, en la base del pulgar. Después, empezando por el área del DIAFRAGMA, camine con el pulgar sobre las zonas del PECHO, el PULMÓN y la ZONA DORSAL.

2 Pase al siguiente segmento de las zonas reflejas del PECHO, el PULMÓN y la ZONA DORSAL, y aplique la técnica de caminar con el pulgar en una sucesión de pasadas.

3 Cambie de manos. Sujete los dedos con la mano derecha y aplique la técnica de caminar con el pulgar con la izquierda. Empiece con la zona de reflejo del DIAFRAGMA y camine hacia arriba por la zona del HOMBRO.

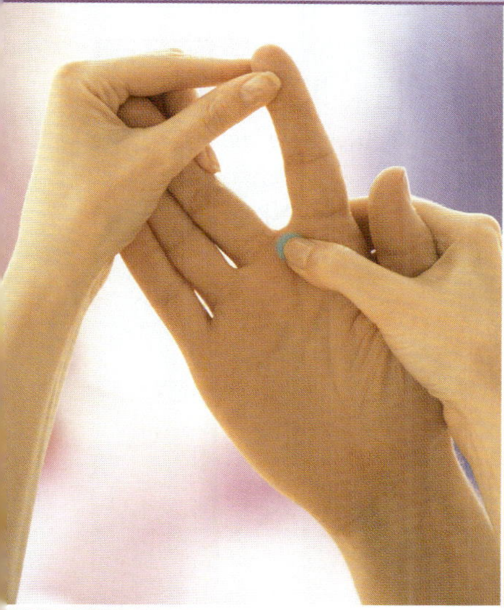

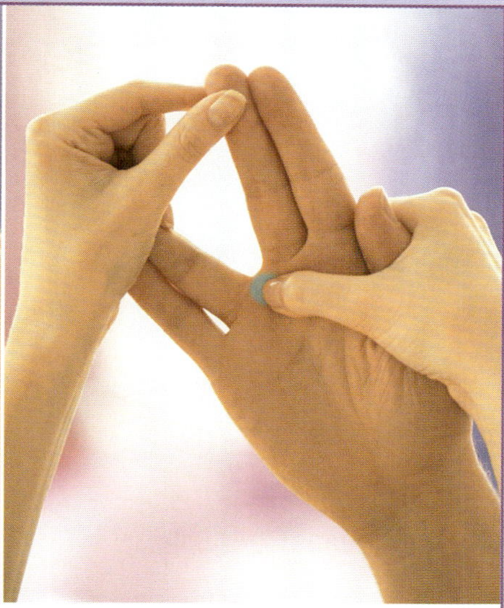

4 Para trabajar el área de proyección del OJO, separe y sujete los dedos índice y corazón con la mano izquierda. Coloque el pulgar y el índice de la mano de trabajo para pellizcar con suavidad el espacio entre los dos dedos varias veces.

5 Coloque el pulgar y el índice sobre la zona refleja del OÍDO INTERNO. Aplique un suave pellizco al espacio entre los dedos varias veces.

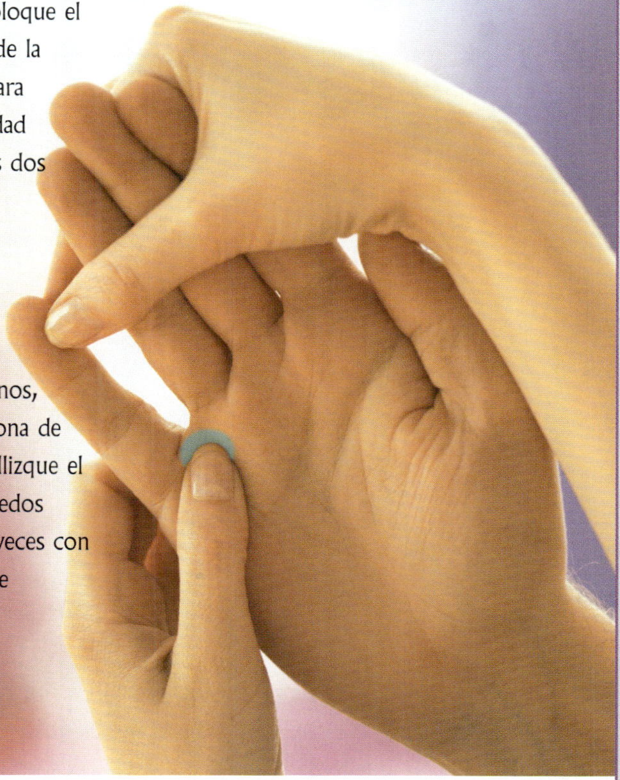

6 Cambie de manos, pasando a la zona de reflejo del OÍDO. Pellizque el espacio entre los dedos ligeramente varias veces con el pulgar y el índice izquierdos.

POSTRES Mecer la palma *(p. 100)* • Estirar la mano *(p. 100)* • Movimiento de palma *(p. 101)*

ORIENTACIÓN DE LA MANO

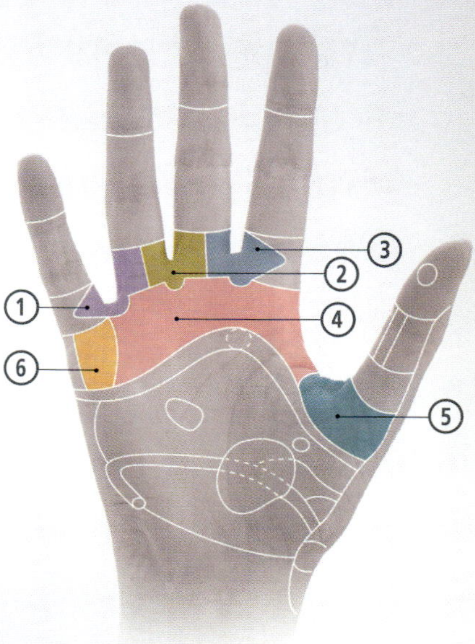

MANO DERECHA

Trabajar la parte superior de la palma implica tres grupos de zonas reflejas: los ojos y oídos; el pecho, los pulmones y el corazón; y los hombros y la zona dorsal.

El OÍDO (1), el OÍDO INTERNO (2), y el OJO (3) está localizados entre el índice y el corazón, el corazón y el anular, y el anular y el meñique respectivamente. La zona correspondiente al PECHO, el PULMÓN y la ZONA DORSAL forma una banda que cruza la palma (4). En el mapa de la mano, estas tres zonas ocupan el mismo espacio, pero, al igual que la zona dorsal está situada detrás de los pulmones, su área de proyección reside «detrás» de las zonas reflejas del pulmón y el pecho. La zona relacionada con el CORAZÓN se encuentra en la base del pulgar (5) y la del HOMBRO, en la base del meñique (6).

Las zonas reflejas de la mano izquierda son las mismas que en la derecha: la mano izquierda se corresponde con la parte izquierda del cuerpo, y viceversa.

PASO 4

Trabaje el centro y la base de la palma

Esta secuencia trabaja sobre todo las zonas reflejas relacionadas con el procesamiento de los alimentos y la eliminación de los residuos tras la digestión. Las áreas de proyección que se manipulan aquí se corresponden con el hígado, la vesícula biliar, el colon y el intestino delgado. Esta parte de la mano también incluye la zona refleja del brazo, que reside justo debajo del meñique.

ZONAS REFLEJAS

HÍGADO Y VESÍCULA BILIAR: la reflexología puede ayudar a que estos órganos regulen los niveles de sustancias químicas en el cuerpo, excretando las no necesarias en forma de bilis.

BRAZOS: tendentes a la rigidez, las extremidades superiores pueden responder bien a la reflexología.

COLON: aplique la reflexología en esta zona para ayudar a almacenar y expulsar los residuos en forma de heces.

INTESTINO DELGADO: trabajar esta zona refleja puede colaborar a la digestión de los alimentos.

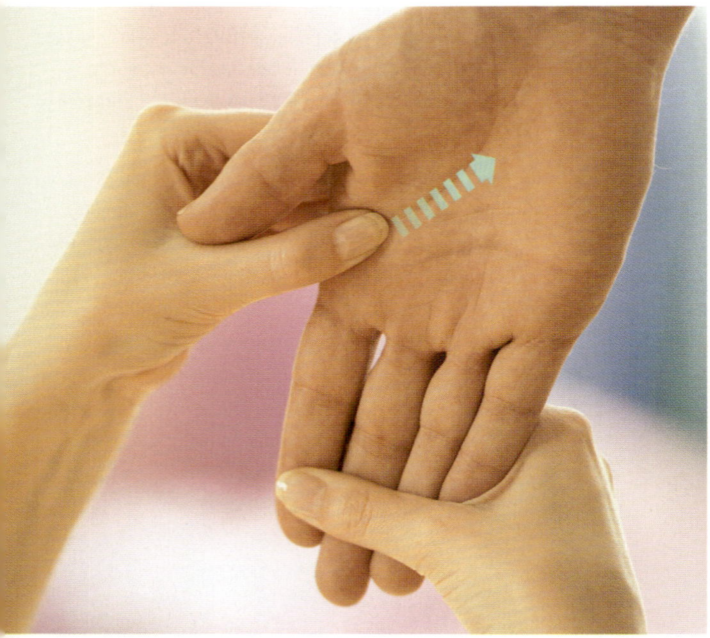

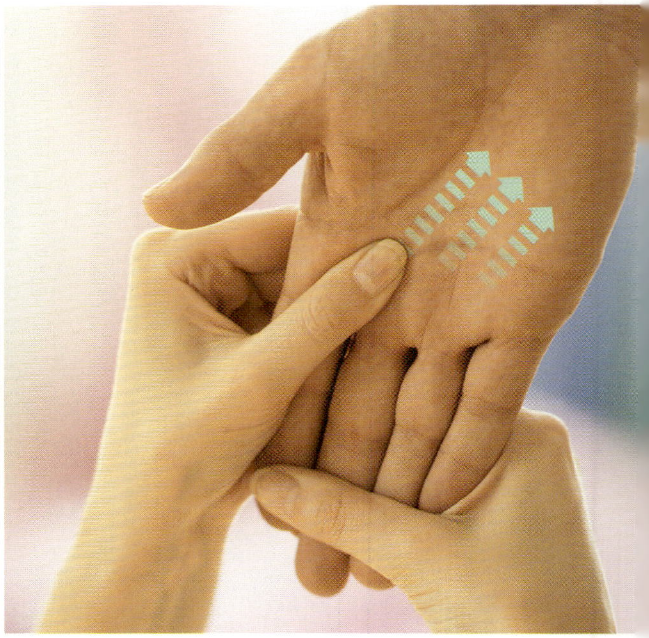

1 Para trabajar las zonas del HÍGADO y la VESÍCULA BILIAR, sujete la mano delante de usted con su derecha. Comenzando con el área del DIAFRAGMA, aplique con el pulgar izquierdo la técnica de caminar con el pulgar.

2 Ahora, recoloque el pulgar izquierdo y continúe caminando con el pulgar izquierdo sobre las zonas reflejas del HÍGADO y la VESÍCULA BILIAR con una serie de pasadas.

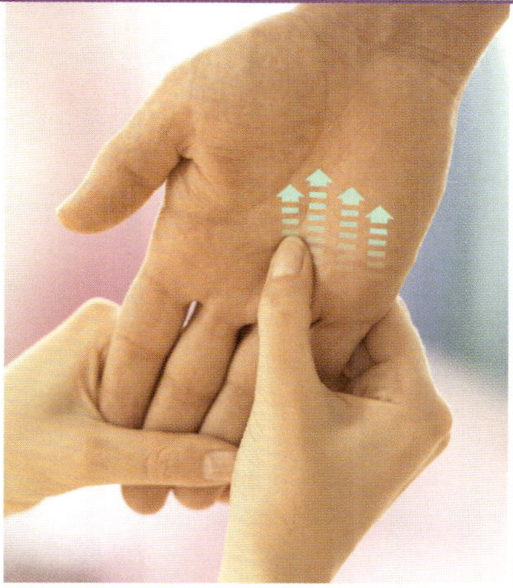

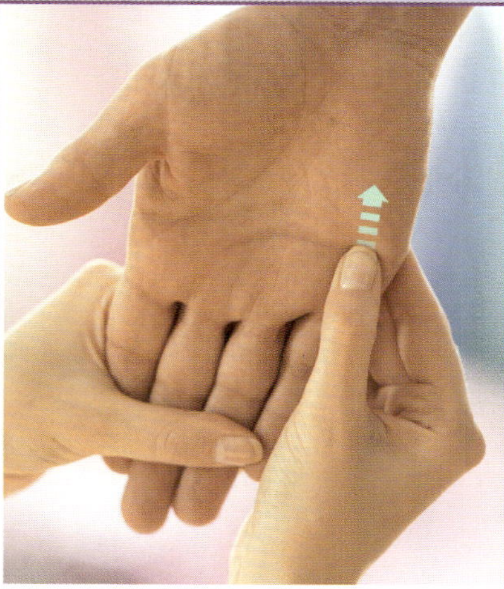

3 Para seguir manipulando las zonas reflejas del HÍGADO y la VESÍCULA BILIAR, cambie de manos, sujetando los dedos con la izquierda. Aplique una serie de pasadas de caminar con el pulgar con la mano derecha.

4 Después, coloque el pulgar y el índice derechos para presionar sobre la parte carnosa en el canto de la mano –el área de proyección del BRAZO–. Recoloque y presione de nuevo, subiendo por la mano.

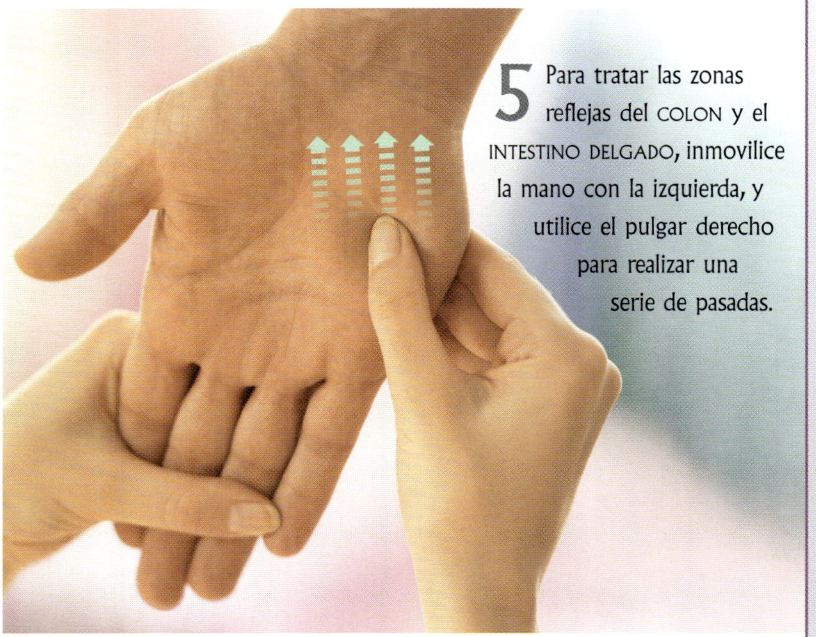

5 Para tratar las zonas reflejas del COLON y el INTESTINO DELGADO, inmovilice la mano con la izquierda, y utilice el pulgar derecho para realizar una serie de pasadas.

POSTRES Tirar del dedo *(p. 98)* • Estirar la mano *(p. 100)* • Movimiento de la palma *(p. 101)*

ORIENTACIÓN DE LA MANO

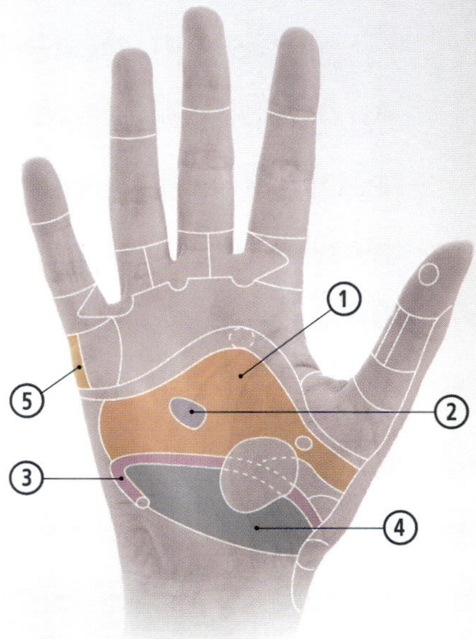

MANO DERECHA

Manipular las zonas reflejas en la parte carnosa de la palma y la base de la mano pretende, sobre todo, tratar los órganos digestivos.

La gran zona del HÍGADO se extiende a través de la palma (1), rodeando el área de proyección de la VESÍCULA BILIAR (2). La zona refleja del COLON recorre la base de la mano (3), rodeando la del INTESTINO DELGADO (4). El área relacionada con el BRAZO se sitúa en la parte carnosa bajo el dedo meñique (5).

Normalmente, las zonas reflejas de las dos manos son las mismas. No obstante, las zonas de la vesícula biliar y el hígado sólo aparecen en la mano derecha, y no en la izquierda. En la mano izquierda, el bazo reside en una posición aproximada a la de la vesícula de la mano derecha.
Las distintas partes del colon se reflejan en las manos de la misma manera que en los pies.

PASO 5

Trabaje el dorso de los dedos y el canto del pulgar

Esta secuencia debería no sólo relajar la tensión muscular en la columna, sino también aliviar cualquier dolor asociado. Manipule la zona refleja de la columna en el canto del pulgar, y las otras áreas de proyección en las puntas de los dedos para tratar la columna, la cabeza, los senos paranasales, el cuello, los dientes, las encías y la mandíbula.

ZONAS REFLEJAS

COLUMNA: esta zona refleja recorre el canto interior de la mano, reflejando la forma en que la columna recorre el tronco.

CUELLO: muy propenso a la tensión, puede responder bien a la reflexología.

CABEZA Y CEREBRO: controlan y coordinan las actividades del cuerpo, así que constituyen una parte clave de la reflexología.

SENOS PARANASALES: la reflexología puede ayudar a despejar estas cavidades.

DIENTES, MANDÍBULA Y ENCÍAS: red de tejido y hueso responsable de la asimilación de comida en la boca.

1 Para trabajar la COLUMNA, sujete la mano erguida con la izquierda. Comience con la zona refleja de la RABADILLA y utilice el pulgar derecho para caminar hacia arriba por el canto huesudo de la mano. Continúe subiendo por la zona refleja de la COLUMNA. Realice varias pasadas.

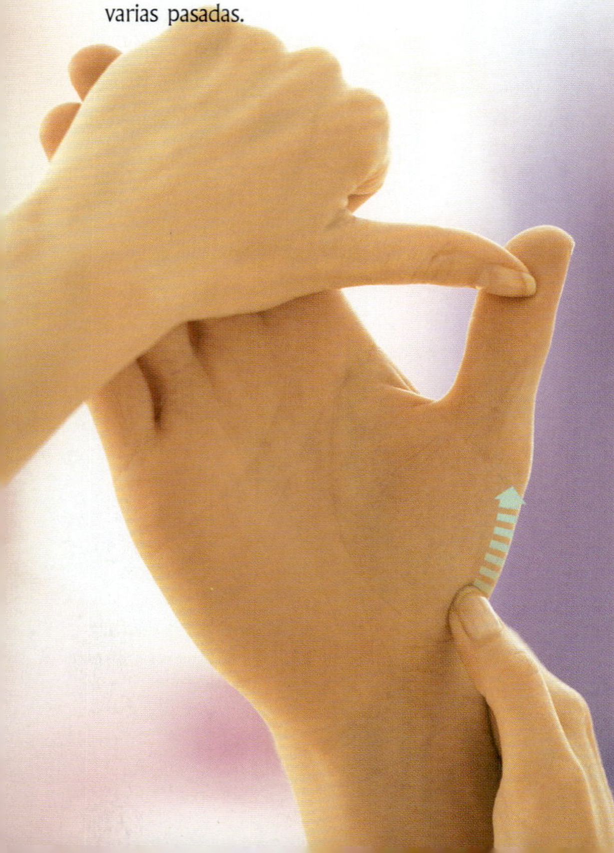

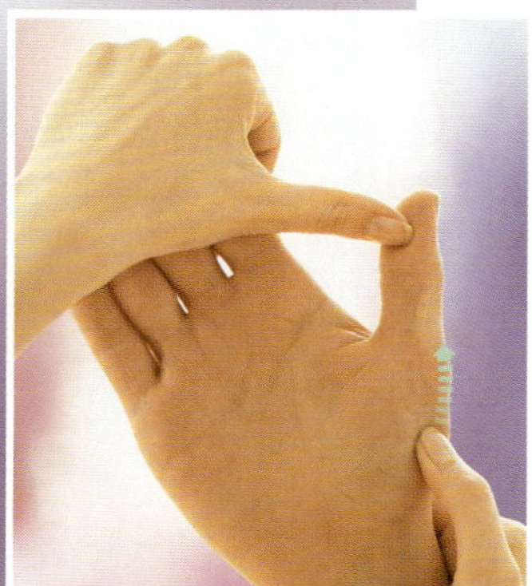

2 Para seguir tratando la columna, inmovilice el pulgar con la mano izquierda. Camine con el pulgar derecho por la zona refleja de la ZONA DORSAL.

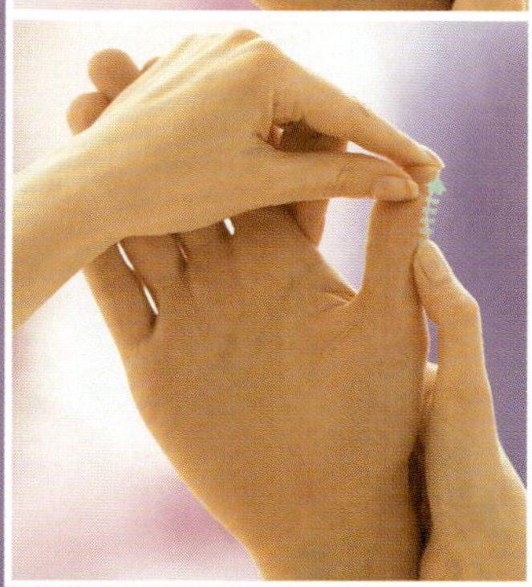

3 Continúe caminando con el pulgar de la mano derecha sobre el área de proyección del CUELLO.

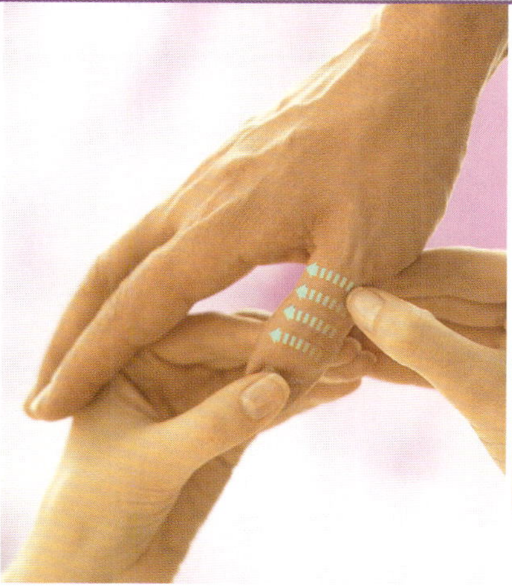

4 Para manipular las áreas de proyección de la CABEZA, el CEREBRO, los SENOS PARANASALES, los DIENTES, las ENCÍAS y la MANDÍBULA, empiece inmovilizando el pulgar con la mano izquierda. Camine con el pulgar derecho por el dorso del pulgar varias veces.

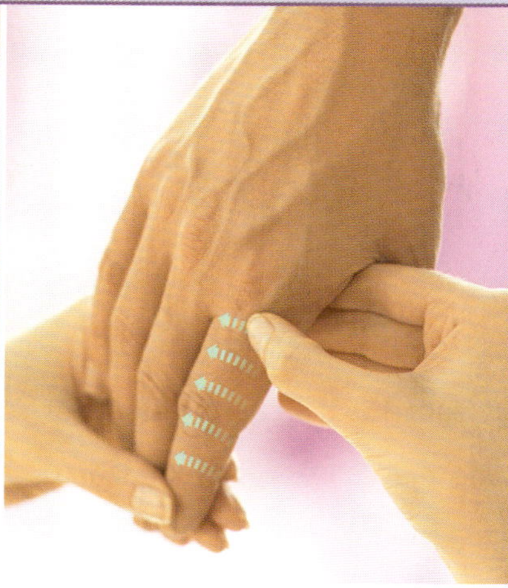

5 Pase al índice para trabajar la siguiente sección de estas zonas reflejas. Sujete el dedo con la mano izquierda y camine con el pulgar derecho sobre toda la zona. Repita varias veces.

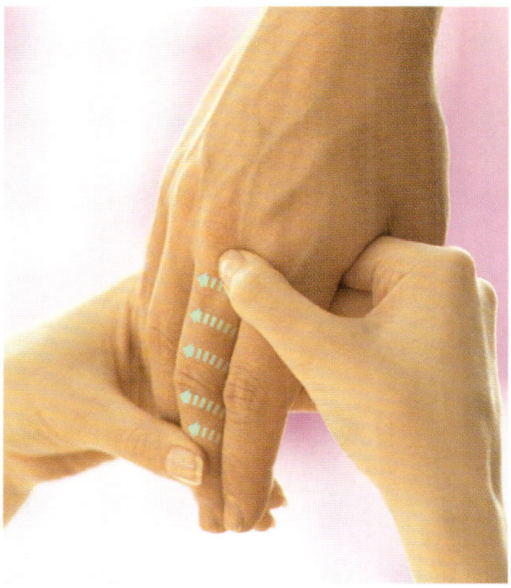

6 Manipule la siguiente sección de la CABEZA, CEREBRO, SENOS, DIENTES, ENCÍAS y MANDÍBULA. Inmovilice el dedo corazón y camine con el pulgar por toda la zona.

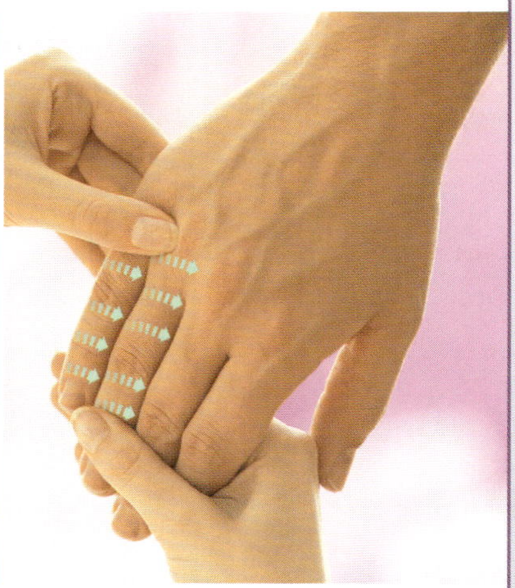

7 Cambie de mano para terminar con las zonas de la CABEZA, CEREBRO, SENOS PARANASALES, DIENTES, ENCÍAS y MANDÍBULA en el anular, antes de repetir en el meñique.

POSTRES Mecer la palma *(p. 100)* • Estirar la mano *(p. 100)* • Movimiento de la palma *(p. 101)*

ORIENTACIÓN DE LA MANO

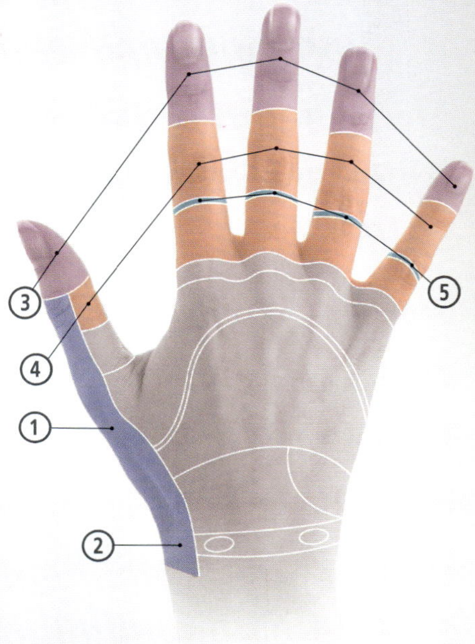

MANO DERECHA

Manipular las puntas de los dedos y el canto del pulgar trata la columna y la estructura anatómica de la cara y la cabeza.

Replicando la forma en que la COLUMNA baja por la espalda, su zona refleja recorre el canto del pulgar (1), con el área de proyección de la RABADILLA, cerca de la muñeca (2). Las zonas que representan la CABEZA, el CEREBRO y los SENOS PARANASALES ocupan la misma zona refleja, que va desde la punta hasta la primera articulación de cada dedo (3). Debajo –de nuevo en los cinco dedos– se encuentra la zona refleja del CUELLO (4). Por último, el área de proyección de los DIENTES, las ENCÍAS y la MANDÍBULA forma una banda estrecha en la segunda articulación de cada dedo (5).

Las zonas reflejas de las dos manos se corresponden por completo: la mano derecha se corresponde con la parte derecha del cuerpo, y viceversa.

PASO 6

Trabaje el dorso de la mano

Esta secuencia trabaja las zonas correspondientes a la respiración, la producción de leche, la función del corazón y la estructura esquelética y muscular de la parte superior del cuerpo. Las áreas de proyección del dorso de la mano derecha se corresponden con la parte derecha del cuerpo: pulmón, pecho, mama, zona lumbar, ganglios linfáticos, ingle, rodilla, pierna y ovario o testículo. Trate estas localizaciones para estimular y mejorar su función.

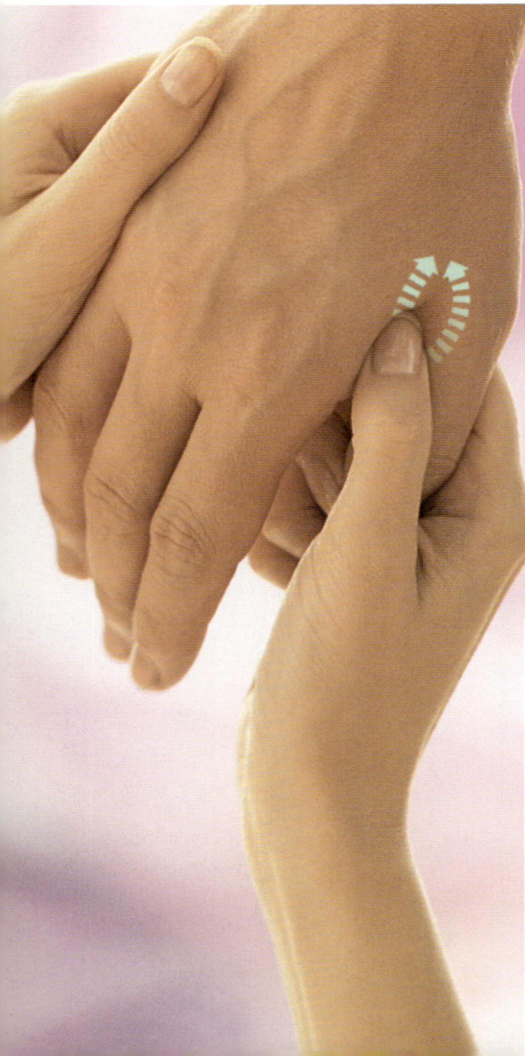

1 Para trabajar las áreas de proyección del PULMÓN, el PECHO, y la ZONA DORSAL, inmovilice primero la mano con la mano izquierda. Utilice el pulgar derecho para bajar por el hueso largo del índice *[véase p. 41]*.

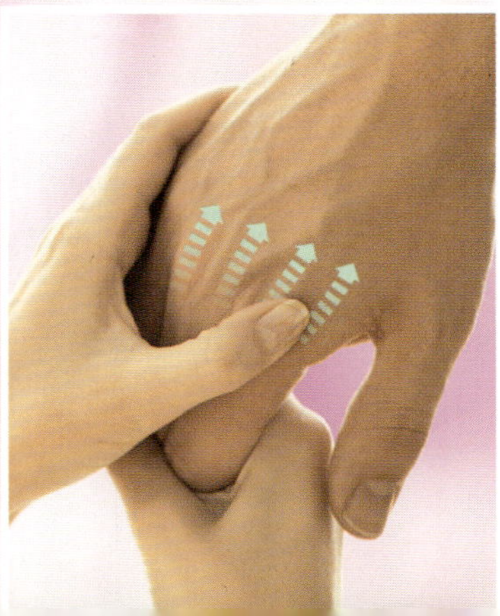

2 Para manipular la siguiente sección, cambie de mano. La mano derecha inmoviliza la mano mientras que la izquierda camina con el pulgar entre los huesos largos, realizando una serie de pasadas por el dorso de la mano.

ZONAS REFLEJAS

PECHO Y PULMONES: aplique las técnicas en estas zonas reflejas para ayudar a liberar la presión en el pecho y para abrir los conductos del pulmón.

MAMAS: la reflexología puede ayudar a regular la producción de leche en las mujeres lactantes.

ZONA DORSAL Y LUMBAR: trabajar estas áreas de proyección puede aliviar el dolor en la espalda.

GANGLIOS LINFÁTICOS, INGLES Y TROMPAS DE FALOPIO: estas zonas pueden responder bien a la reflexología.

OVARIOS/TESTÍCULOS: para mejorar la función de los órganos reproductores femeninos y masculinos, utilice las técnicas reflexológicas con regularidad.

ÚTERO/PRÓSTATA: la aplicación de las técnicas reflexológicas mejora la función del útero, en las mujeres, y de la próstata, en los hombres.

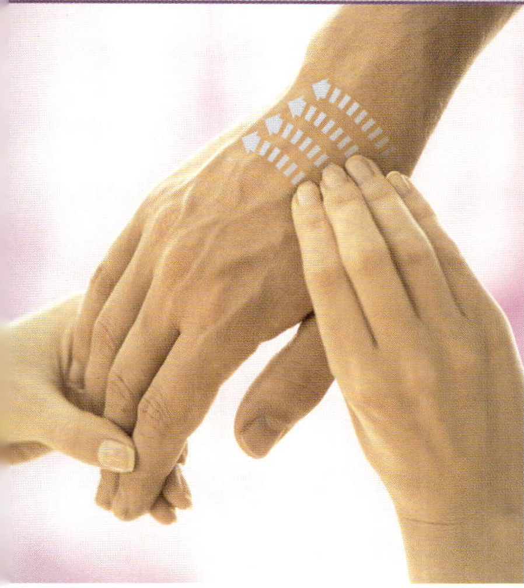

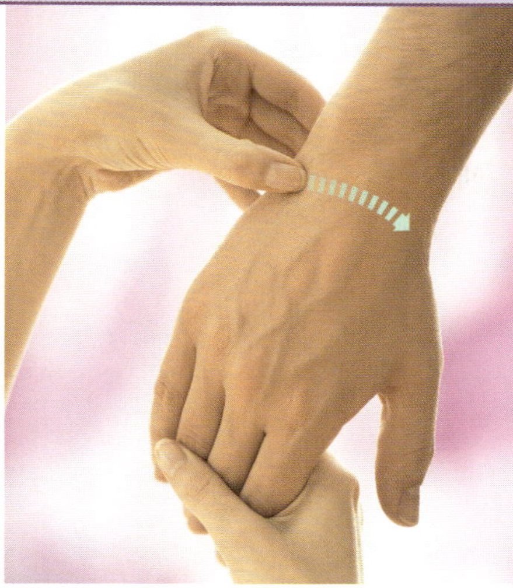

3 Utilice los dedos de la mano derecha para caminar sobre el área de la ZONA LUMBAR. Repita varias veces.

4 Cambie de manos y camine con el pulgar izquierdo por las zonas de GANGLIOS LINFÁTICOS, TROMPAS DE FALOPIO e INGLES. Realice varias pasadas.

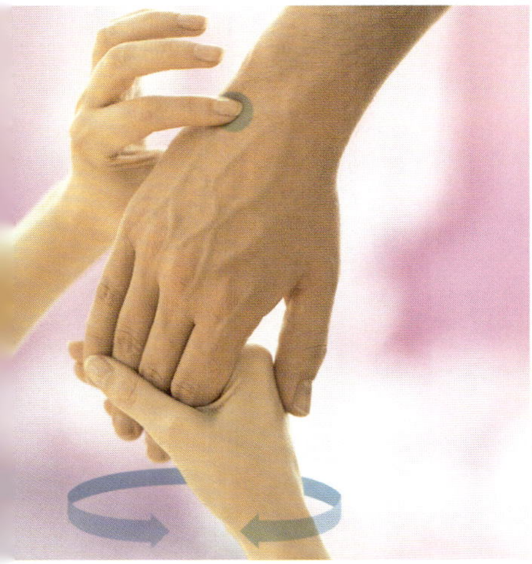

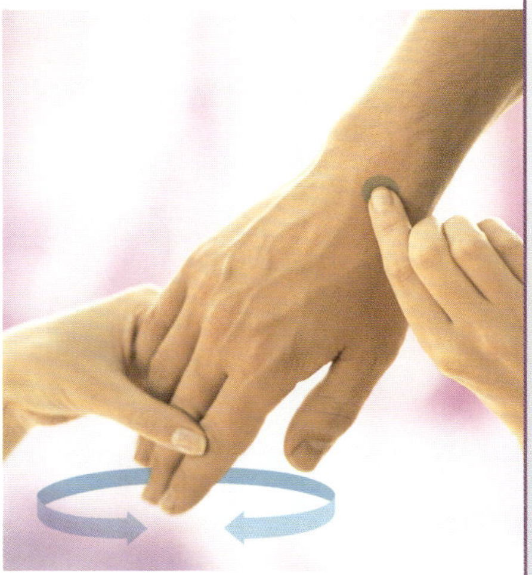

5 Localice el punto de proyección del OVARIO/TESTÍCULO con el índice izquierdo. Utilice la técnica de rotación sobre un punto, moviendo la mano en el sentido de las agujas del reloj y, después, en el contrario. Repita.

6 Cambie de manos y localice el punto reflejo del ÚTERO/PRÓSTATA, rotando la mano repetidas veces en el sentido de las agujas del reloj y, después, en la contraria.

POSTRES Tirar del dedo *(p. 98)* • Estirar la mano *(p. 100)* • Movimiento de la palma *(p. 101)*

ORIENTACIÓN DE LA MANO

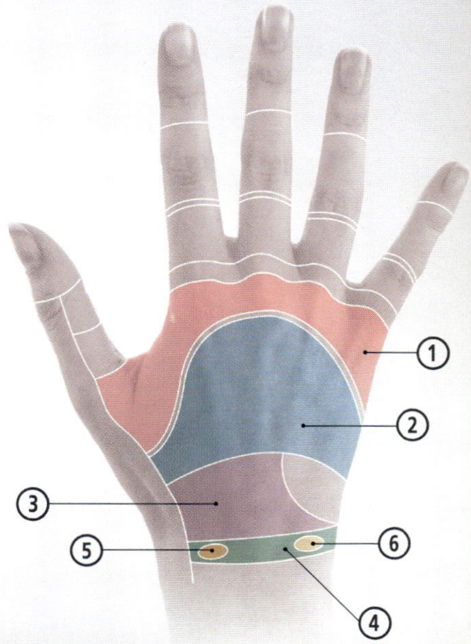

MANO DERECHA

El dorso de la mano contiene zonas reflejas en bandas amplias. Pegada a los dedos se encuentra el área de proyección de la ZONA DORSAL, el PULMÓN, el PECHO y la MAMA (1). Aunque dibujada como una sola zona, el área de proyección de la zona dorsal se sitúa por encima de las demás –reflejando la forma en que en el cuerpo la espalda está en la superficie, con los pulmones «por debajo»–. Existe una segunda zona refleja para la zona dorsal (2) y, bajando hacia la muñeca, la zona de reflejo de la ZONA LUMBAR (3).

En una banda estrecha, cerca de la muñeca, se encuentra la zona refleja de los GANGLIOS LINFÁTICOS, las TROMPAS DE FALOPIO y las INGLES (4). Dentro, se sitúa el punto de proyección del TESTÍCULO, en los hombres, y del OVARIO, en las mujeres (5), y el punto de la PRÓSTATA (hombres) y del ÚTERO (mujeres) (6).

Las zonas reflejas de las dos manos se corresponden por completo: la mano derecha se corresponde con la parte derecha del cuerpo, y viceversa.

PASO 7

Trabaje la mano izquierda

Una vez haya realizado la secuencia completa en la mano derecha, pase a la izquierda. Estas páginas señalan la secuencia para la mano izquierda, y ofrecen un útil resumen de la sesión. Cuando se haya familiarizado con la aplicación de las técnicas en cada parte de la mano, este resumen le ofrecerá, de un vistazo, un recordatorio de la secuencia completa.

POSTRES

Antes de empezar la secuencia, busque cortes, moratones y zonas que deb evitar durante la sesión.

PASO 1

Trabaje los dedos.

GLÁNDULA PITUITARIA

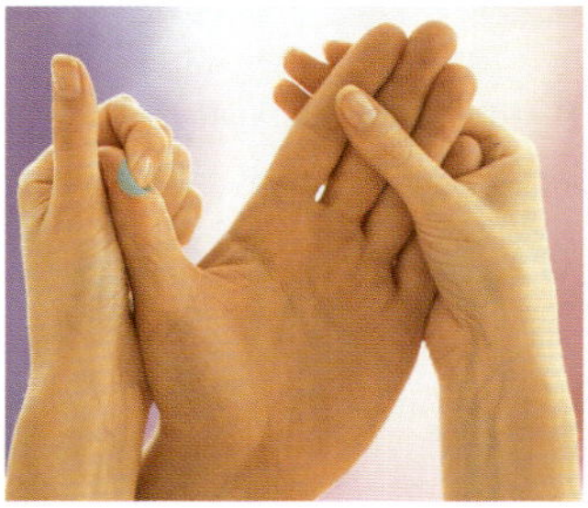

CUELLO, TIROIDES Y PARATIROIDES

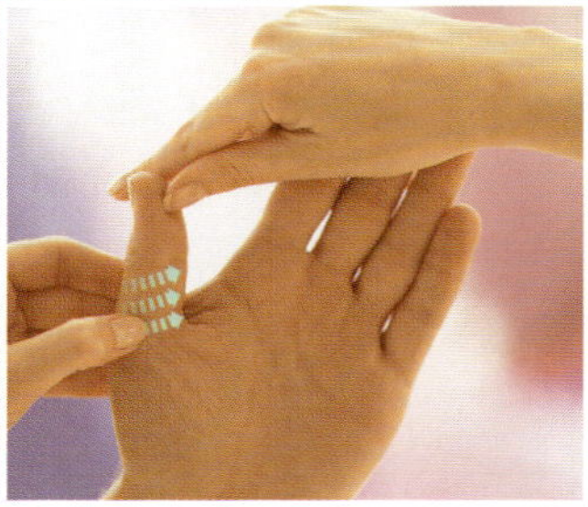

CABEZA, SENOS PARANASALE Y CEREBRO

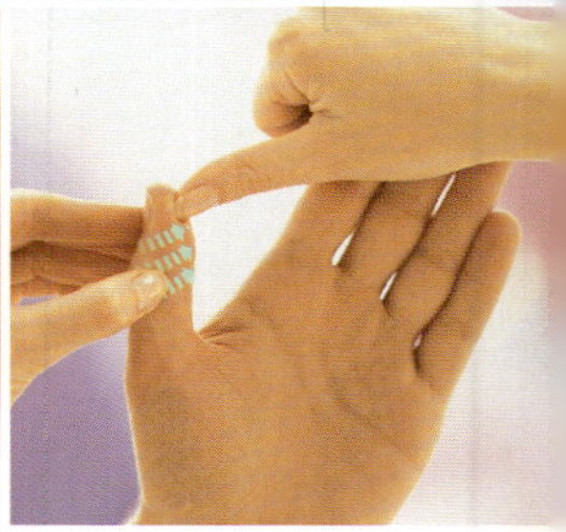

BAJAR Y TIRAR

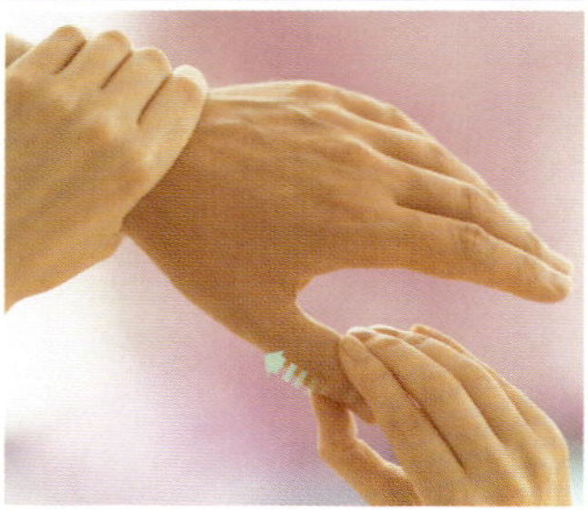

ESTIRAR LA MANO

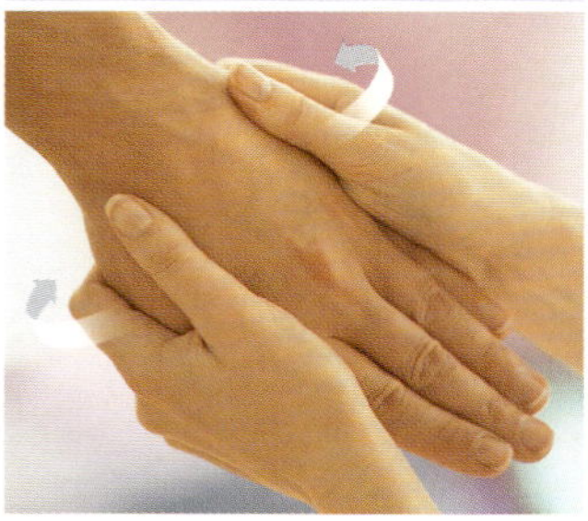

PASO 2

Trabaje el pulgar y monte de Venus.

GLÁNDULA SUPRARRENAL

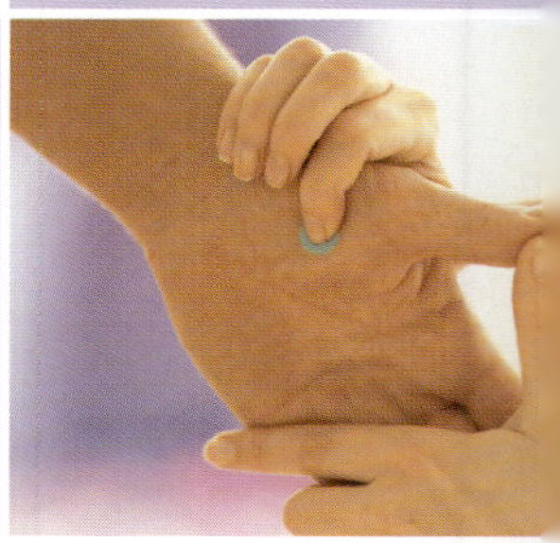

RIÑÓN Y ZONA DORSAL

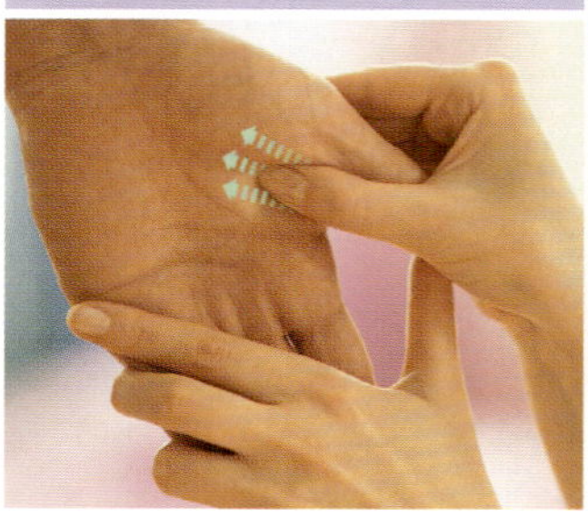

RIÑÓN

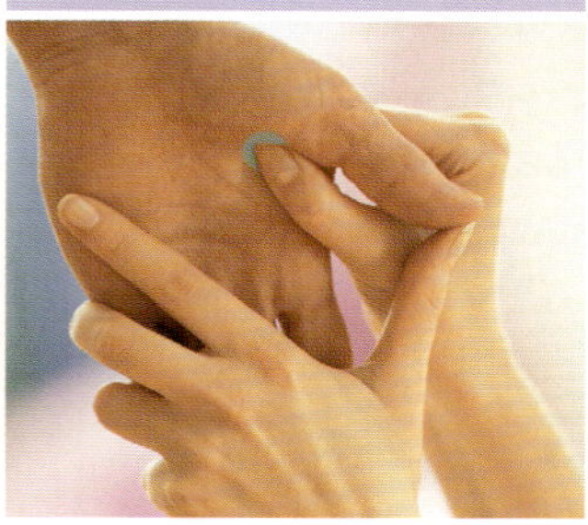

POSTRES

TIRAR DEL DEDO

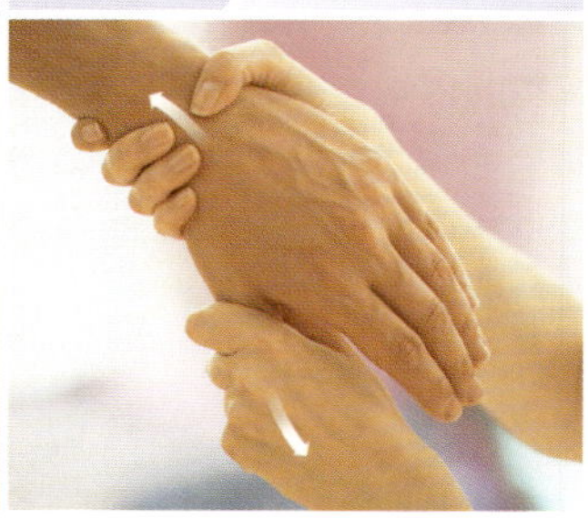

ESTIRAR LA MANO

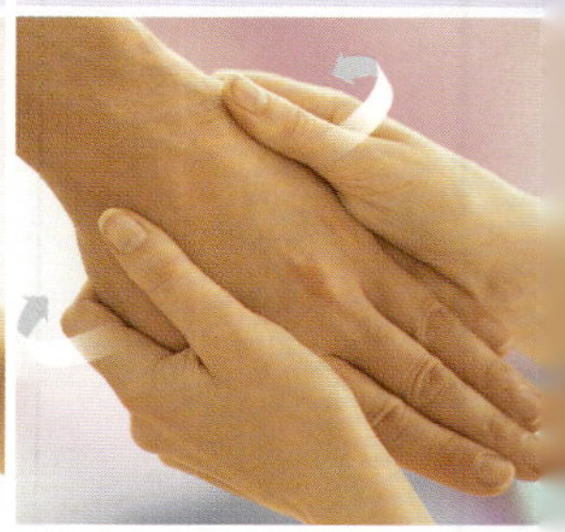

TIRAR DEL DEDO

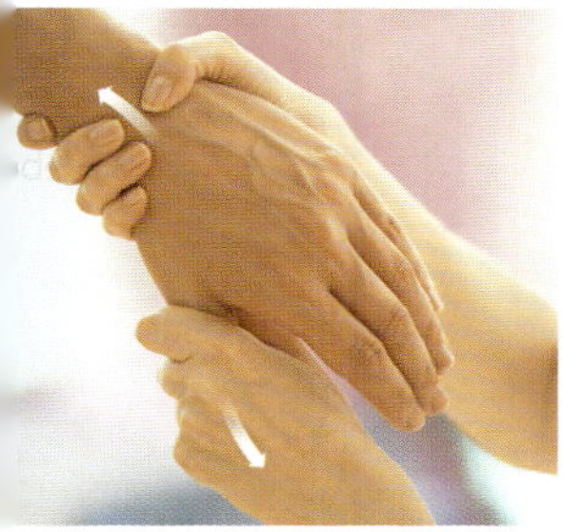

LADO A LADO

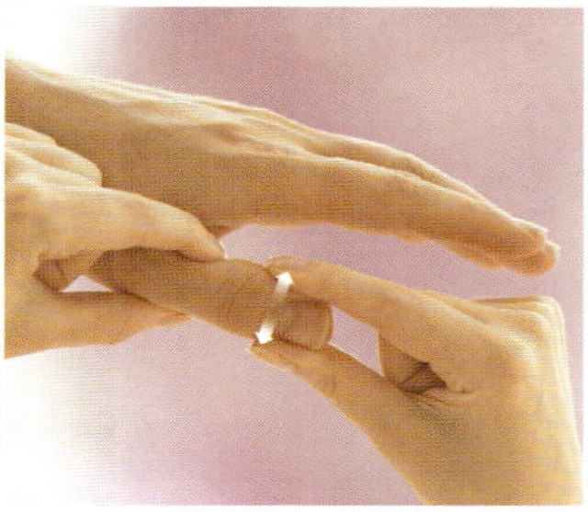

BAJAR Y TIRAR

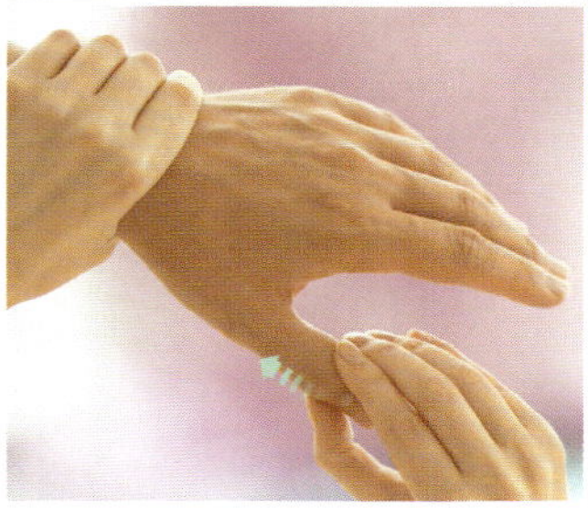

ESTIRAR LA MANO

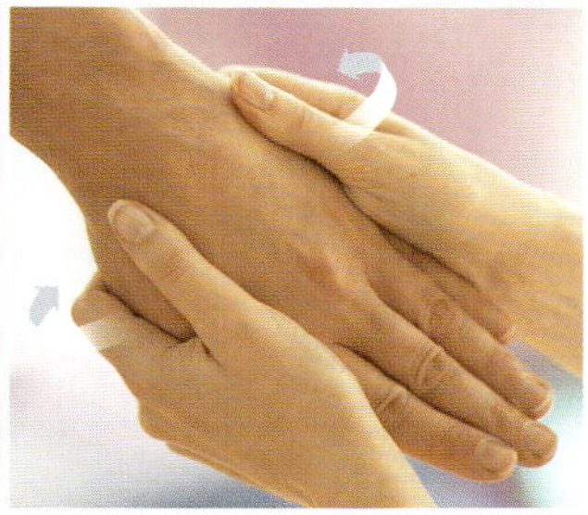

CABEZA, CUELLO, SENOS PARANASALES Y CEREBRO

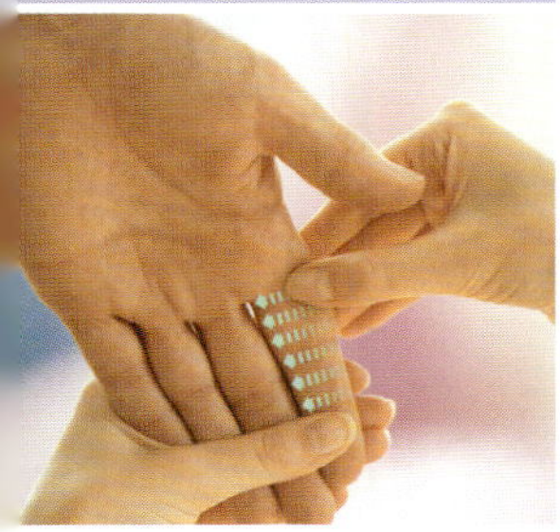

CABEZA, CUELLO, SENOS PARANASALES Y CEREBRO

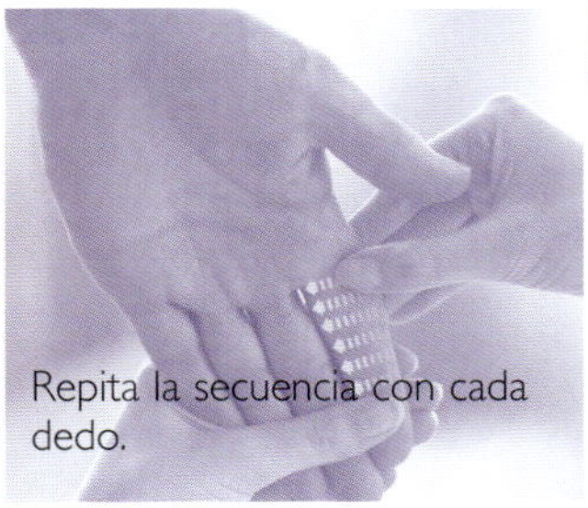

Repita la secuencia con cada dedo.

POSTRES TIRAR DEL DEDO

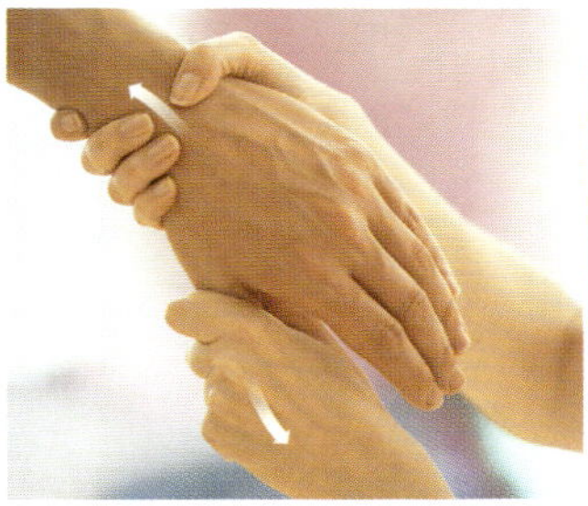

LADO A LADO

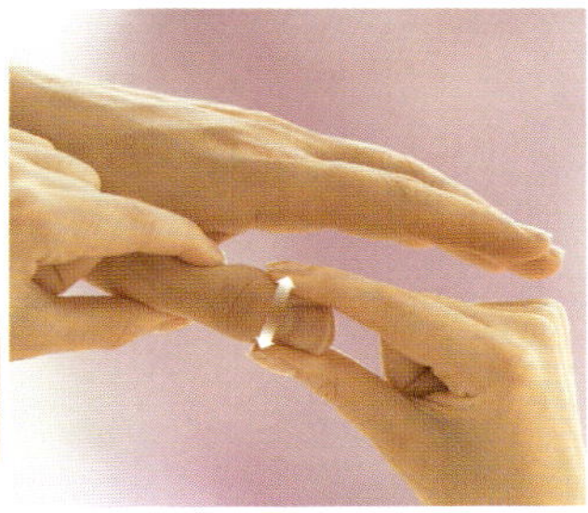

PÁNCREAS

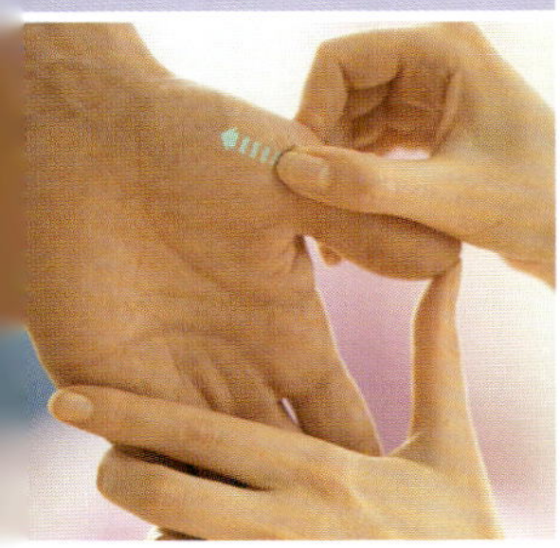

ESTÓMAGO

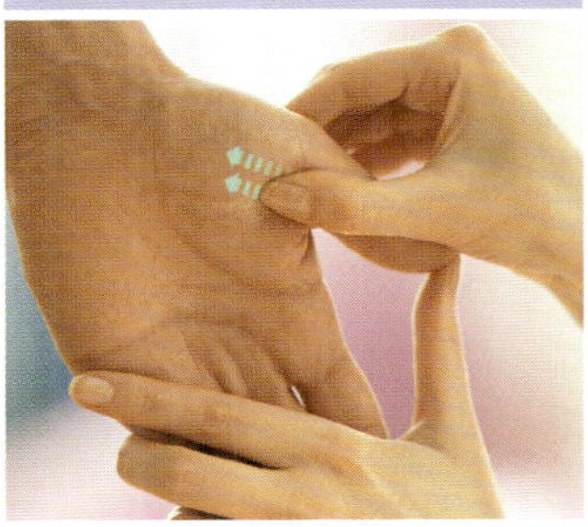

ESTÓMAGO

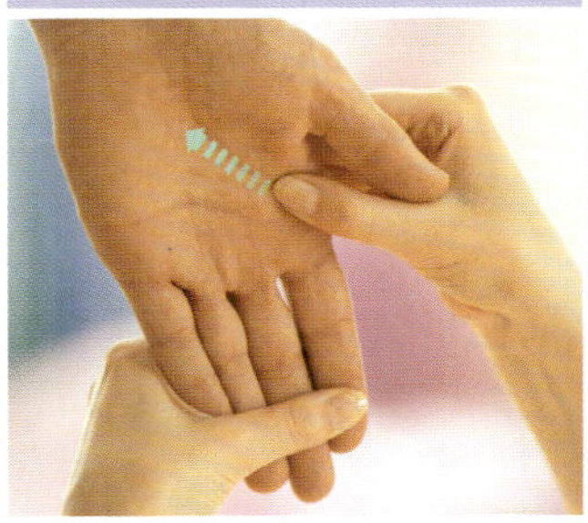

ESTÓMAGO

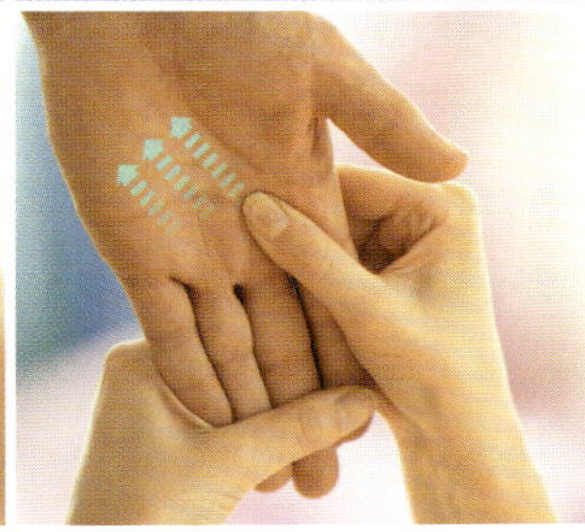

MOVIMIENTO DE LA PALMA

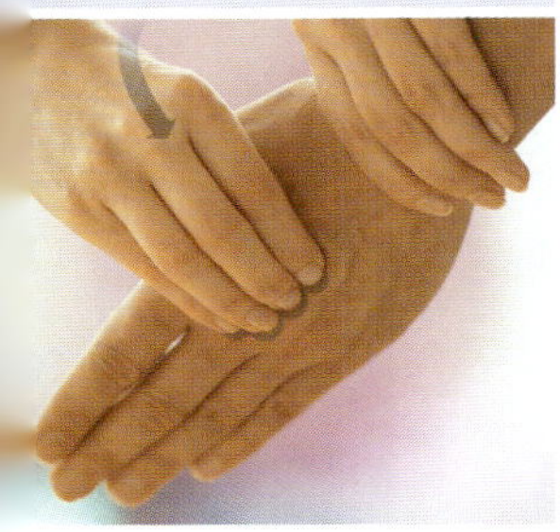

PASO 3

Trabaje la parte superior de la palma.

PECHO, PULMÓN Y ZONA DORSAL

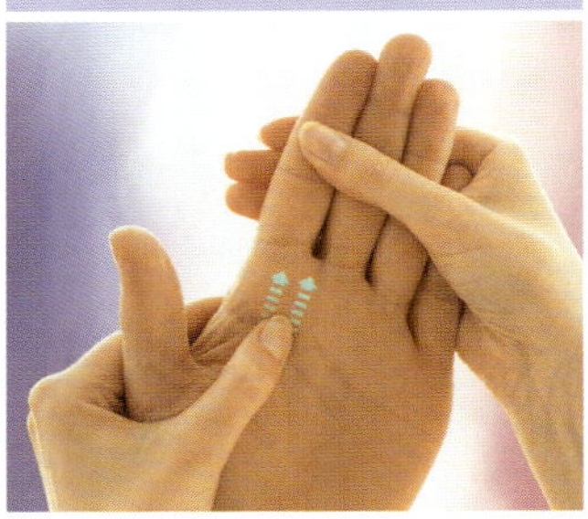

PECHO, PULMÓN Y ZONA DORSAL

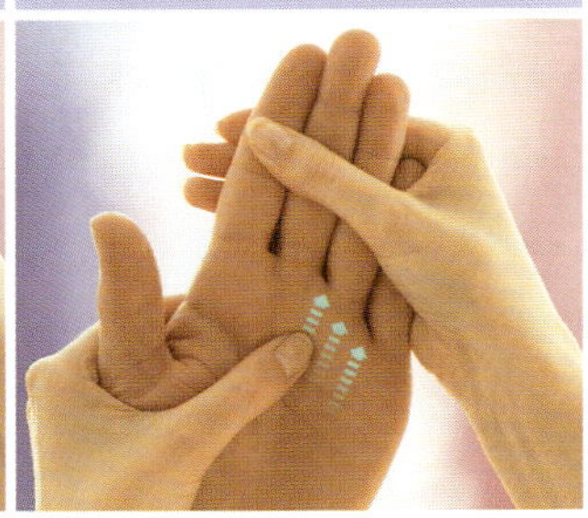

HOMBRO

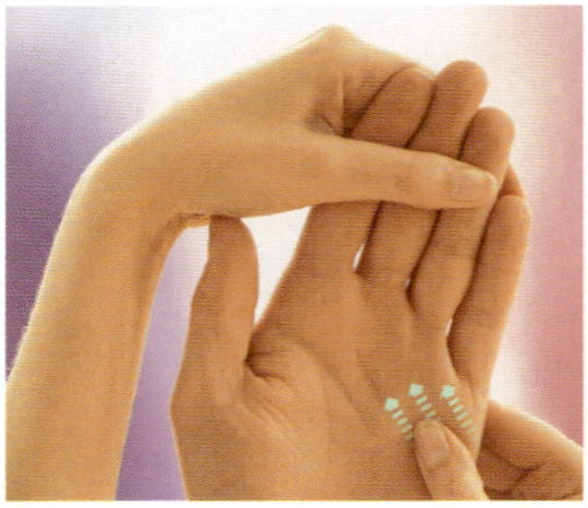

OJO

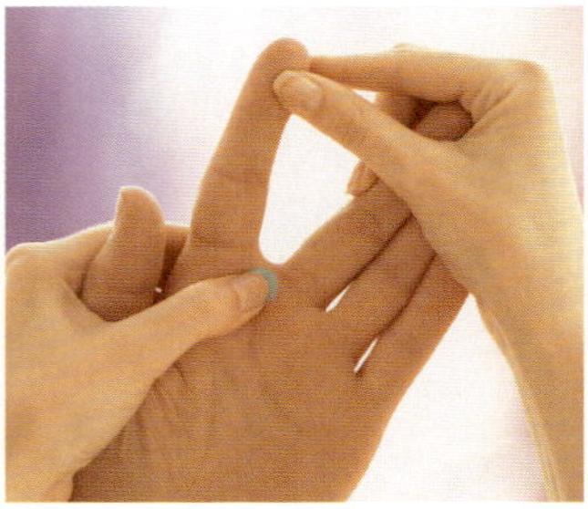

OÍDO INTERNO

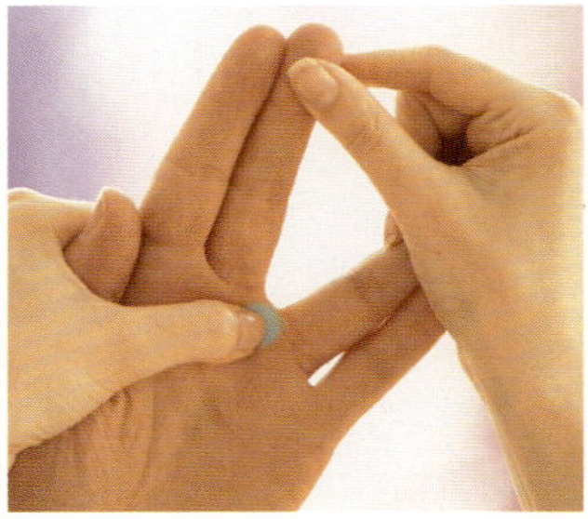

OÍDO

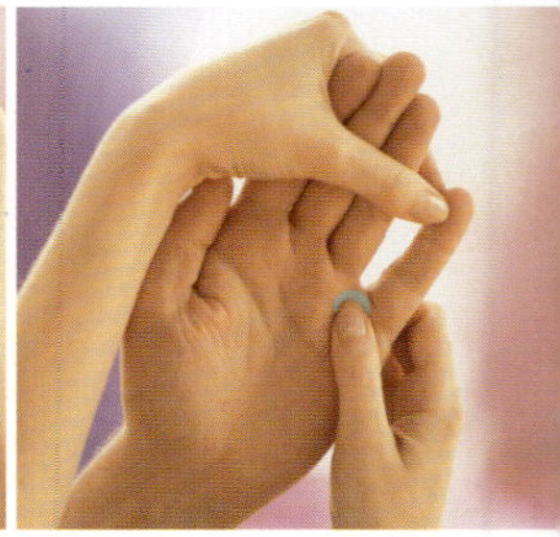

BAZO

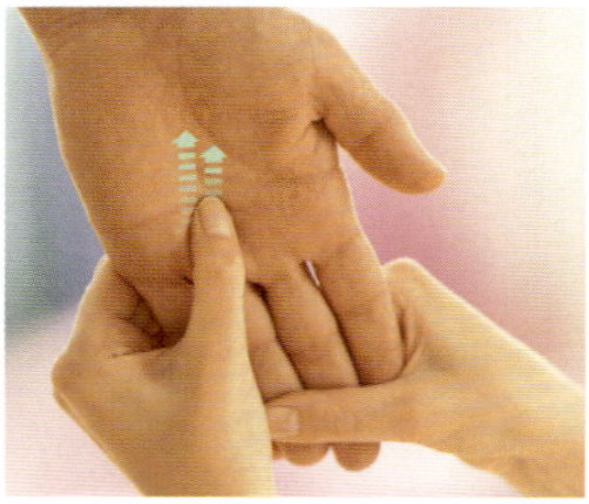

BRAZO

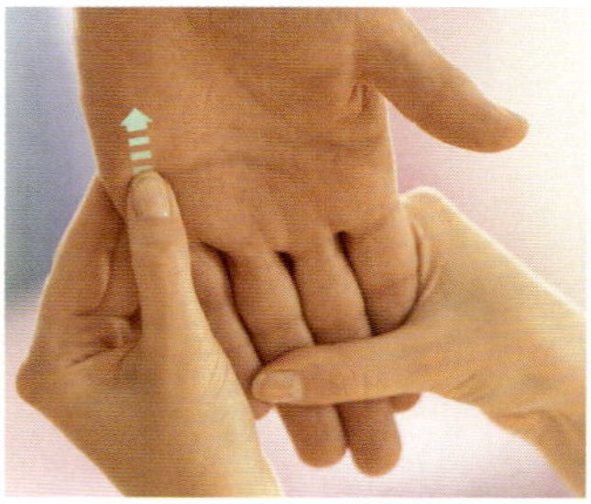

COLON E INTESTINO DELGADO

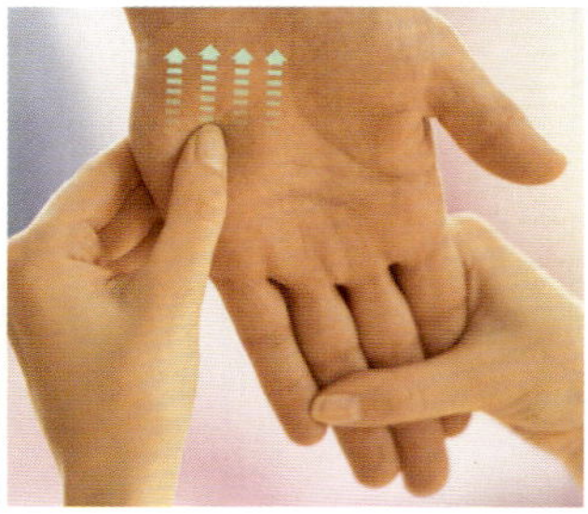

POSTRES TIRAR DEL DE

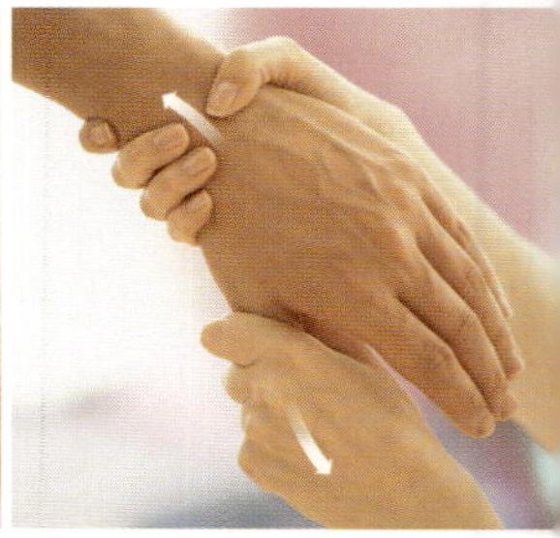

CABEZA, SENOS P., DIENTES, ENCÍAS, MANDÍBULA Y CUELLO

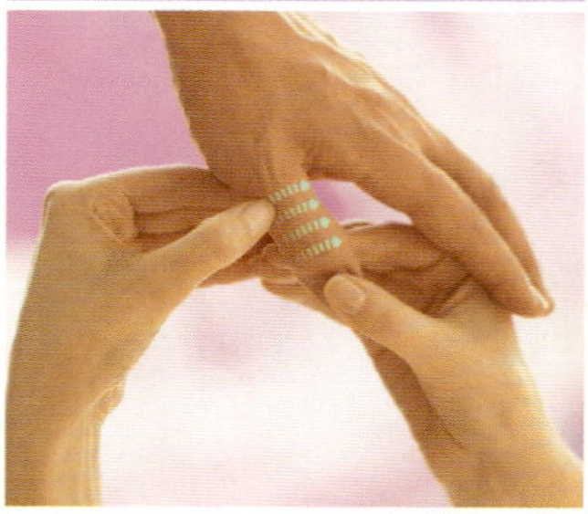

CABEZA, SENOS P., DIENTES, ENCÍAS, MANDÍBULA Y CUELLO

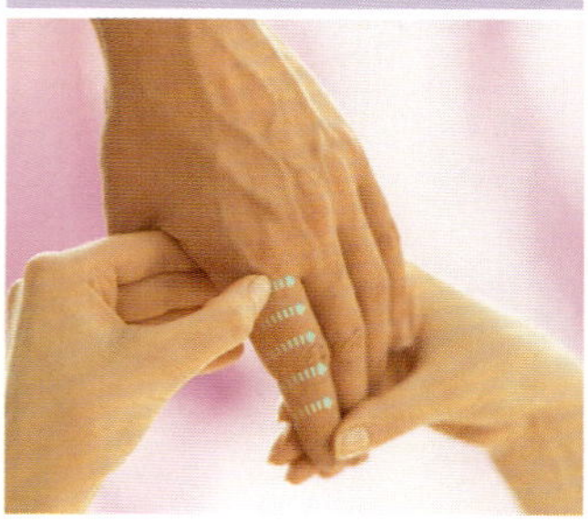

CABEZA, SENOS P., DIENTES, ENCÍAS, MANDÍBULA Y CUELLO

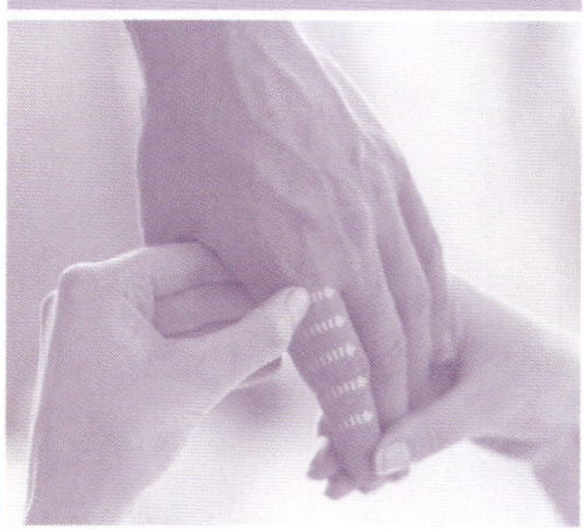

POSTRES MECER LA PAL

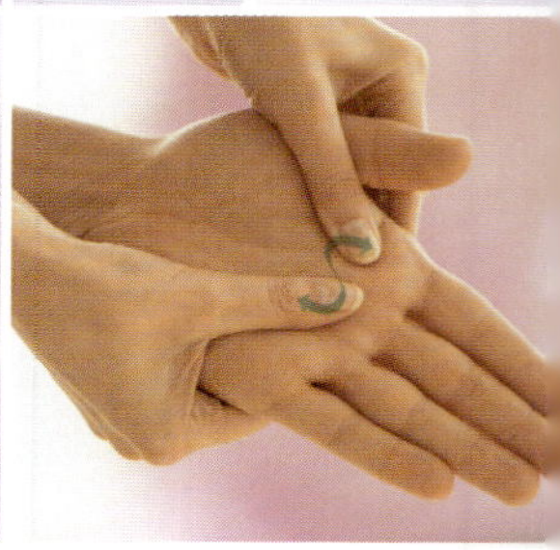

PULMÓN, PECHO, MAMA Y ZONA DORSAL

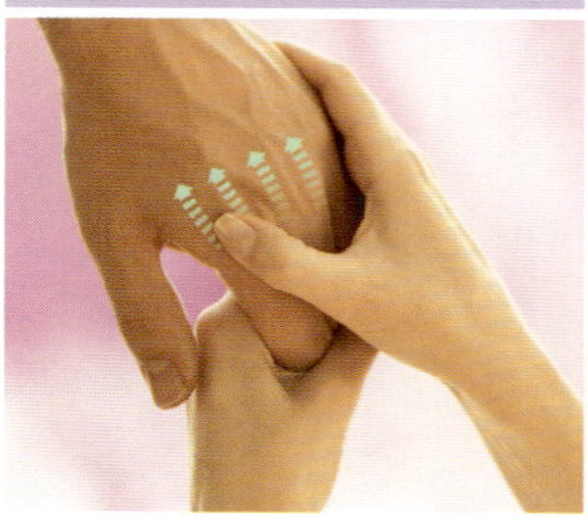

ZONA LUMBAR

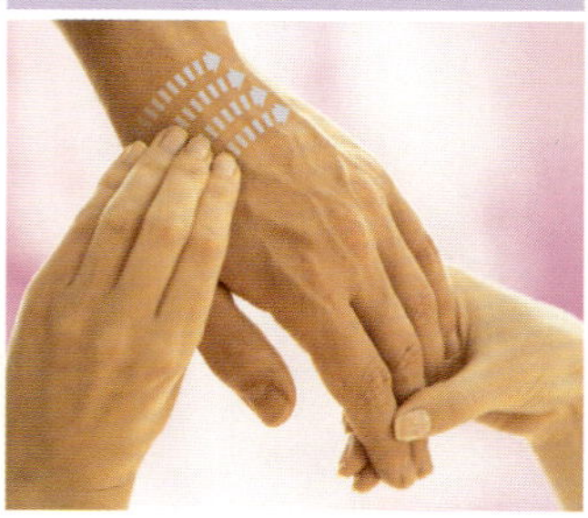

GANGLIOS LINFÁTICOS, TROMPAS DE FALOPIO E INGLES

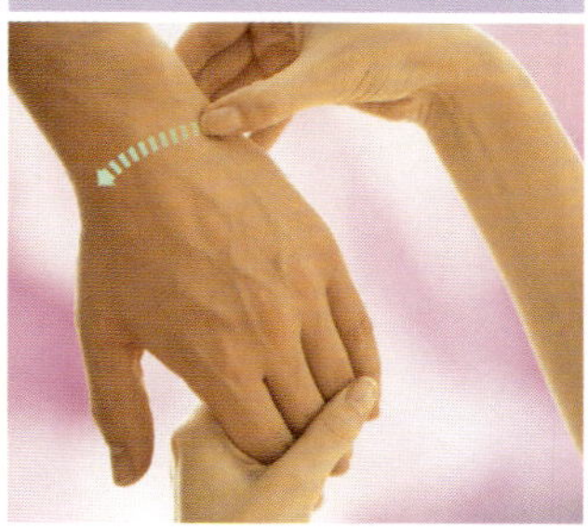

OVARIO/TESTÍCULO

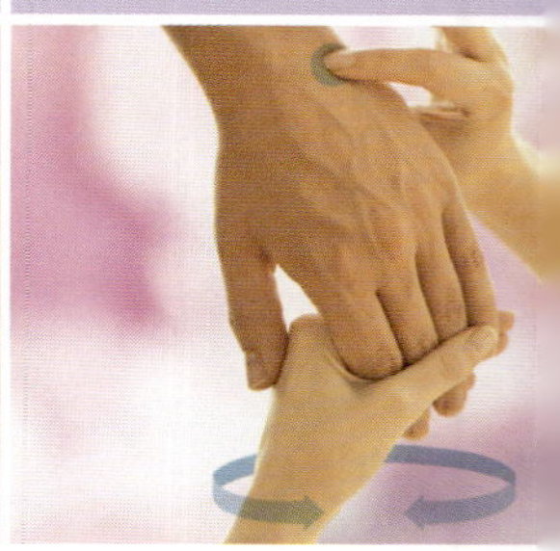

POSTRES

MECER LA PALMA

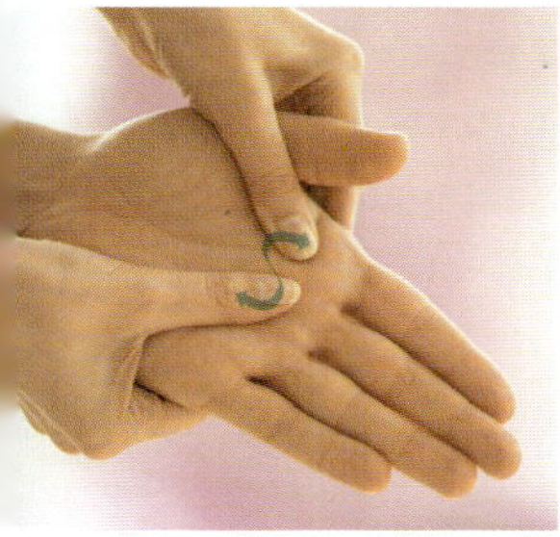

ESTIRAR LA MANO

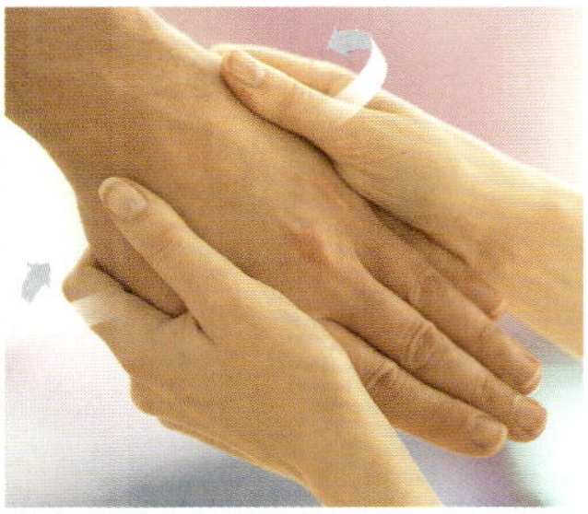

MOVIMIENTO DE LA PALMA

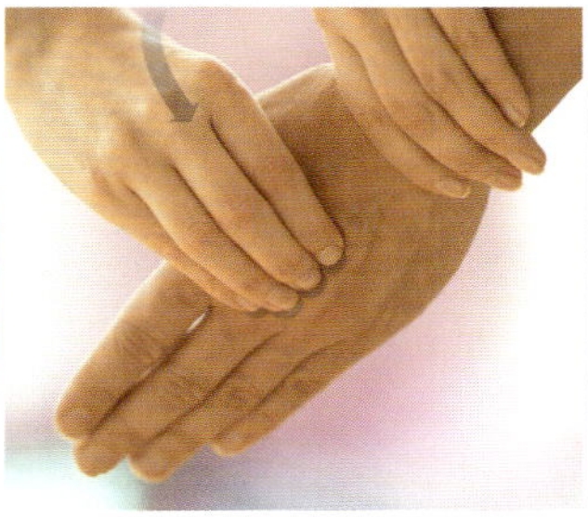

PASO 4

Trabaje el centro y la base de la palma.

ESTIRAR LA MANO

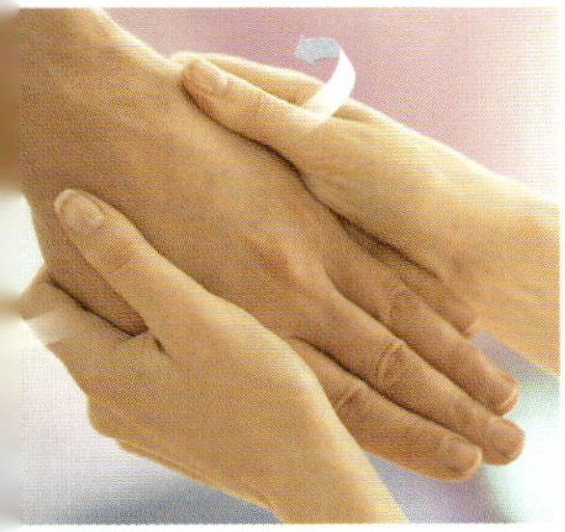

MOVIMIENTO DE LA PALMA

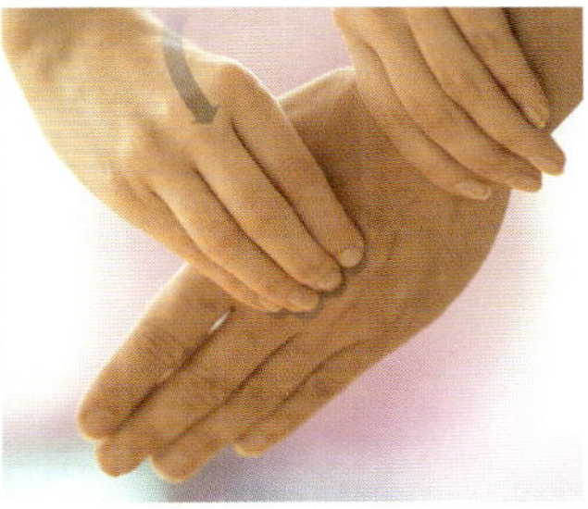

PASO 5

Trabaje el dorso de los dedos y el canto del pulgar.

COLUMNA

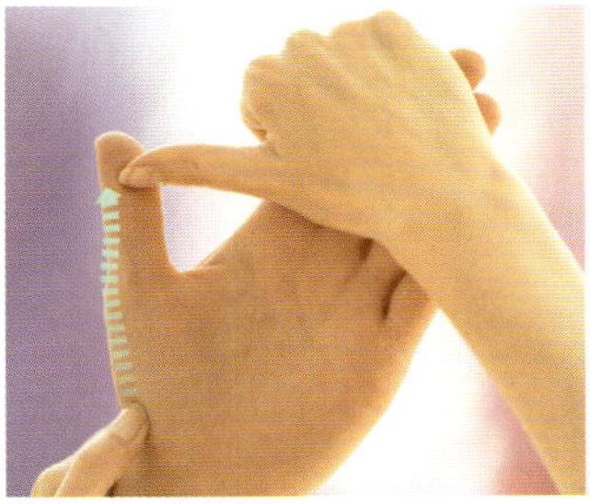

ESTIRAR LA MANO

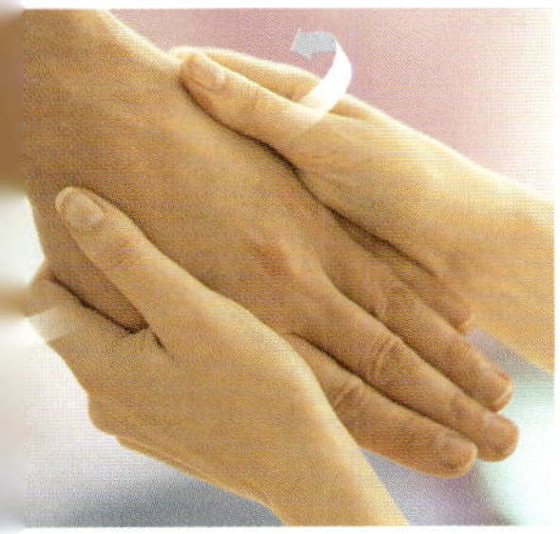

MOVIMIENTO DE LA PALMA

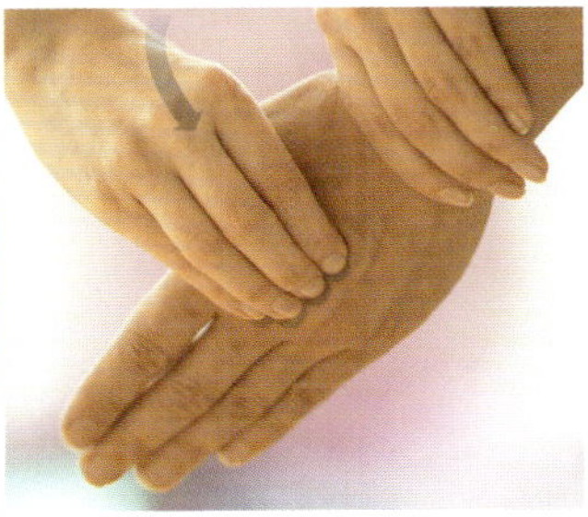

PASO 6

Trabaje el dorso de la mano.

PULMÓN, PECHO, MAMA Y ZONA DORSAL

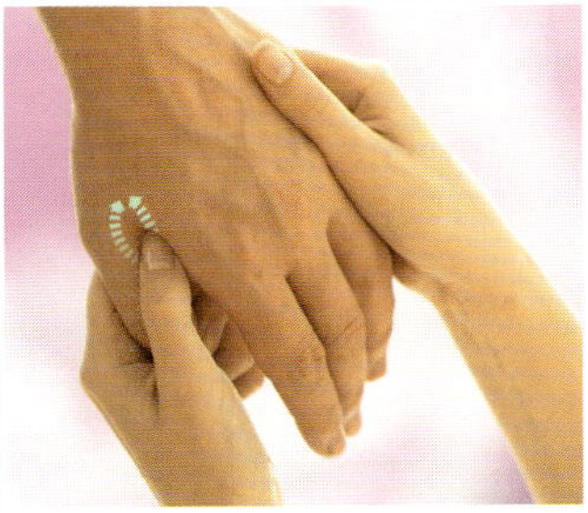

ÚTERO/PRÓSTATA

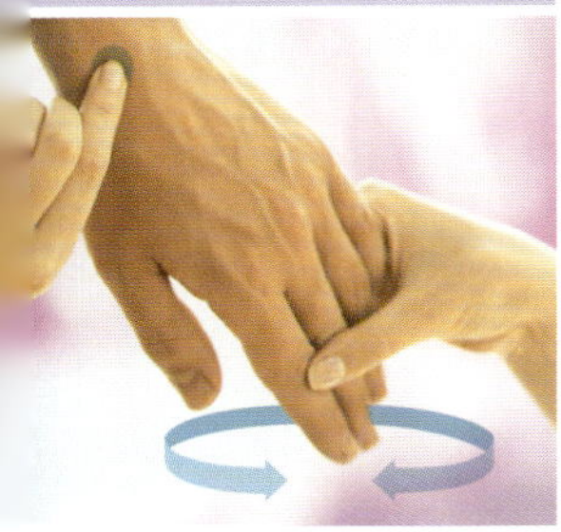

POSTRES

TIRAR DEL DEDO

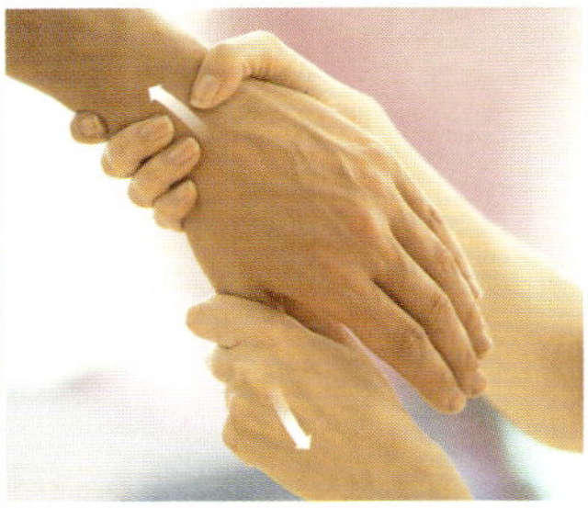

ESTIRAR LA MANO

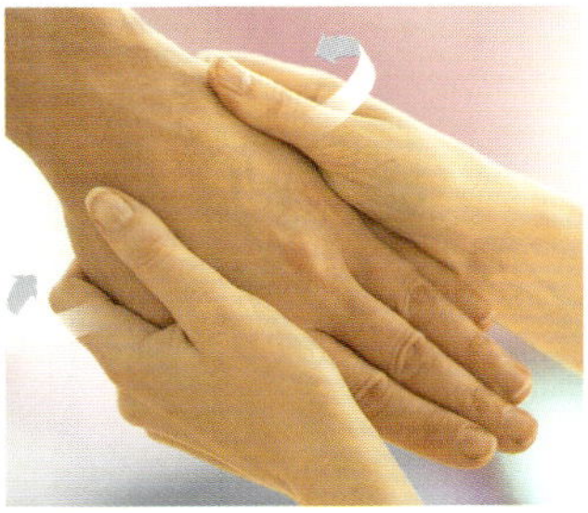

MOVIMIENTO DE LA PALMA

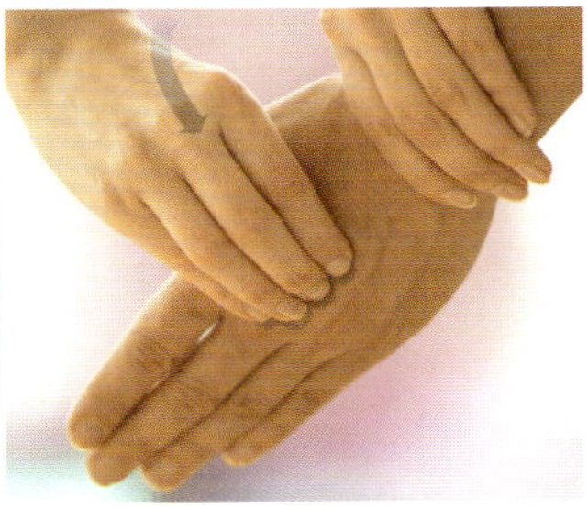

PERSONAS CON NECESIDADES ESPECÍFICAS

Algunos grupos de personas requieren una consideración añadida en reflexología. La secuencias se tienen que adaptar para satisfacer a bebés, niños, mujeres embarazadas y ancianos. En general, aumente la duración de la sesión y la fuerza de la presión de forma gradual. Al final de cada sesión, trabaje las zonas reflejas de los riñones para fomentar la eliminación de toxinas.

Bebés

A los bebés les encanta la reflexología. Un toque suave es todo lo que se necesita. Los problemas más comunes son: el sueño, los cólicos y la diarrea.

RECUERDE

Sea cariñoso.

Manipule brevemente en una o dos zonas de reflejo.

Para trabajar más, presione con suavidad en la mano y el pie.

Niños

La reflexología con niños establece un vínculo, mejora la relajación y le permite encontrar «pequeños secretos» –esas caídas y golpes que los niños no siempre mencionan–. La siguiente sesión se dirige a las áreas de proyección relacionadas con los problemas típicos de los niños. Trabaje primero las zonas en el pie derecho y luego en el izquierdo o, si lo prefiere, trate las zonas en la mano.

RECUERDE

No espere aplicar una sesión completa en un niño pequeño. Los periodos de atención son breves a esta edad.

Conviértalo en un juego. Por ejemplo, «éste compró un huevo» cuando trabaje con los dedos de los pies.

Los niños son monos de repetición: si usted se aplica las técnicas de autoayuda, su hijo también lo hará.

No presione mucho. Un niño que retira el pie le está diciendo algo.

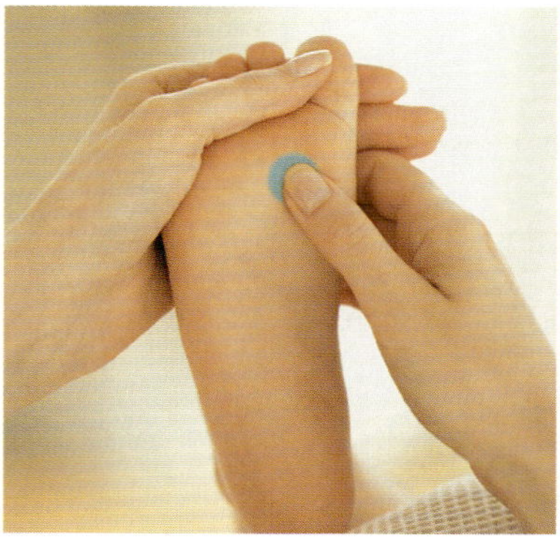

1 Inmovilizando el pie, presione con suavidad el punto del PLEXO SOLAR con el pulgar de la mano de trabajo. Este paso está diseñado para aliviar cualquier tensión del niño.

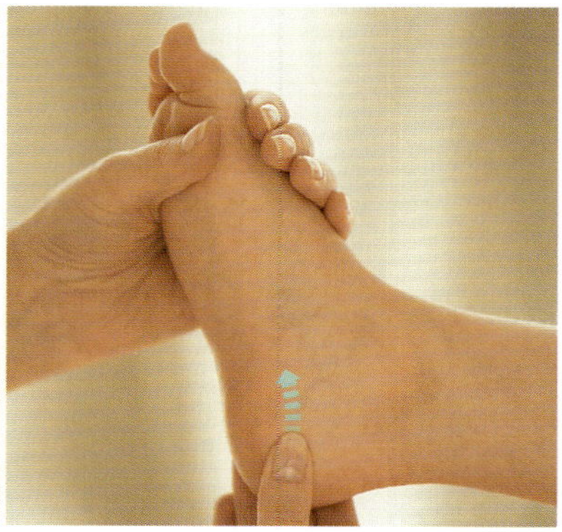

2 Después, camine con el pulgar por la zona de la RABADILLA, pasando varias veces para contrarrestar el impacto de las muchas caídas que sufren los niños.

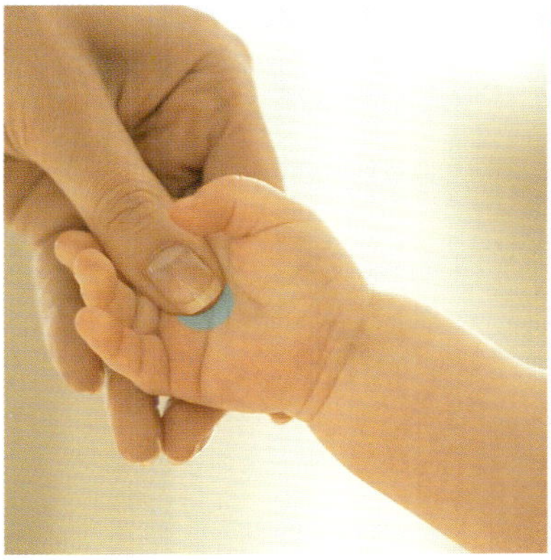

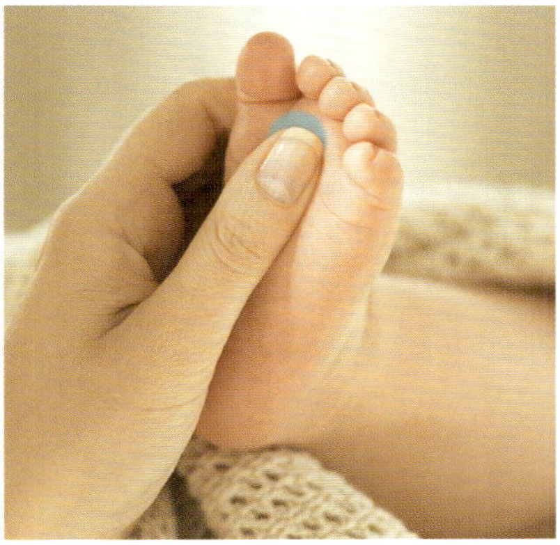

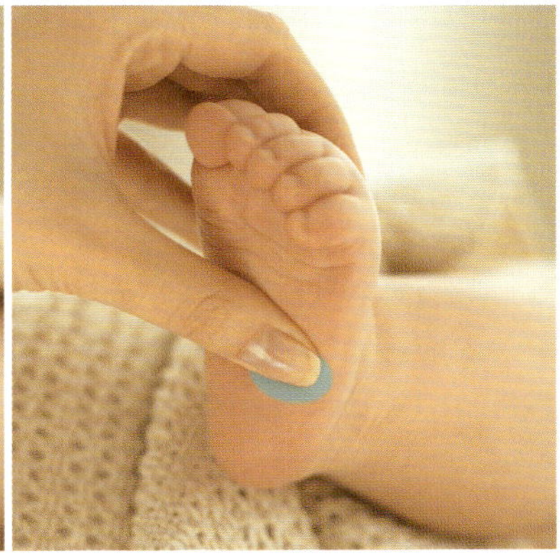

1 Para calmar a un bebé, presione con suavidad sobre el punto reflejo del plexo solar, en el monte de Venus del pulgar.

2 Utilizando el pulgar, presione con suavidad el área de proyección del esófago, localizada en la zona del metatarso, para aliviar los cólicos.

3 Presione con suavidad con el pulgar sobre la zona refleja del colon para tratar la diarrea. Ahora, repita con el otro pie.

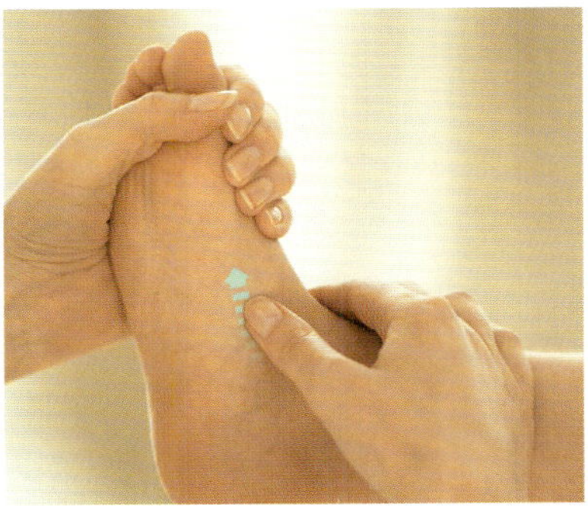

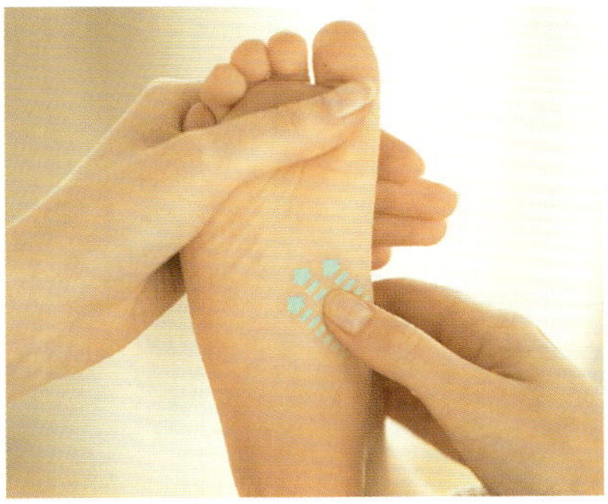

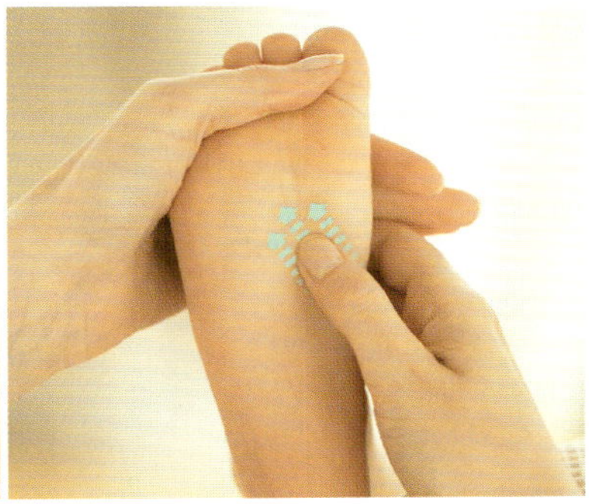

3 Camine con el pulgar sobre el área de la columna varias veces para tratar otras lesiones.

4 Camine con el pulgar varias veces sobre la zona refleja del páncreas para ayudar a regular este órgano.

5 A continuación, camine con el pulgar sobre el punto reflejo de la glándula suprarrenal.

6 Manipule el punto de proyección del útero/próstata, aplicando la técnica de rotar sobre un punto, para mejorar su función.

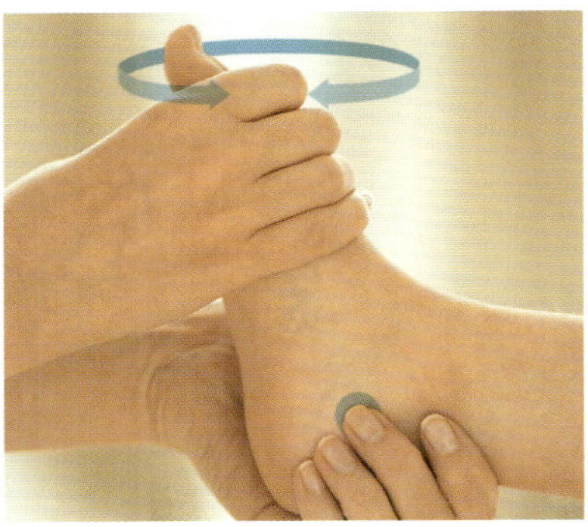

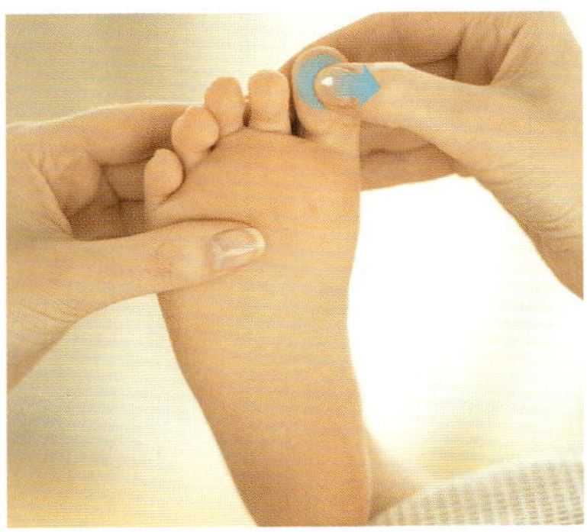

7 Apriete y tire en el punto reflejo de la glándula pituitaria para estimular la «glándula maestra» del cuerpo.

Mujeres embarazadas

Los problemas de las mujeres embarazadas varían según su estado. Establezca un objetivo para la sesión y ajuste la secuencia para cumplir las necesidades de la paciente. Aplique las técnicas en las zonas reflejas que se indican en el pie derecho, y después pase al izquierdo. Aquí se muestran secuencias del pie, pero, si lo prefiere, también puede trabajar las áreas de proyección correspondientes en la mano.

> **ATENCIÓN**
>
> Si es o no seguro aplicar la reflexología a las mujeres en el primer trimestre del embarazo constituye un debate en la profesión. Según nuestro punto de vista, resulta beneficioso si:
>
> - Empieza de forma gradual, palpando durante cortos periodos de tiempo y con cuidado.
> - Evita tratar una zona mucho tiempo.
> - No presiona la zona refleja del riñón.
> - Aconseja consultar a un médico en el caso de que aparezca cualquier irregularidad.

Relajación general

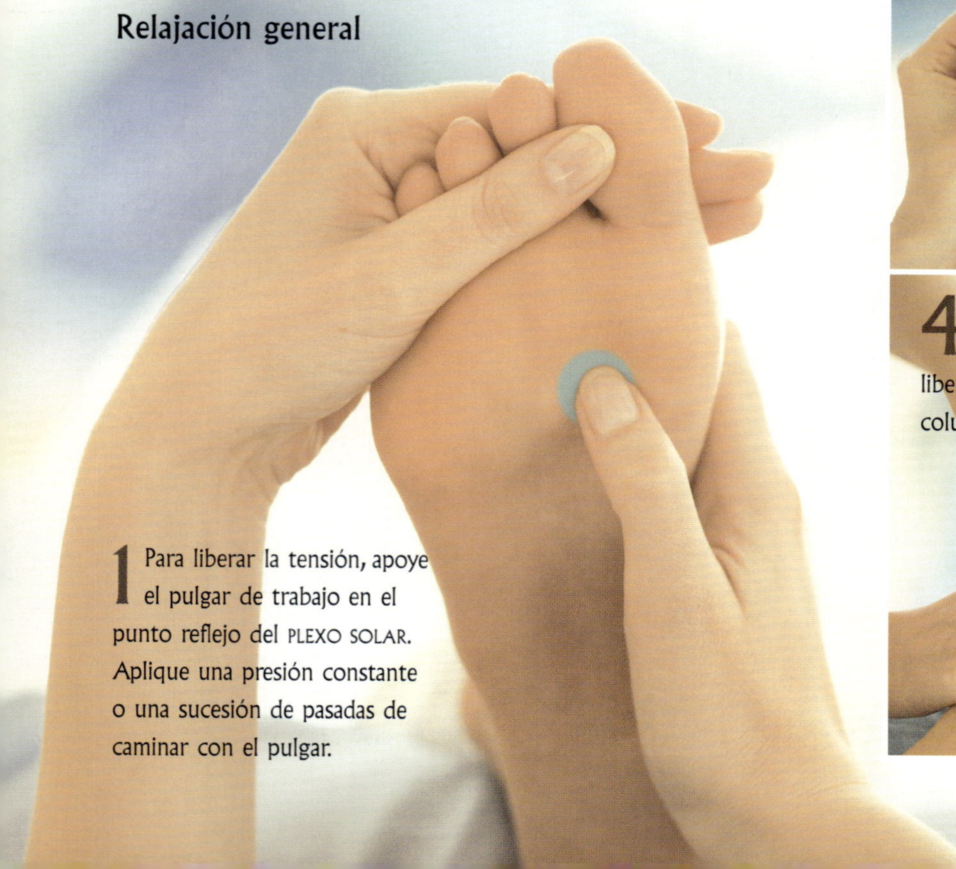

1 Para liberar la tensión, apoye el pulgar de trabajo en el punto reflejo del PLEXO SOLAR. Aplique una presión constante o una sucesión de pasadas de caminar con el pulgar.

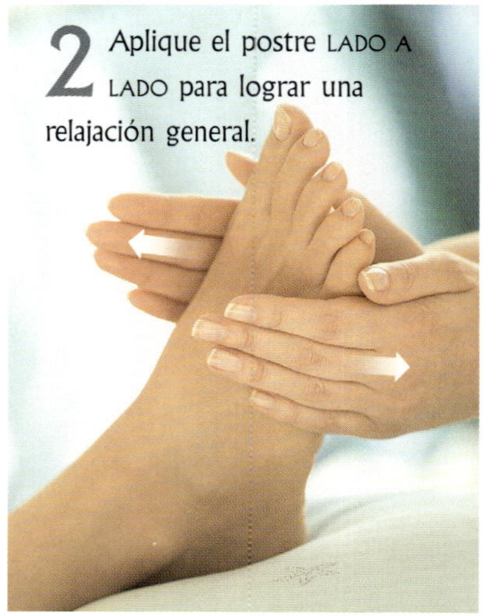

2 Aplique el postre LADO A LADO para lograr una relajación general.

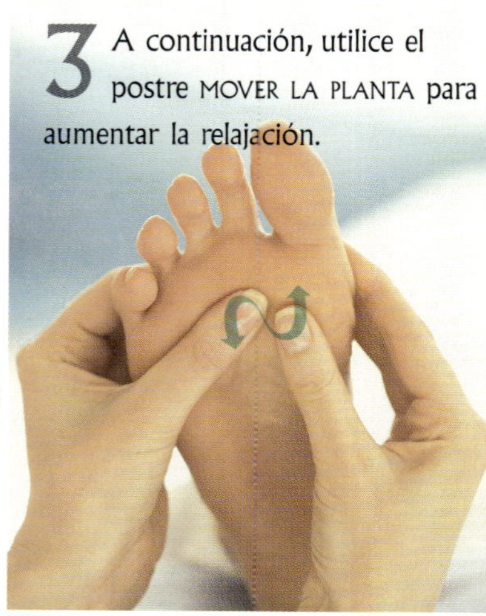

3 A continuación, utilice el postre MOVER LA PLANTA para aumentar la relajación.

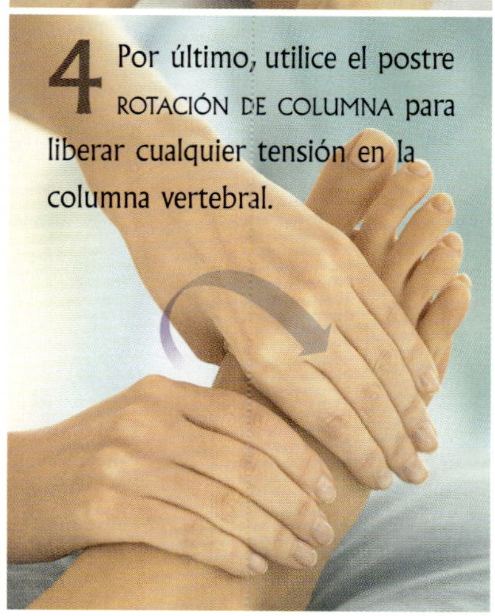

4 Por último, utilice el postre ROTACIÓN DE COLUMNA para liberar cualquier tensión en la columna vertebral.

Aliviar el dolor en la zona lumbar

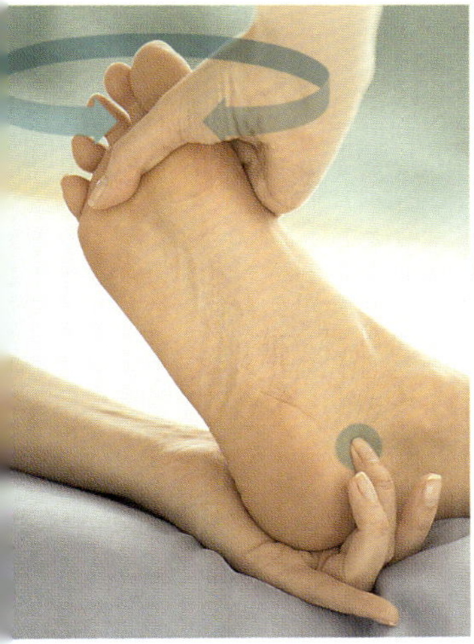

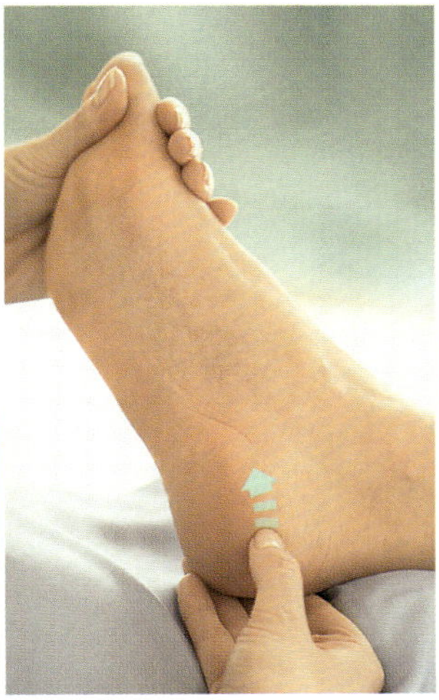

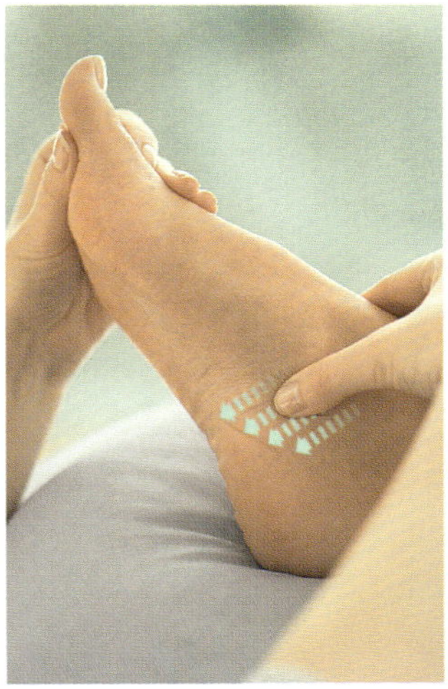

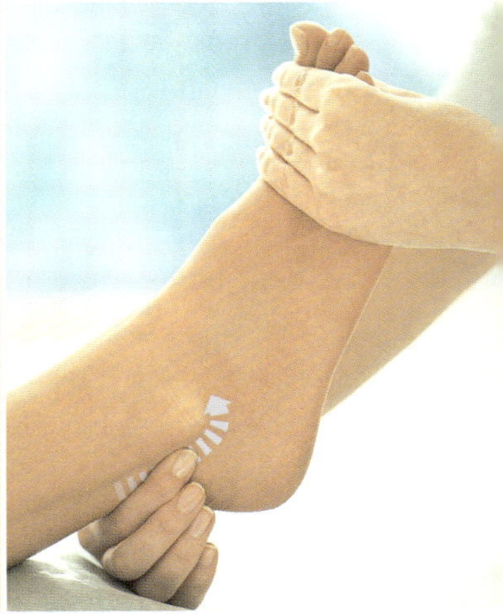

1 Aplique la técnica de rotar sobre un punto al punto de proyección del ÚTERO para aliviar cualquier tensión relacionada.

2 A continuación, camine varias veces con el pulgar sobre la zona refleja de la RABADILLA para trabajar las vértebras sacras.

3 Manipule a conciencia las áreas de proyección de la VEJIGA y la ZONA LUMBAR para relajarlas y aliviarlas.

4 Por último, camine con el dedo sobre las zonas reflejas de la CADERA y el NERVIO CIÁTICO para tratarlas en profundidad.

Aliviar la hinchazón

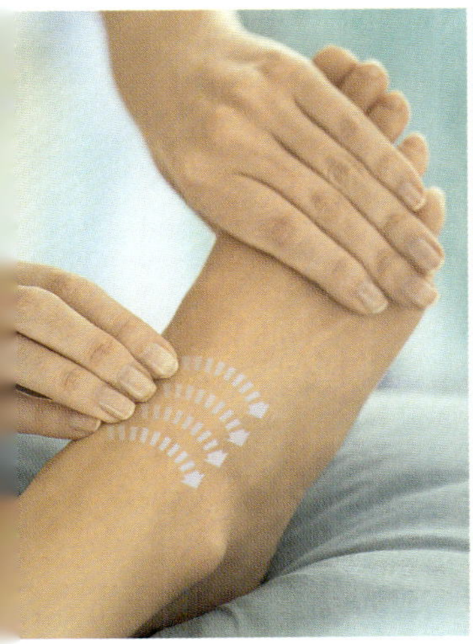

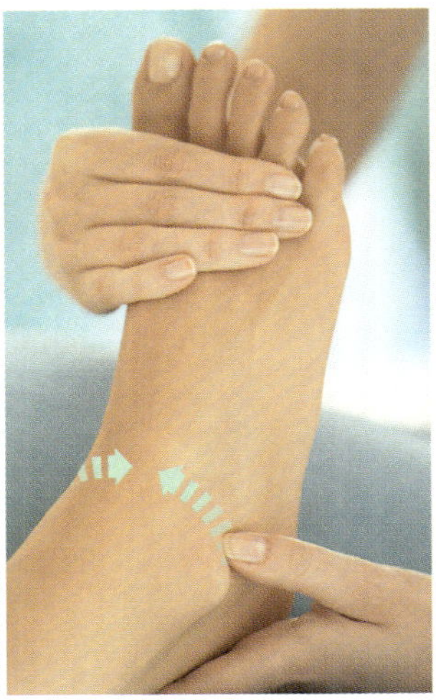

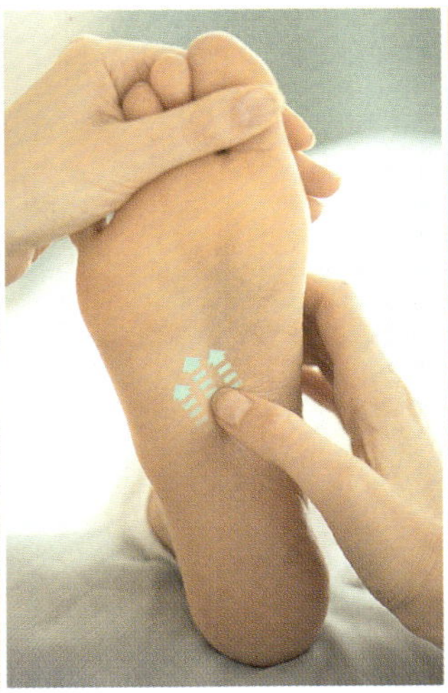

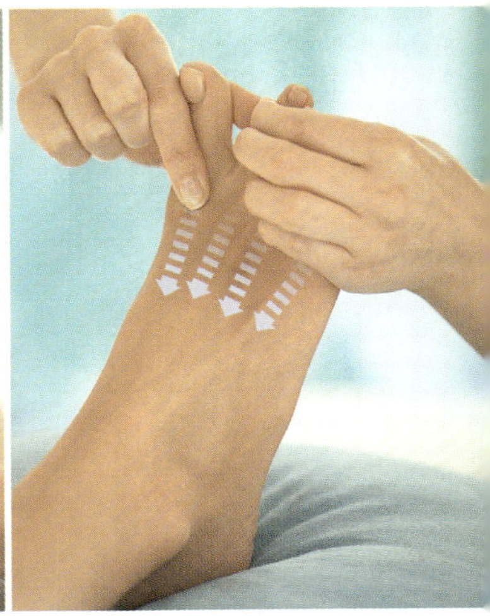

1 Camine con los dedos en el área de la ZONA LUMBAR para estimular las zonas hinchadas.

2 Camine con el pulgar por la zona refleja del GANGLIO LINFÁTICO para fomentar el drenaje de linfa.

3 Manipule la zona refleja del RIÑÓN para promover la eliminación de fluidos residuales.

4 Camine con el dedo por las áreas de PECHO y MAMA para mejorar el drenaje linfático superior.

Personas mayores

El aspecto de la reflexología que más agrada a las personas mayores es el contacto directo. Además, puede mejorar su calidad de vida. Tienen problemas específicos que se pueden tratar con reflexología, como la restricción de movimiento, la incontinencia y el dolor en las articulaciones *(véase también Artritis y reumatismo, p. 142).*

Las secuencias que se muestran aquí se centran en un problema específico, pero también se pueden combinar para aliviar varios. Aplique las siguientes técnicas a las zonas reflejas que se indican en el pie derecho, pasando después al izquierdo. Si lo desea, puede manipular las mismas áreas de proyección en las manos.

ATENCIÓN

No fuerce los postres de mano. Piense que su prioridad consiste en que el receptor se sienta cómodo y reciba un poco de contacto físico. Recuerde empezar de forma gradual y termine siempre la sesión realizando varias pasadas sobre la zona refleja de los riñones, antes de aplicar una serie de postres.

Mejorar la flexibilidad de las articulaciones

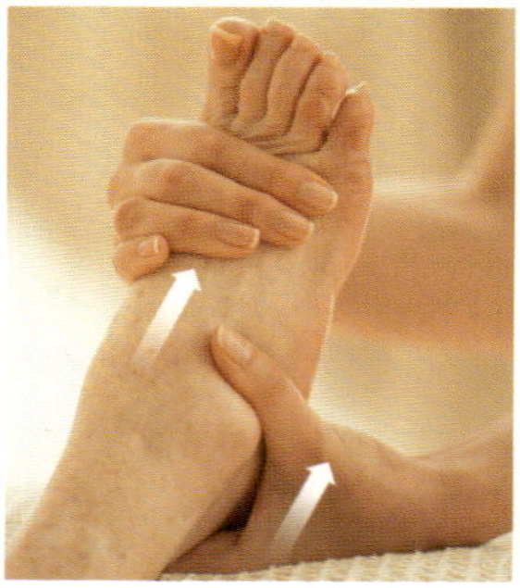

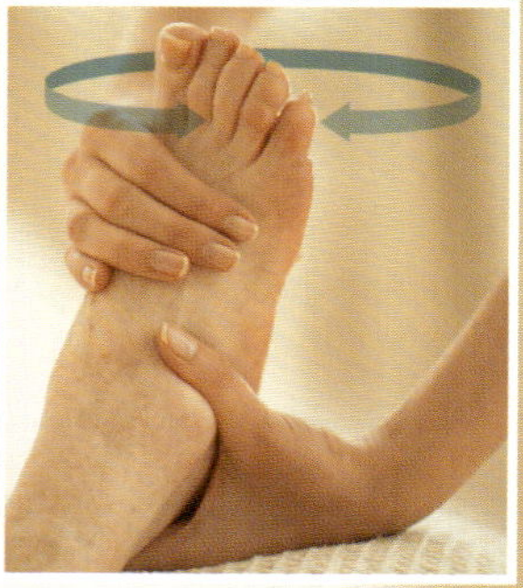

1 Primero, aplique con suavidad la TRACCIÓN DE TOBILLO para «desentumecer» los huesos del pie.

2 Utilice la ROTACIÓN DE TOBILLO para que éste experimente toda su amplitud de movimiento.

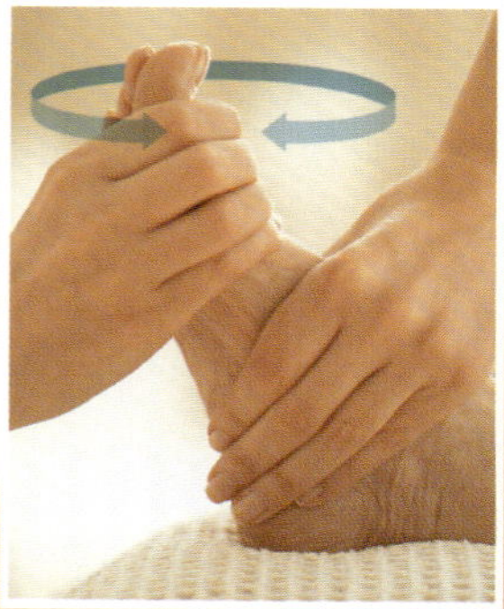

3 Utilice MOVER MEDIO PIE para «desentumecer» el pie en general y mejorar la flexibilidad.

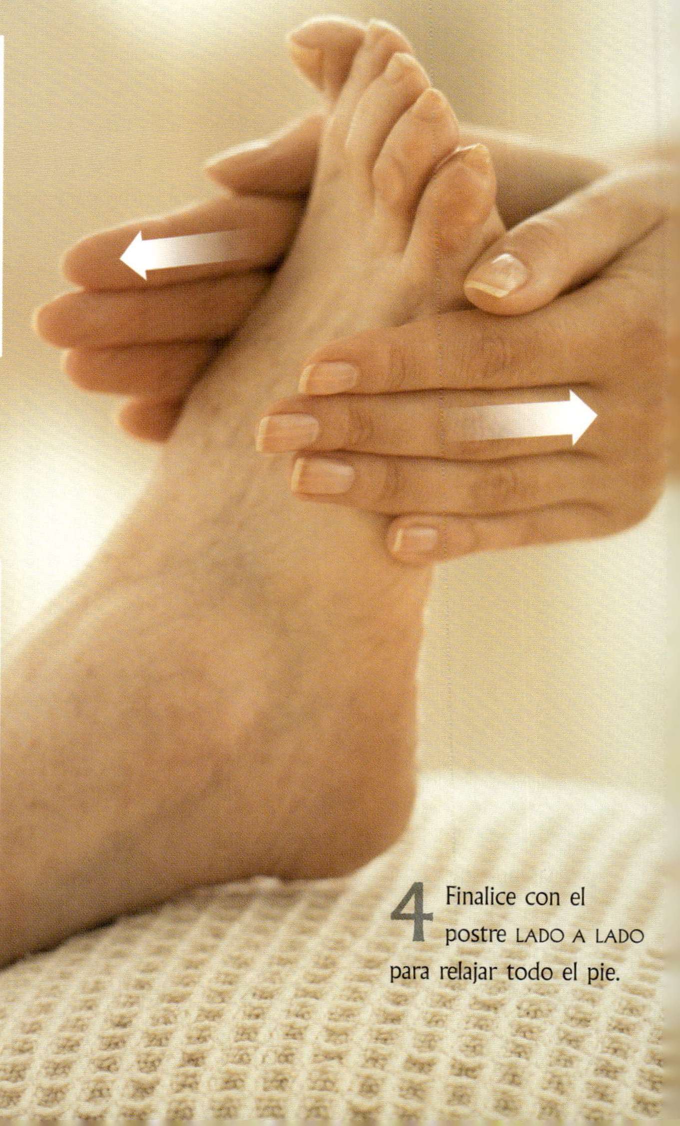

4 Finalice con el postre LADO A LADO para relajar todo el pie.

Tratar la incontinencia

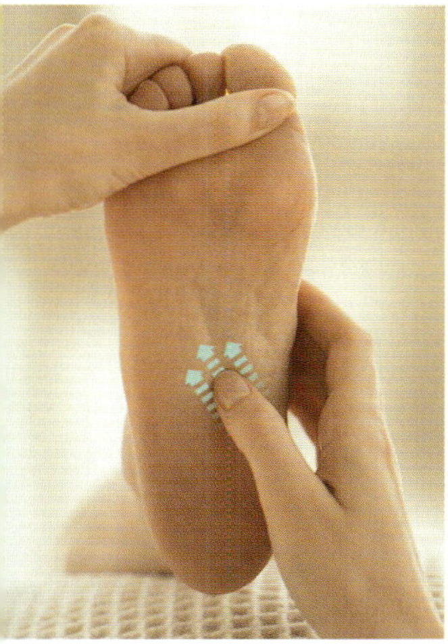
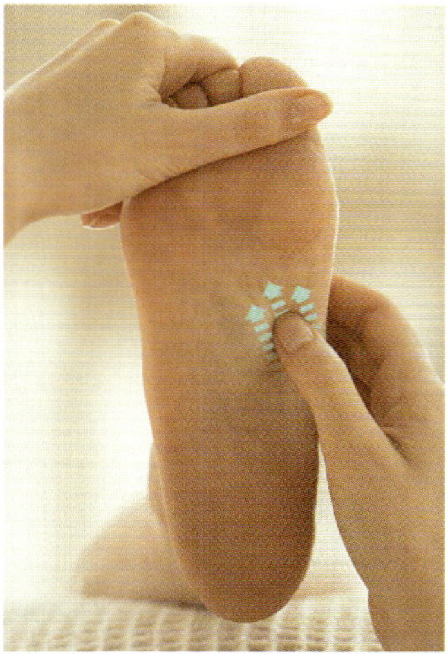
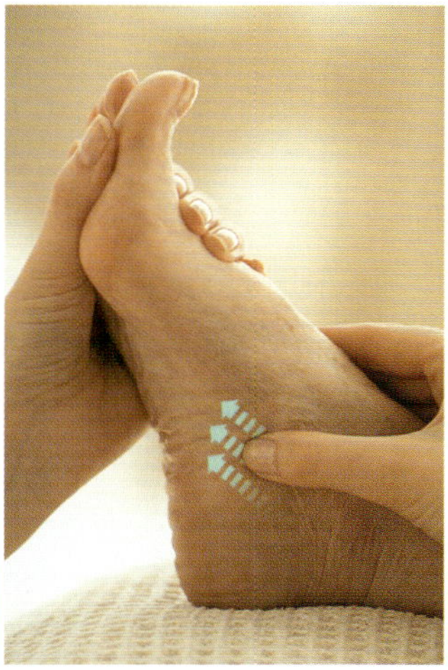
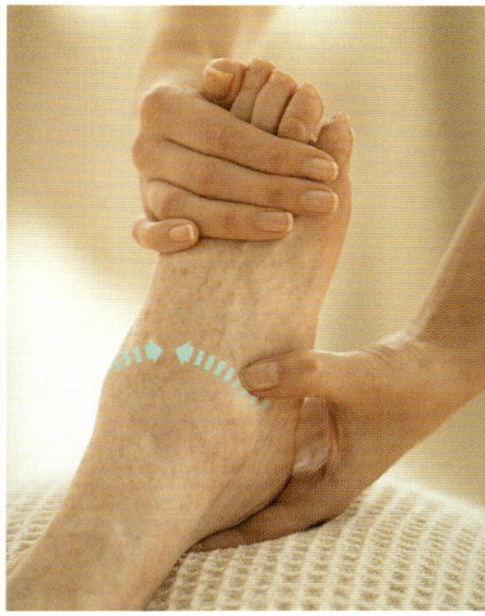

1 Camine con el pulgar sobre la zona refleja del RIÑÓN para estimular estos órganos.

2 Pase el pulgar varias veces sobre el área de proyección de la GLÁNDULA SUPRARRENAL para mejorar la tonificación muscular.

3 Pase a la zona refleja de la VEJIGA para manipularla y estimular así la producción de orina.

4 Por último, camine con el pulgar por el punto reflejo del GANGLIO LINFÁTICO para aliviar la retención de fluidos.

Aliviar el dolor en las articulaciones

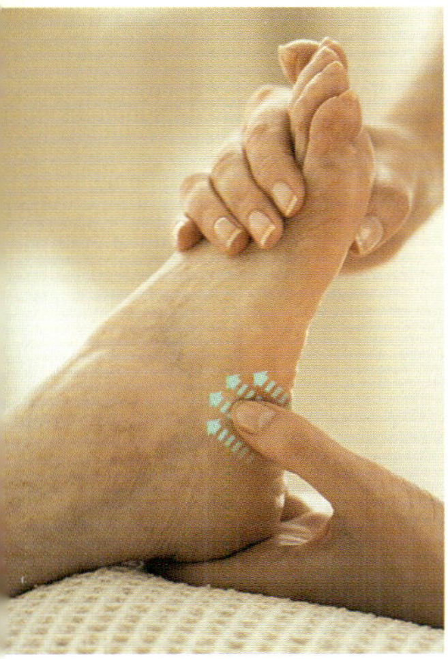
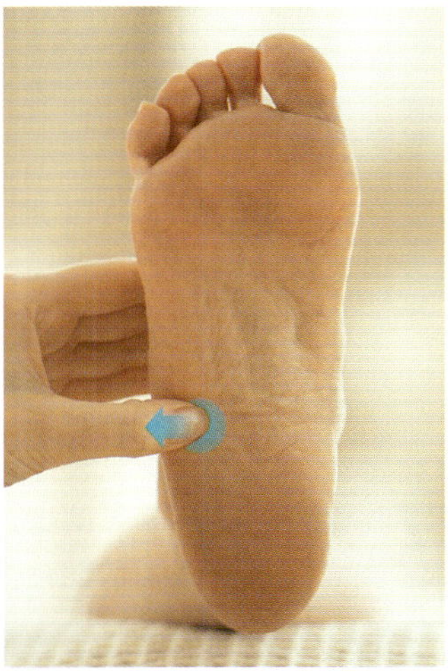
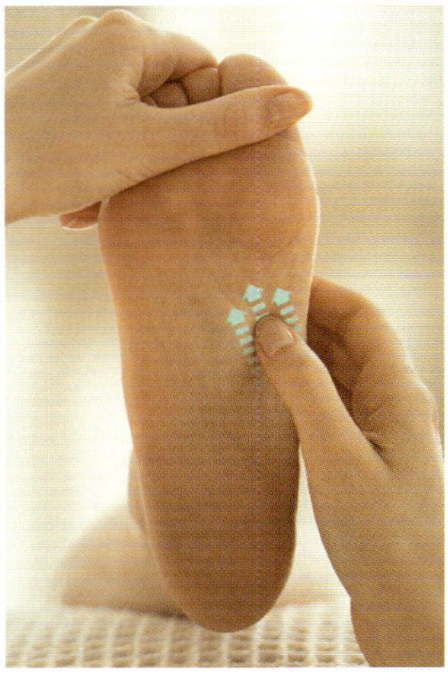
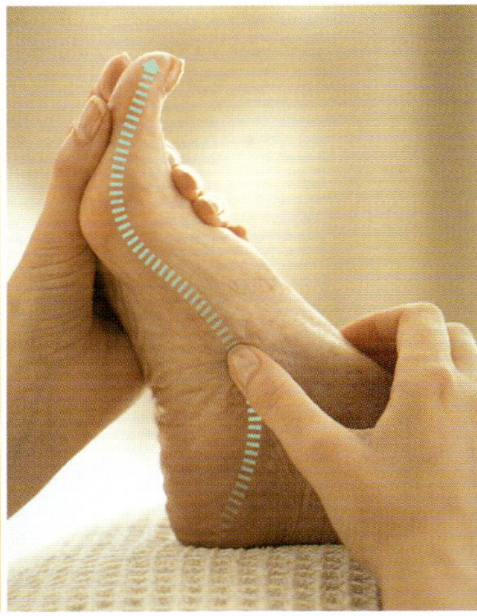

1 Manipule las zonas de la RODILLA y la PIERNA para aliviar dolores asociados.

2 Después, apriete y tire varias veces en el área de proyección del COLON para mejorar la movilidad.

3 Camine con el pulgar a conciencia sobre la GLÁNDULA SUPRARRENAL para calmar la inflamación.

4 Camine varias veces con el pulgar sobre el área de la COLUMNA para relajar las vértebras.

AUTOAYUDA

El autotratamiento con reflexología tiene varias ventajas, como la comodidad. También puede juzgar cómo siente una zona refleja determinada y decidir qué áreas están más sensibles y necesitan que se las manipule mejor. Se han seleccionado algunas áreas de proyección para mejorar la salud en general. No obstante, para tratar un problema específico, véase pp. 130-153.

Autoayuda para los pies

Estos movimientos pretenden relajar el pie y realizar movimientos que no se suelen experimentar en la rutina diaria. Si tiene problemas para alcanzar los pies, pruebe la secuencia de autoayuda para las manos *(véase p. 126).*

Postres de autoayuda para pies

Primero, aplique una serie de postres, como los que se indican debajo. Estos ejercicios mejorarán la relajación y romperán los patrones de estrés que se forman en la rutina diaria.

CONSEJOS PRÁCTICOS

Si le resulta difícil alcanzar los pies para aplicar las técnicas, considere utilizar las técnicas de reflexología de la mano, o un rodillo de pie o un camino para pasear.

«Encuentre» tiempo en su apretada agenda aplicando las técnicas mientras realiza cualquier otra actividad o simplemente robando unos minutos de aquí o allá para una sesión rápida.

Observe los resultados y anímese. Escoja una pequeña zona para empezar. Decídase por un problema de salud y aplique las técnicas adecuadas.

Experimente con varias técnicas hasta que encuentre la que más le agrade, y aplíquela a menudo para observar resultados.

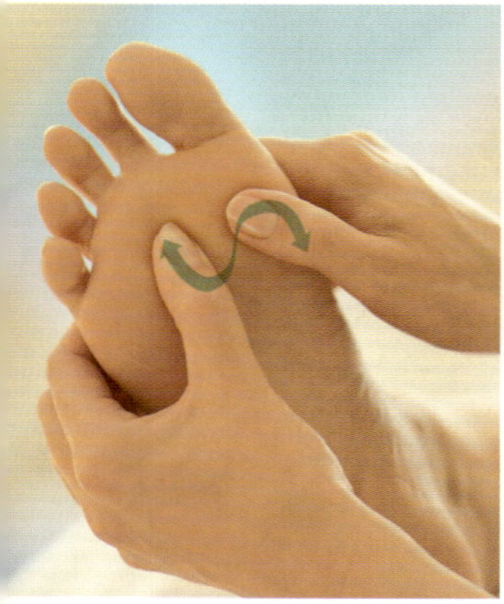

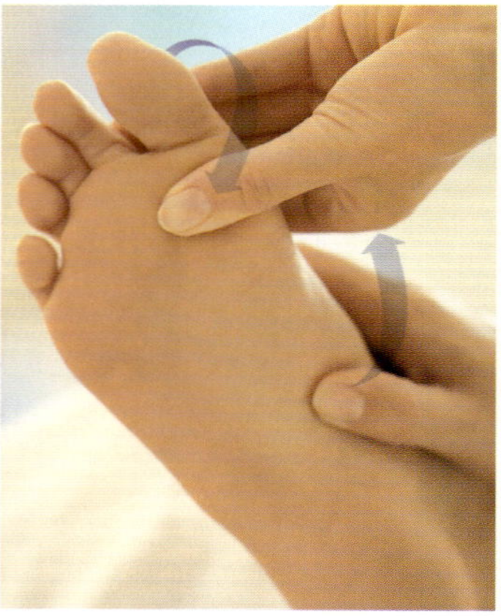

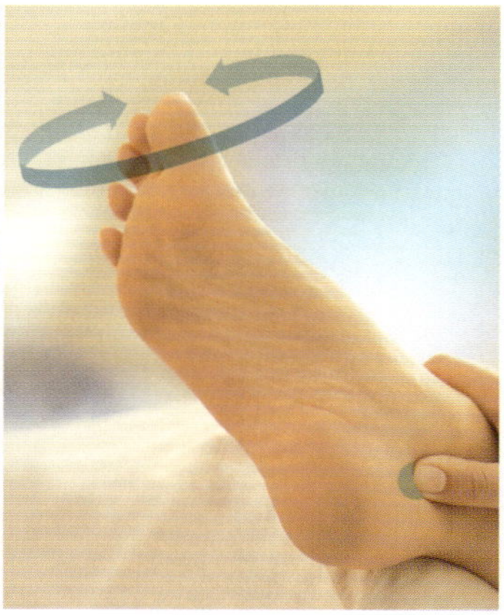

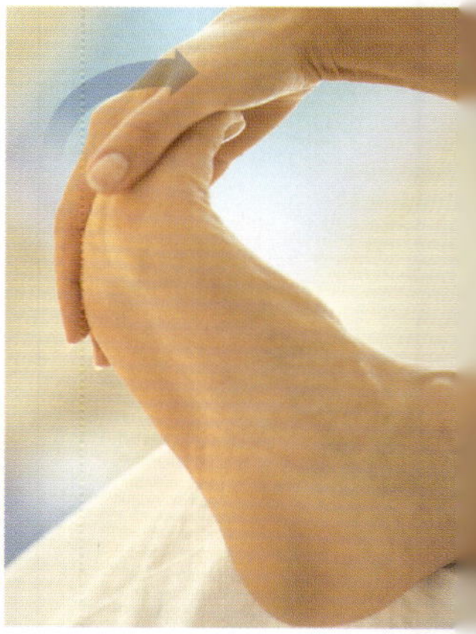

1 Aplique la técnica de postre MOVER LA PLANTA para relajar la zona refleja del PULMÓN, en la parte anterior de la planta *(para instrucciones, véase p. 71).*

2 Relaje el área de proyección de la columna aplicando la técnica de postre ROTACIÓN DE LA COLUMNA *(para instrucciones, véase p. 69).*

3 Por último, aplique el postre ROTACIÓN DEL TOBILLO, que no sólo relaja los cuatro principales grupos musculares del pie, sino que también ayuda a aliviar la retención de líquidos alrededor de los tobillos *(para instrucciones, véase p. 72).*

4 Para mejorar la relajación en el cuello y la zona dorsal, estire la planta del pie *(véase arriba).*

Secuencia de autoayuda para el pie

Después de aplicar una serie de postres, siga los pasos de esta secuencia de autoayuda para obtener una sesión general y simple de reflexología podal.

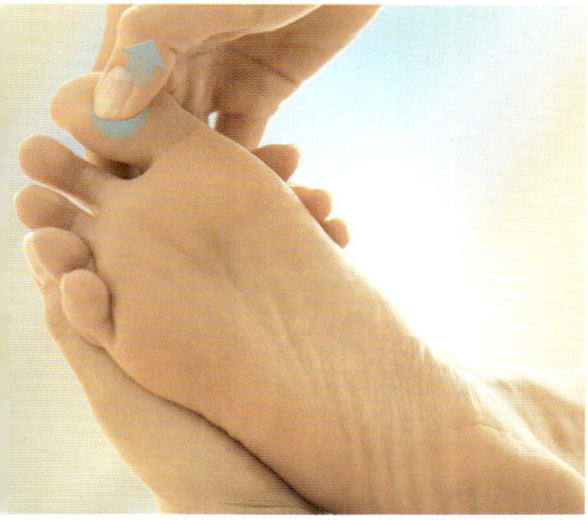

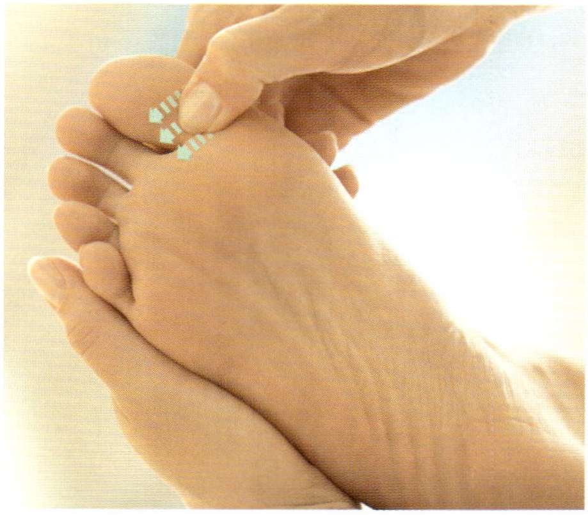

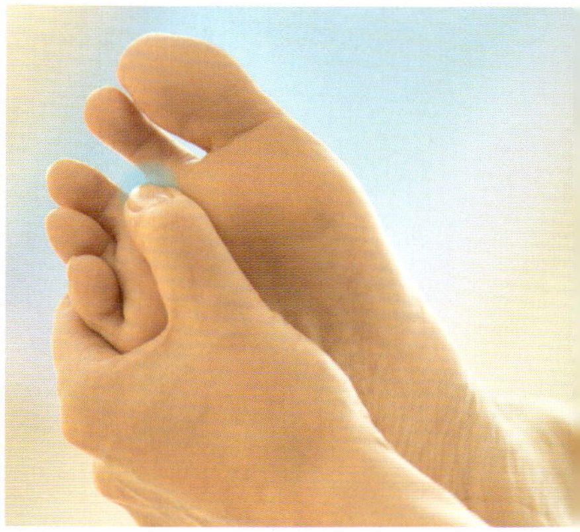

1 Apoye el pie en la otra pierna. Apriete y tire varias veces en el punto reflejo de la GLÁNDULA PITUITARIA, sujetando el pie con la mano de apoyo.

2 Pase a las áreas de proyección del CUELLO, el TIROIDES y los PARATIROIDES. Sujetando el pie con la mano de apoyo, utilice el otro pulgar para «caminar» varias veces sobre estas zonas.

3 A continuación, pellizque varias veces entre los dedos de los pies con la punta del pulgar para trabajar las zonas reflejas del OJO, el OÍDO INTERNO y el OÍDO respectivamente.

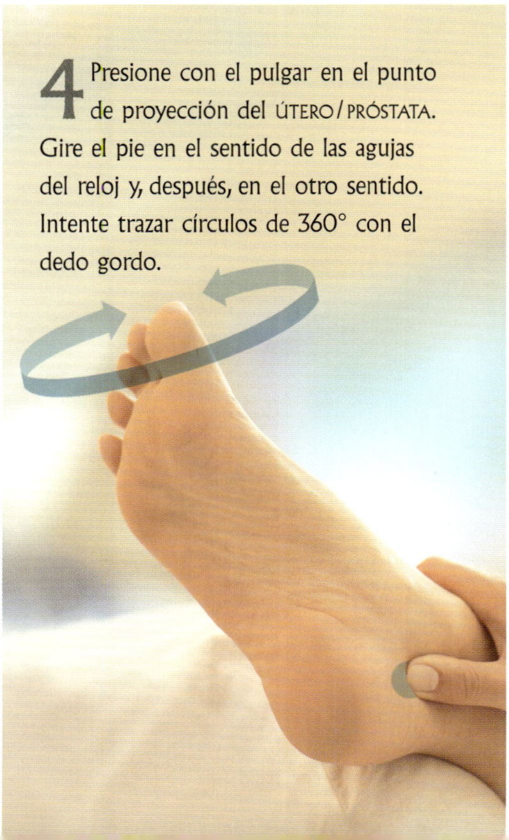

4 Presione con el pulgar en el punto de proyección del ÚTERO/PRÓSTATA. Gire el pie en el sentido de las agujas del reloj y, después, en el otro sentido. Intente trazar círculos de 360° con el dedo gordo.

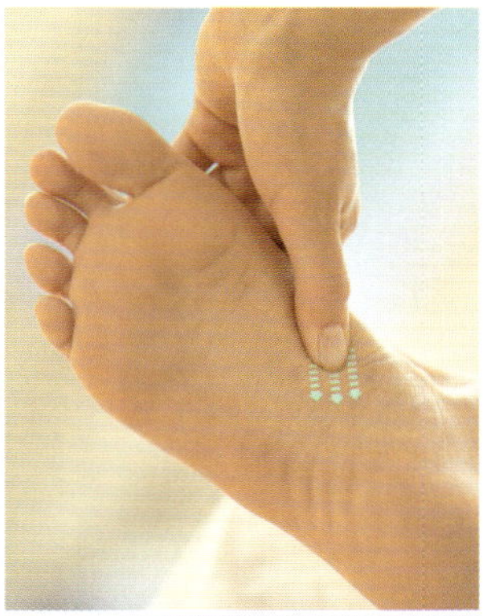

5 Para manipular la zona refleja del PÁNCREAS, camine con el pulgar hacia el centro del pie por la línea de la cintura. Realiza varias pasadas sucesivas.

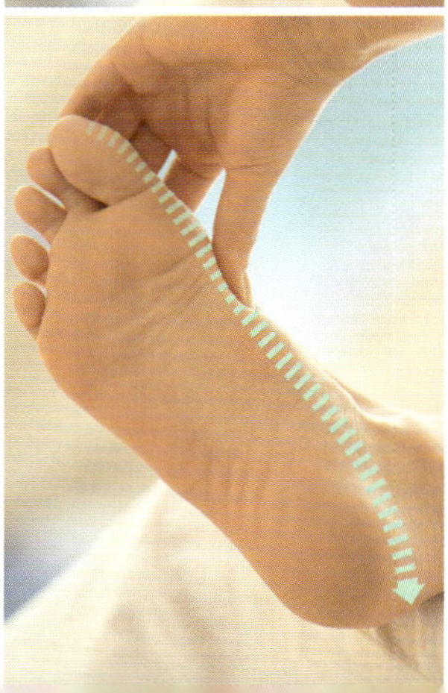

6 Para trabajar la zona refleja de la COLUMNA, coloque los dedos en el dorso del pie y apoye el pulgar en el canto. Camine con el pulgar hacia abajo por el canto. Cuando haya estirado el pulgar, recolóquelo y baje un poco más por la zona.

Autoayuda para las manos

Sus manos constituyen el lugar ideal para una sesión discreta de autoayuda. También puede tener una pelota de golf a su alcance y descansar un poco del estrés. Empiece con una serie de postres para relajar y preparar la mano. *(Para problemas específicos, véase pp. 130–153.)*

Postres de autoayuda para manos

Los postres que se indican debajo se pueden aplicar antes de embarcarse en la secuencia de autoayuda para la mano. También puede añadir otros postres para manos *(véase pp. 98–101)*, para relajarlas todavía más.

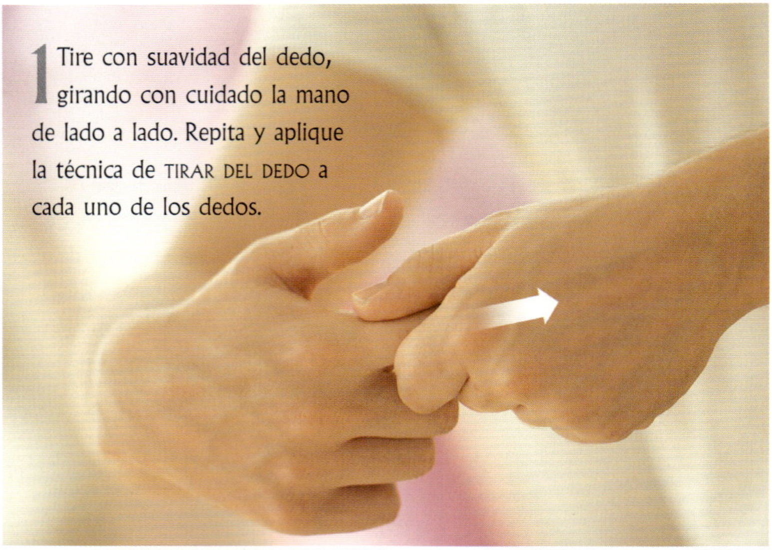

1 Tire con suavidad del dedo, girando con cuidado la mano de lado a lado. Repita y aplique la técnica de TIRAR DEL DEDO a cada uno de los dedos.

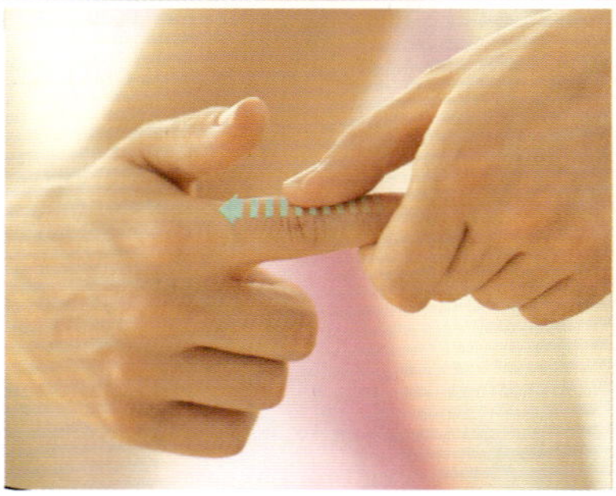

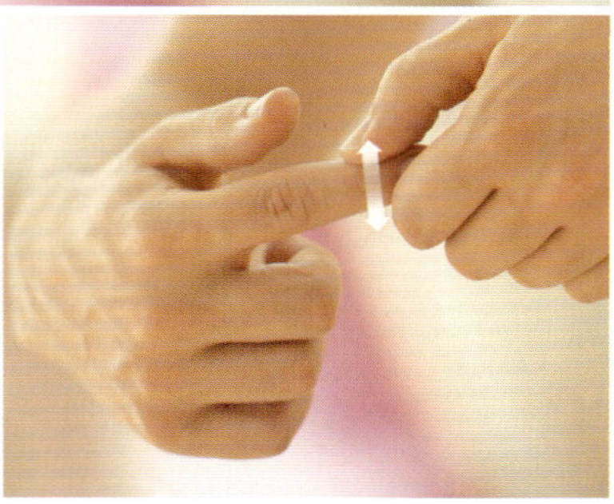

2 A continuación, aplique la técnica de BAJAR Y TIRAR para estirar las articulaciones sin problemas, realizando varias pasadas a lo largo de cada dedo *(para instrucciones, véase p. 99)*.

3 Con el postre LADO A LADO PARA DEDOS moverá los dedos de forma diferente a la normal. Repita varias veces en cada dedo *(para instrucciones, véase p. 99)*.

Autoayuda para la mano

Después de aplicar una serie de postres para manos, trabaje varias

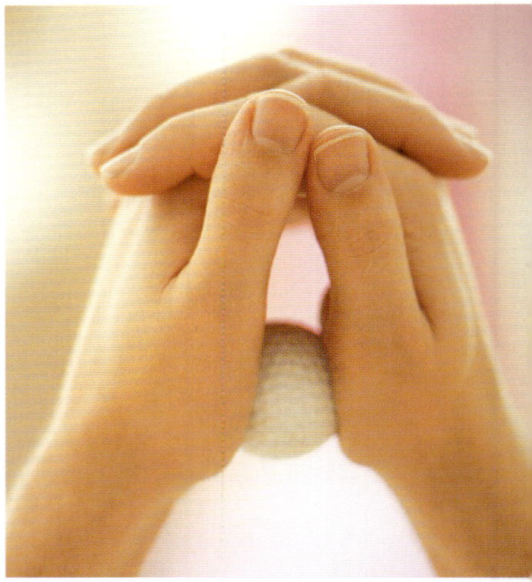

1 Para manipular las zonas reflejas del PÁNCREAS y el ESTÓMAGO, coja una pelota de golf entre las manos y gírela sobre las zonas, o camine con el pulgar varias veces.

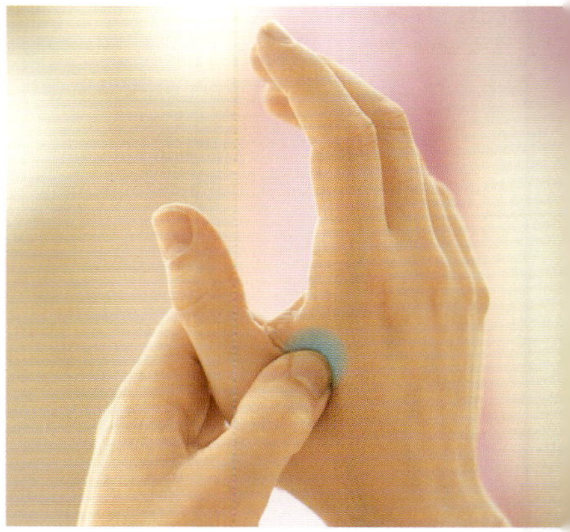

5 Apoye el pulgar y el índice en el punto de proyección del PLEXO SOLAR, en el monte de Venus del pulgar. Pellizque varias veces.

zonas reflejas realizando los siguientes pasos. Esta secuencia se dirige a las áreas de proyección normalmente estresadas. Algunas técnicas utilizan una herramienta de autoayuda, como una pelota de golf.

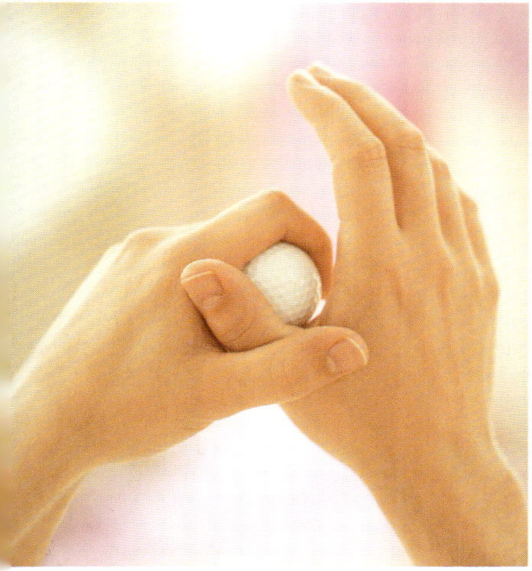

2 Ahora, coja la pelota de golf y apóyela en el punto de proyección del TIROIDES. Gírela hacia detrás y hacia delante varias veces.

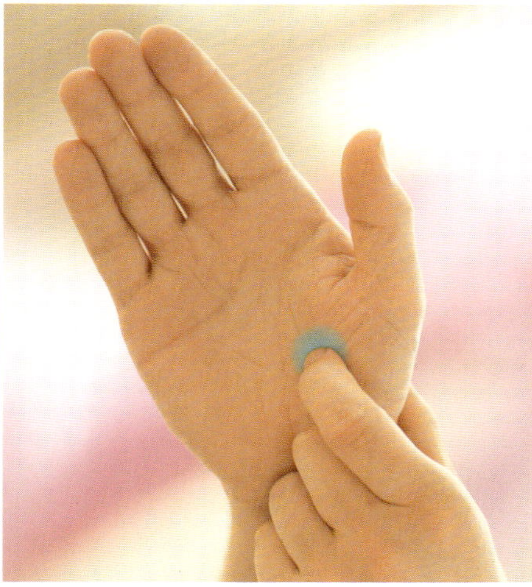

3 Apoye la punta del dedo sobre la zona refleja de la GLÁNDULA SUPRARRENAL *(véase p. 104 para localizar esta zona).* Alterne la presión, repitiendo varias veces.

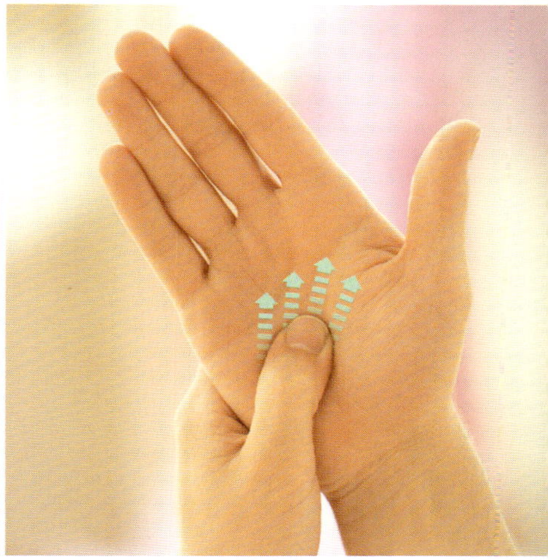

4 Para trabajar las áreas del HÍGADO y la VESÍCULA BILIAR, coloque el pulgar en la palma de la mano. Utilice la técnica de caminar con el pulgar para tratar la zona.

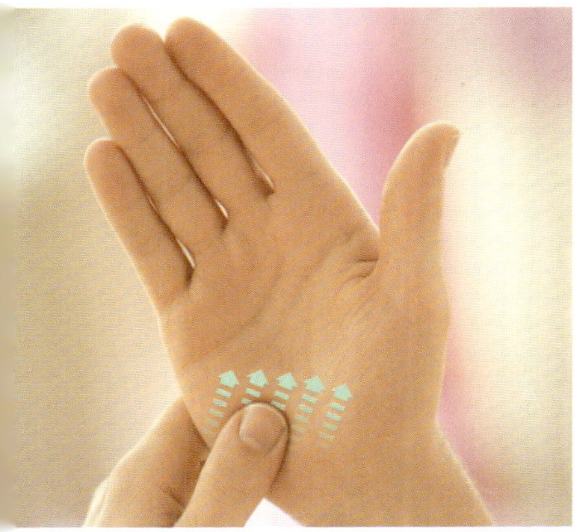

6 Pase a las zonas reflejas del COLON y el INTESTINO DELGADO, caminando con el pulgar varias veces por la base de la mano.

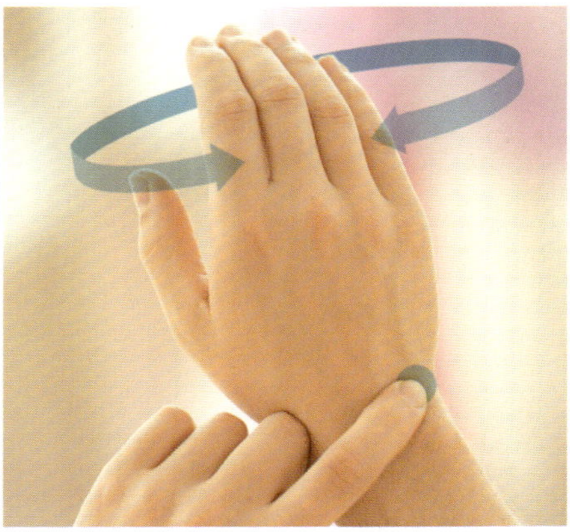

7 Coloque el índice sobre el punto reflejo del OVARIO/TESTÍCULO de la otra mano, localizado en la muñeca. Rote sobre un punto *(para instrucciones, véase p. 66)* varias veces en ambas direcciones.

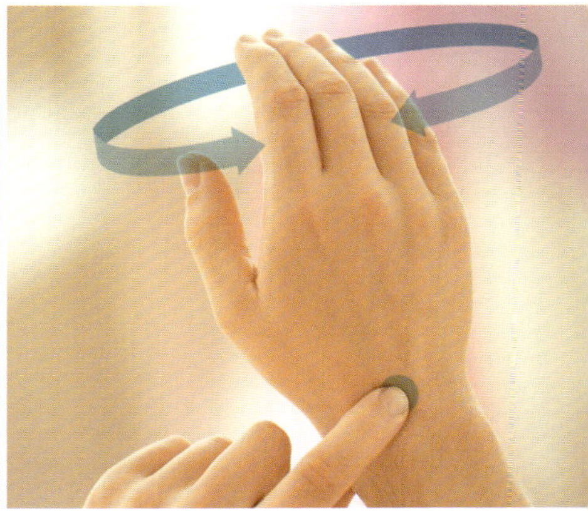

8 Ahora, coloque el mismo dedo en el punto de proyección del ÚTERO/PRÓSTATA, también en la muñeca. Rótelo repetidamente, primero en el sentido de las agujas del reloj, y luego en el otro.

Reflexología para la oficina

No hay nada como sentirse bajo mínimos para que el día se haga eterno. Sus habilidades reflexológicas pueden mejorar el día. Las zonas reflejas que se indican aquí se pueden tratar para aumentar el nivel de energía y ayudarle a superar el estrés. Si tiene las manos cansadas por el trabajo, pruebe los ejercicios de la p. 54.

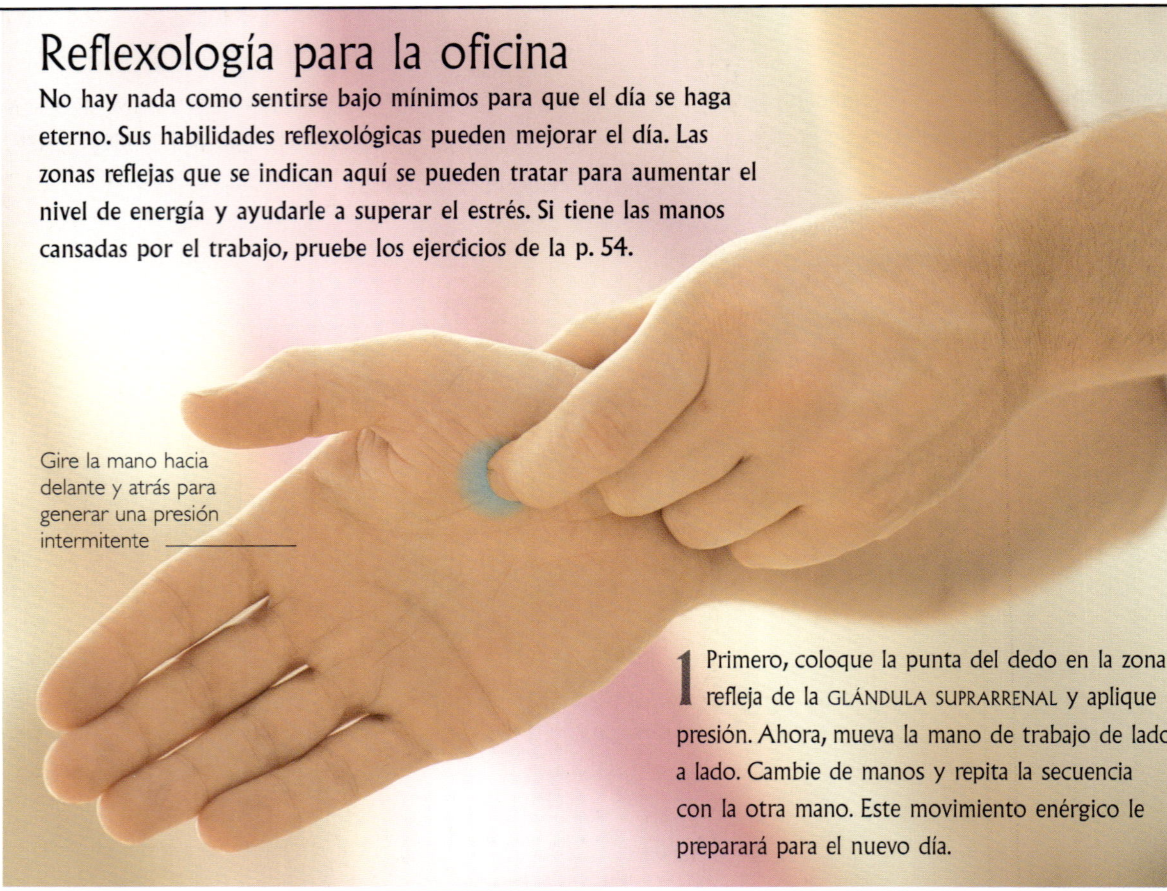

1 Primero, coloque la punta del dedo en la zona refleja de la GLÁNDULA SUPRARRENAL y aplique presión. Ahora, mueva la mano de trabajo de lado a lado. Cambie de manos y repita la secuencia con la otra mano. Este movimiento enérgico le preparará para el nuevo día.

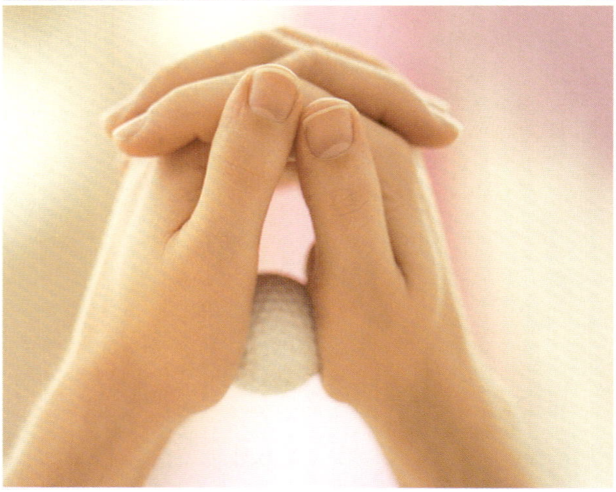

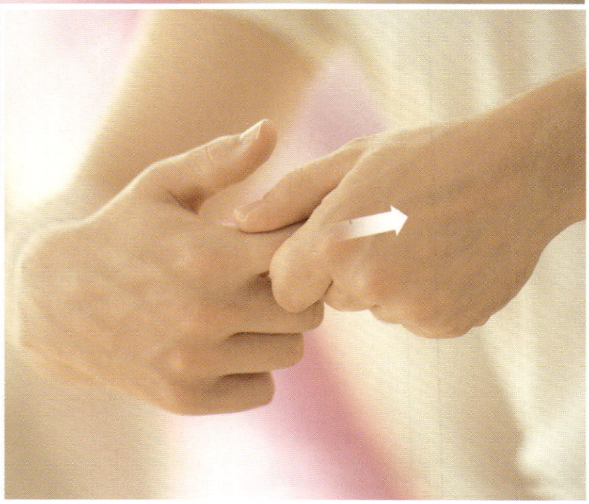

2 Enlace los dedos sujetando una pelota de golf con las palmas. Ruede la pelota repetidas veces sobre el área de proyección del PÁNCREAS para mantener constantes los niveles de energía.

3 Para redondear esta secuencia, finalice con la aplicación del postre TIRAR DEL DEDO en cada dedo para aliviar la tensión de la oficina y revivir las manos sobrecargadas. Repita la secuencia con la otra mano.

Reflexología por el camino

Transforme su viaje diario al trabajo en un momento dedicado a su salud. Aplicando suavemente las técnicas, se puede preparar para un día duro o para una tarde relajada a la vuelta. Pruebe los siguientes ejercicios, o también puede probar las técnicas para problemas específicos *(véase pp. 130–153)*.

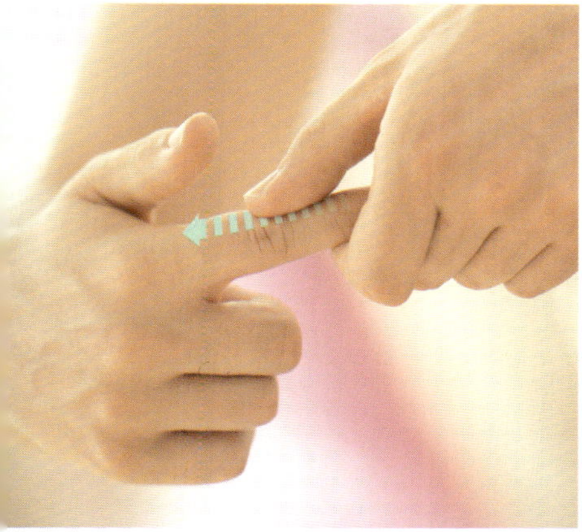

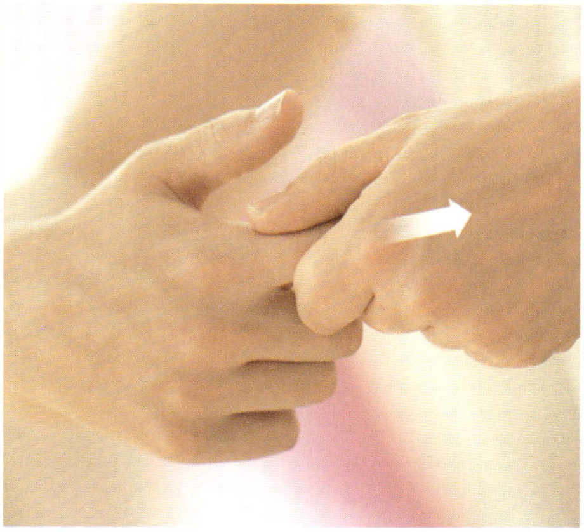

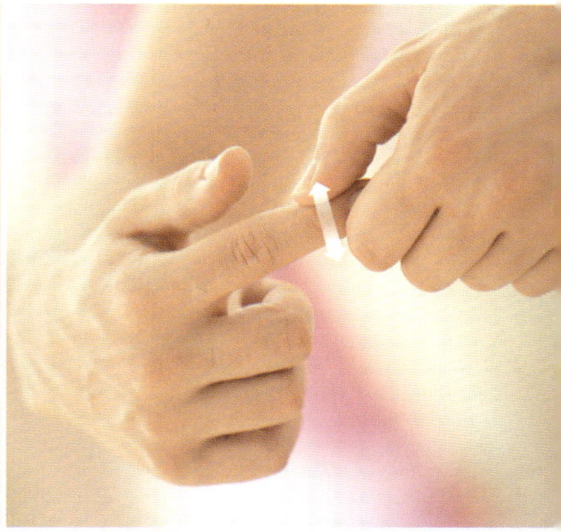

1 La técnica de bajar y empujar relaja la zona refleja del cuello y estira con suavidad los dedos cansados después de trabajar. Repita con cada dedo en las dos manos.

2 Aplique el postre tirar del dedo en cada dedo para relajarlos. Ahora cambie de manos y repita la secuencia en la otra mano.

3 El lado a lado para dedos aumenta la flexibilidad de los dedos y les da un descanso merecido. Repita con cada dedo de una mano, y después cambie para repetir la secuencia con la otra.

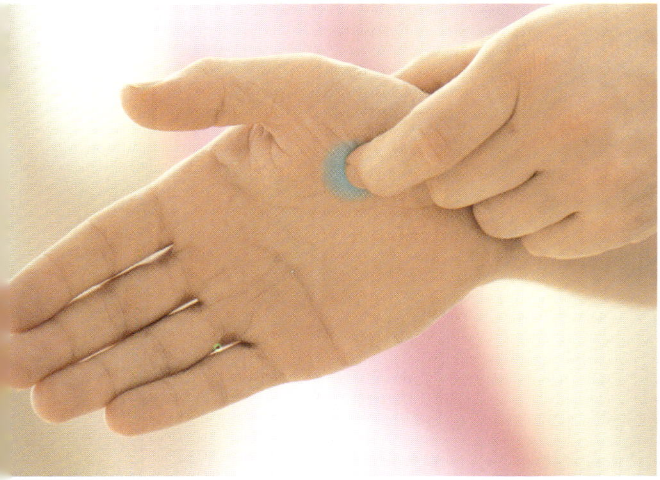

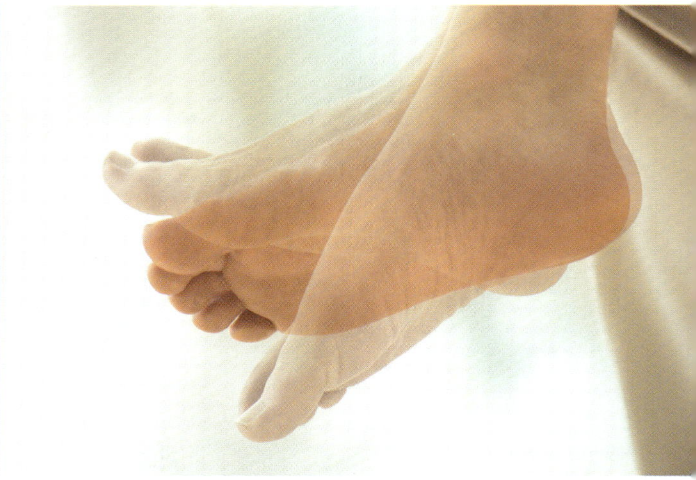

4 Prepárese para la hora punta presionando en el punto reflejo de la glándula suprarrenal. Utilice la yema del índice y mueva la mano de trabajo de lado a lado. Repita con la otra mano.

5 Utilice la rotación del tobillo para estirar los músculos del pie y aliviar el dolor tras haber caminado mucho. Rótelo varias veces en el sentido de las agujas del reloj, y luego en el otro. Cambie de pie y repita.

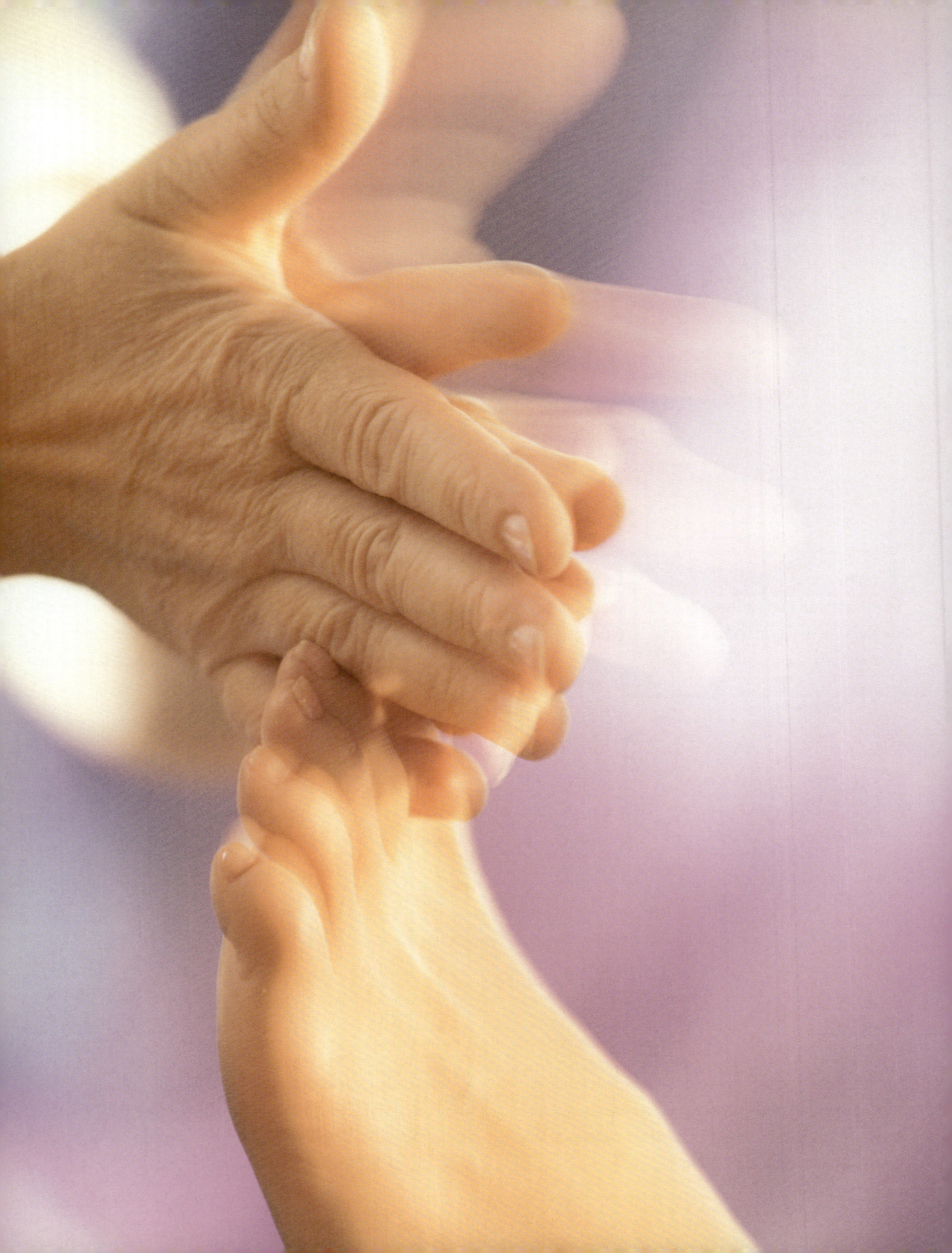

REFLEXOLOGÍA PARA TRATAR PROBLEMAS DE SALUD

Ya quiera calmar el dolor de garganta, paliar un ataque de asma o aliviar un dolor de cabeza, la reflexología constituye un complemento seguro y adecuado del tratamiento médico convencional. Además de las páginas en las que se tratan en profundidad trastornos seleccionados, este capítulo también incluye una lista de rápida consulta con un gran número de problemas de salud. Para cada dolencia, se indican un par de zonas reflejas tanto en las manos como en los pies.

REFLEXOLOGÍA PARA LOS PROBLEMAS MÉDICOS

Las secuencias reflexológicas que se han mostrado anteriormente se refieren a todo el pie y la mano y pretenden mejorar la salud y el bienestar en general, también puede trabajar zonas reflejas específicas para problemas de salud concretos. Puede dedicarse a estas zonas después de una sesión completa o, si tiene menos tiempo o quiere centrarse en un solo problema de salud, puede aplicar las técnicas reflexológicas a áreas de proyección específicas. En esta sección, explicaremos qué zonas se deben manipular y con qué frecuencia para fomentar los poderes curativos naturales del cuerpo. Muchas personas prefieren trabajar los pies, pero un masaje en las manos resulta a menudo más cómodo. En todo momento, hemos especificado las zonas reflejas específicas en las dos partes.

A veces resulta muy evidente qué zonas reflejas deben manipularse. Por ejemplo, se aplica la reflexología en el área de proyección del pulmón para influir en la función de los pulmones. Por lo tanto, tiene sentido presionar estas zonas para tratar la bronquitis, el asma y otros problemas respiratorios.

Sin embargo, los reflexólogos han descubierto a lo largo de los años que muchos factores pueden afectar a la salud y que, por lo tanto, se deben trabajar varias zonas. Por ejemplo, además de manipular la zona refleja del pulmón, presionar el punto de la glándula suprarrenal puede ayudar a paliar los síntomas del asma. Esto ocurre porque tratar este punto de proyección ayuda a mejorar los mecanismos de curación naturales del cuerpo. Las glándulas suprarrenales son responsables de la fabricación de adrenalina, que juega un papel importante a la hora de mejorar el funcionamiento de los pulmones. Un masaje sobre las zonas reflejas de las glándulas suprarrenales, por lo tanto, puede ayudar a reducir los resuellos y otros síntomas del asma.

Además, muchos problemas de salud están causados por varios factores. El estreñimiento, por ejemplo, puede resultar de la tensión y/o del mal funcionamiento de cualquiera de los diferentes órganos que contribuyen a la digestión y excreción. Para influir en el estreñimiento, los reflexólogos trabajarán las zonas reflejas del estómago y el colon, entre otras, para obtener el resultado deseado. Cuando aplique la reflexología a problemas de salud específicos, prepárese para experimentar y tomar nota de las áreas de proyección que le parezca mejor trabajar.

No existen reglas precisas sobre la duración y la frecuencia del tratamiento en zonas específicas. Hasta cierto punto, depende de la naturaleza del problema, de la edad y de la salud general del paciente *(véase Precauciones, derecha)*. A veces, querrá presionar una zona refleja de forma continua hasta que logre el resultado que busca. Un ejemplo de un caso así puede ser aliviar las menstruaciones difíciles. Si el problema de salud que intenta tratar persiste o si ha durado durante muchos años, por ejemplo, si sufre regularmente de estreñimiento o de dolores de cabeza, querrá trabajar las zonas reflejas adecuadas todos los días y quizá 3-4 veces al día. Escuche a su cuerpo y tome nota de la duración y frecuencia con que necesita manipular las áreas de proyección para obtener alivio del problema.

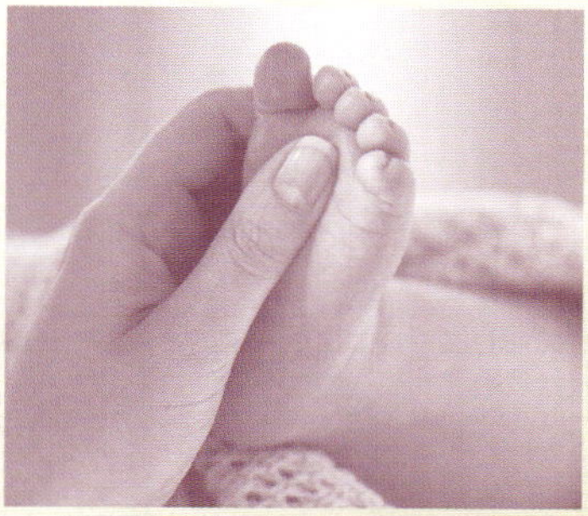

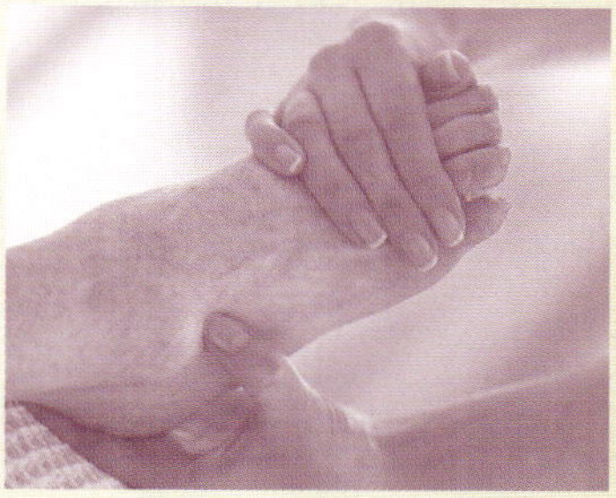

PRECAUCIONES

- La reflexología es un complemento del tratamiento médico, no un substituto. Consulte siempre al médico si tiene una enfermedad.
- Si está embarazada, sea consciente de las precauciones específicas que debe tomar *(véase p. 120)*.
- Si su paciente es un niño, un bebé o un anciano, trabaje con mayor frecuencia, pero con menor presión y durante periodos de tiempo más breves que con adultos *(véase también pp. 118-123)*.
- Si una zona refleja se vuelve sensible al tacto es que se ha manipulado demasiado, así que trabaje en otro lugar. Cuando retome esa zona otro día, trabájela con frecuencia, pero utilice menos presión y sólo por un tiempo breve.
- Cuando trabaje con la zona refleja del páncreas en personas con diabetes o hipoglucemia (bajo nivel de azúcar), empiece con suavidad y sea breve.
- No manipule demasiado una zona refleja de una parte del cuerpo con infección, por ejemplo, la zona refleja de la vejiga para un problema de infección en la vejiga.
- Cuando trabaje con alguien muy enfermo, trabaje con brevedad y suavidad.

CONSEJOS PARA TRATAR PROBLEMAS DE SALUD

ALIVIO DE LA TENSIÓN: La tensión y el estrés contribuyen en muchos problemas de salud. La reflexología ofrece tres estrategias para aliviar la tensión.

1. Aplique una secuencia completa de reflexología podal o manual. En general, recibir una sesión de reflexología de otra persona resulta más relajante que el autotratamiento.
2. Pruebe con una sesión sólo de «postres» *(véase pp. 68-73 y 98-101)*.
3. Trabaje el punto reflejo del plexo solar, aplicando una serie de pasadas largas al principio y al final de la sesión.

RESPUESTA POSITIVA: Durante la reflexología, suele ser común decir «eso me gusta» o incluso «duele bien». Tome nota de la zona refleja o del postre al que se refiere el receptor para otras sesiones.

NO SOBREPASE EL UMBRAL DEL DOLOR: Un comentario del tipo «eso duele» o retirar el pie o la mano indica que una zona refleja está muy sensible o que la presión es demasiado fuerte. Trabaje siempre para la comodidad del receptor.

MUCHA AGUA: Recuerde siempre a la persona beber mucha agua después de una sesión para que el cuerpo elimine toxinas.

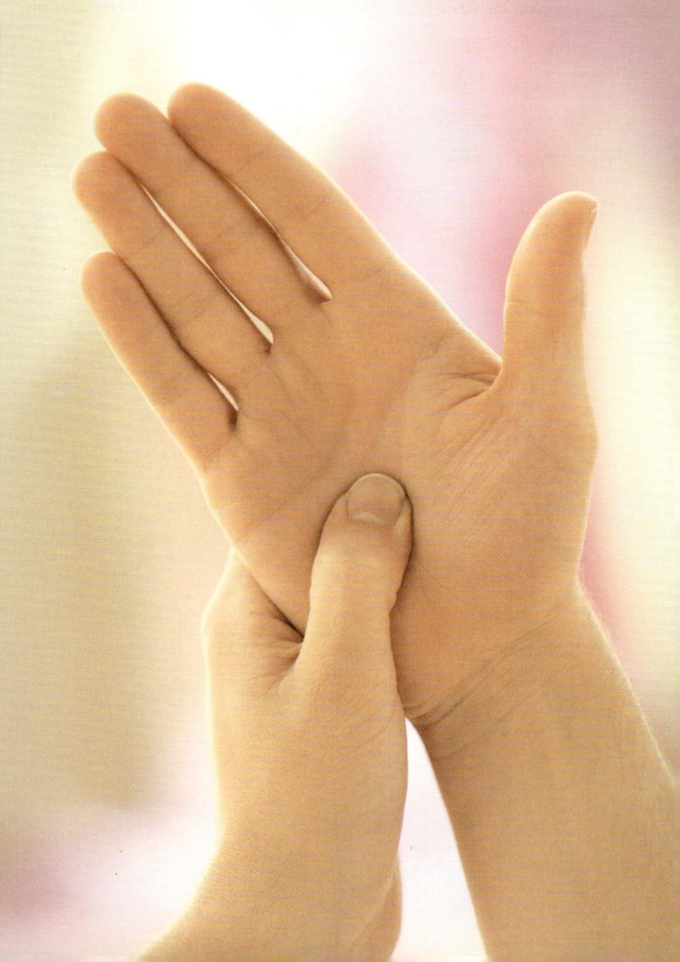

ESTREÑIMIENTO

El estreñimiento puede responder bien a la reflexología. Hay muchos factores que pueden afectar de forma adversa al proceso de excreción, como la dieta, la falta de agua o lesiones en la zona lumbar de la espalda. Trabajar las zonas reflejas correspondientes al tracto digestivo puede ayudar a paliar sus efectos.

INVESTIGACIÓN

Seis estudios en China han demostrado que la reflexología es efectiva en el tratamiento del estreñimiento. Se vio que la reflexología mejoraba el movimiento peristáltico y reducía el tiempo del vaciado del tracto digestivo.

Trabaje las manos

Las áreas de proyección de los órganos digestivos se encuentran en ambas manos y cubren una zona amplia. Utilizar una pelota de golf nos ayuda a cubrir esas zonas reflejas con facilidad.

1 Ruede la pelota de golf por la base de la mano debajo del pulgar para manipular las zonas de las GLÁNDULAS SUPRARRENALES y parte de las del PÁNCREAS y el ESTÓMAGO.

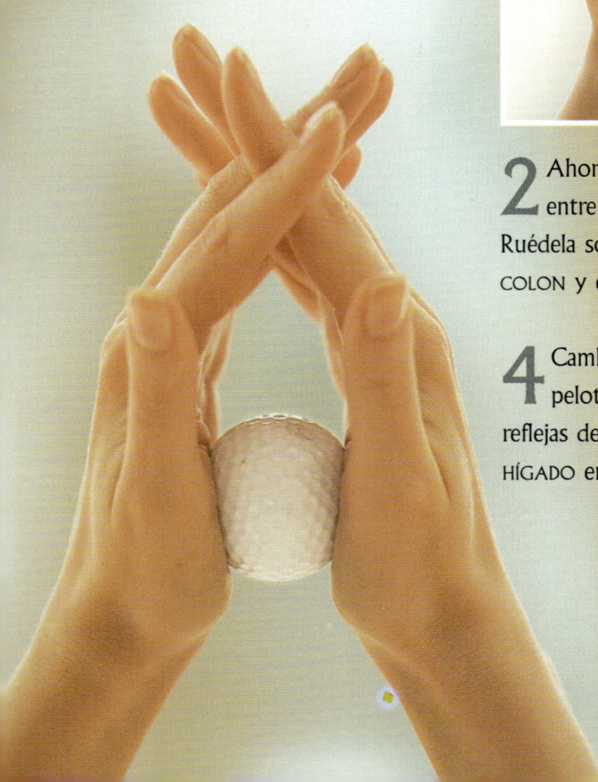

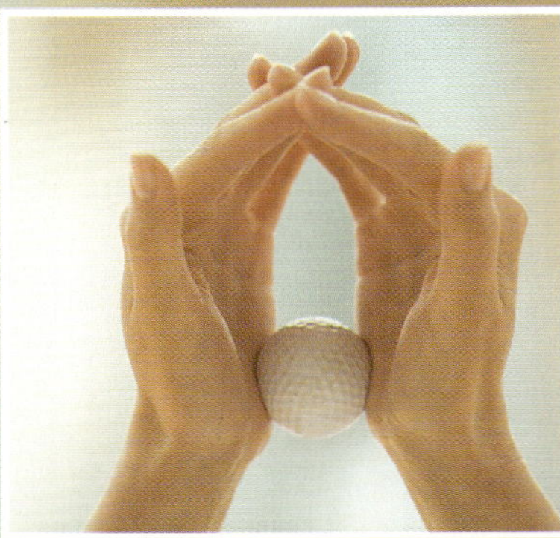

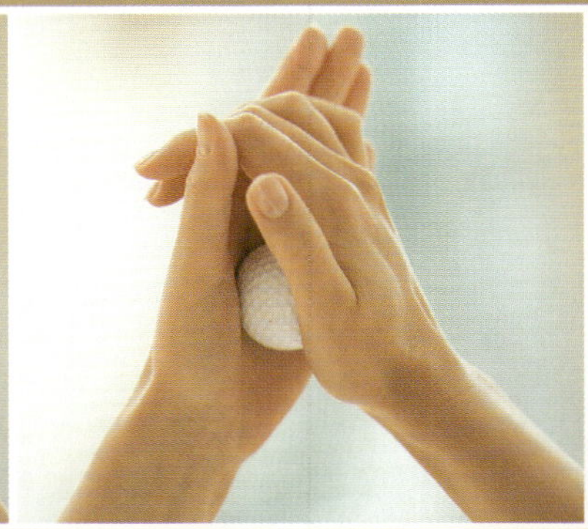

2 Ahora, recoloque la pelota entre las bases de las manos. Ruédela sobre las zonas reflejas del COLON y el INTESTINO DELGADO.

3 Coloque la pelota para rodarla sobre la zona refleja del ESTÓMAGO en la mano izquierda.

4 Cambie de manos y ruede la pelota de golf sobre las zonas reflejas de la VESÍCULA BILIAR y el HÍGADO en la mano derecha.

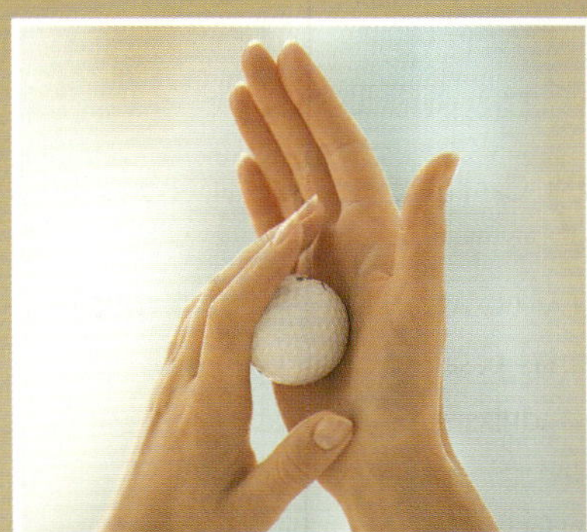

Trabaje los pies

Cuando trate el estreñimiento con reflexología podal, trabaje las zonas reflejas correspondientes a la digestión y la excreción. Primero, trabaje el pie derecho por igual y, después, repita la secuencia en el izquierdo. Tome nota de la duración del masaje en las zonas reflejas y de los resultados para tener referencias para el futuro.

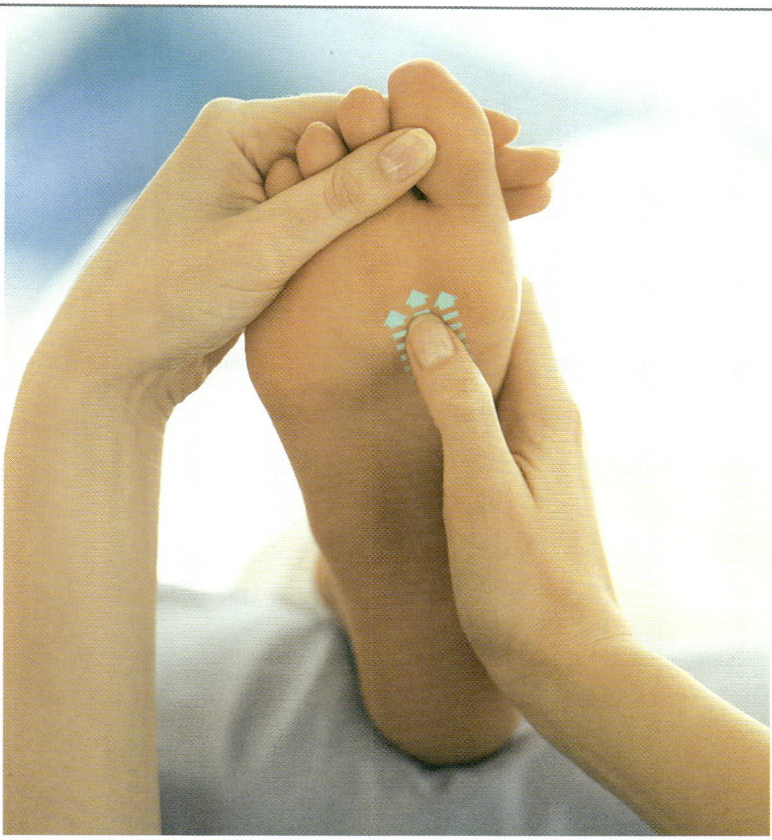

1 Primero, aplique una serie de pasadas de caminar con el pulgar sobre el punto reflejo del PLEXO SOLAR. Liberar la tensión le puede ayudar a aliviar el estreñimiento.

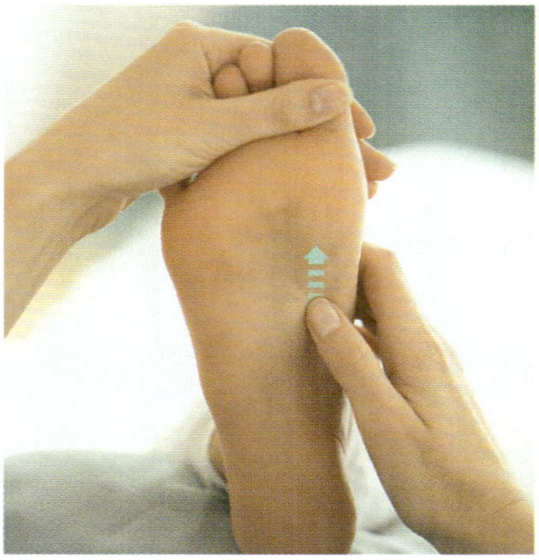

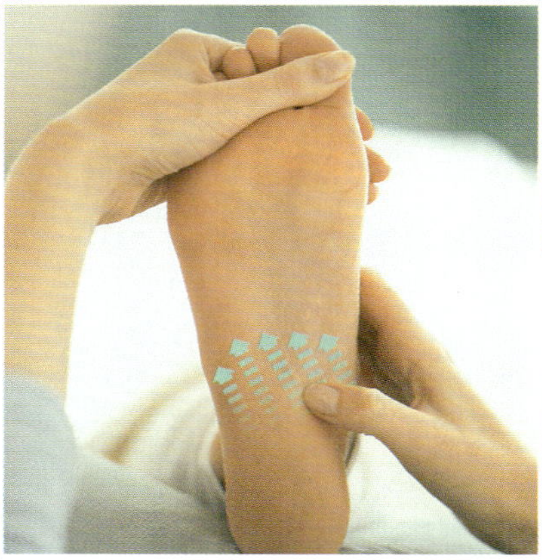

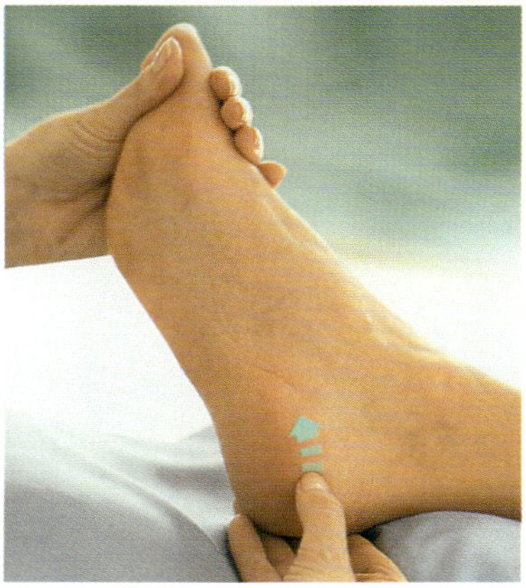

2 Camine con el pulgar sobre el punto de proyección de la GLÁNDULA SUPRARRENAL, realizando varias pasadas. La acción de las glándulas suprarrenales resulta esencial para el movimiento peristáltico.

3 Ahora, trabaje las zonas reflejas de la VESÍCULA BILIAR, el HÍGADO, el COLON y el INTESTINO DELGADO. Camine con el pulgar primero en una dirección y después en la contraria. El hígado y la vesícula producen y almacenan la bilis.

4 Por último, camine con el pulgar sobre las zonas reflejas de la RABADILLA y el RECTO, realizando varias pasadas, para aliviar la tensión en la zona lumbar. Cualquier tensión en la pelvis y la zonba lumbar puede afectar a la digestión.

DOLOR DE CABEZA

Hay muchos factores que pueden contribuir a los dolores de cabeza, pero el estrés es casi siempre el culpable. Para tratar con éxito los dolores de cabeza, experimente con las secuencias que se indican a continuación y después aplique las técnicas reflexológicas en las zonas reflejas adecuadas ***(véase tabla p. siguiente)*****, dependiendo de si tiene una migraña o si el dolor está en una parte concreta de la cabeza.**

INVESTIGACIÓN

Un estudio realizado en Dinamarca en 1997 demostró que la reflexología ayudaba a aliviar los dolores de cabeza. El estudio concluía que, gracias a ella, «los pacientes se ven como agentes vitales en los procesos de enfermedad y de curación».

Trabaje las manos

La reflexología de la mano tiene muchas ventajas. Puede trabajar con discreción incluso en la oficina. Los reflejos en los dedos corresponden a la cabeza y el cuello, ofreciendo un lugar accesible que manipular. La tensión en el cuello suele ser un factor importante en los dolores de cabeza, y un masaje en las zonas reflejas del cuello puede aliviarlo. Recuerde trabajar ambas manos por igual para observar la más conveniente.

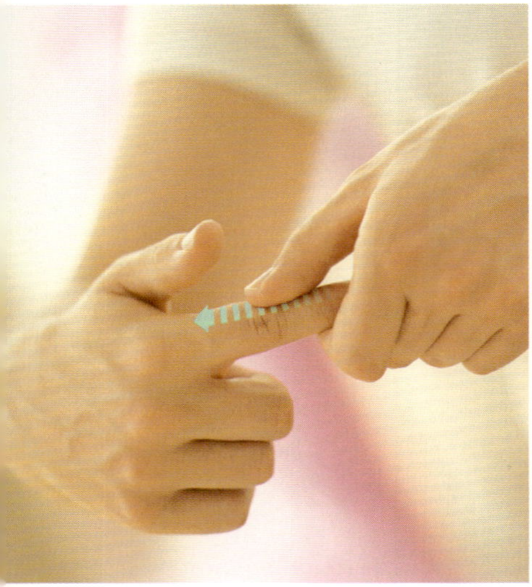

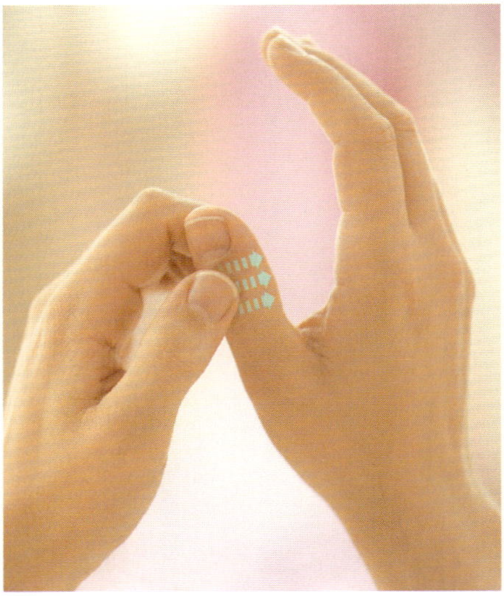

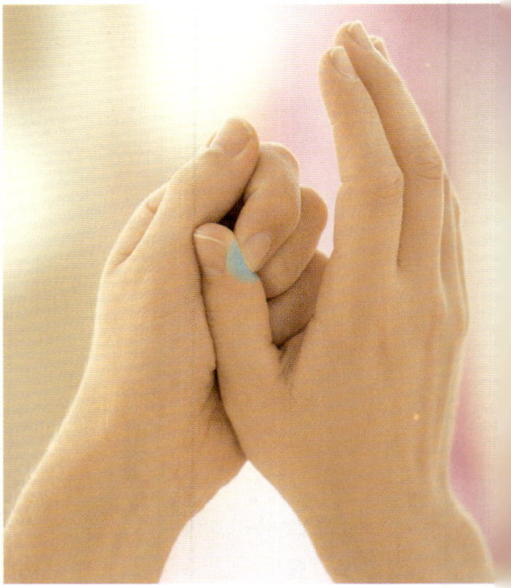

1 Primero, palpe las zonas reflejas del CUELLO y la CABEZA para aliviar la tensión utilizando el postre de bajar y tirar *(véase p. 99)*. Intente visualizar el cuello y la cabeza estirándose mientras manipula los dedos.

2 Trabaje las áreas de CABEZA, CARA y SENOS PARANASALES en los dedos, centrándose en las zonas blandas. Palpe justo debajo de las uñas para buscar puntos sensibles. Según la localización del dolor de cabeza, obtendrá mejores resultados en una mano u otra.

3 Ahora, manipule las zonas reflejas de la CABEZA y el CEREBRO en los dedos con la técnica de apretar y tirar. Busque con los dedos las zonas más sensibles: tratarlas puede ayudarle a liberar la tensión y a aliviar el dolor.

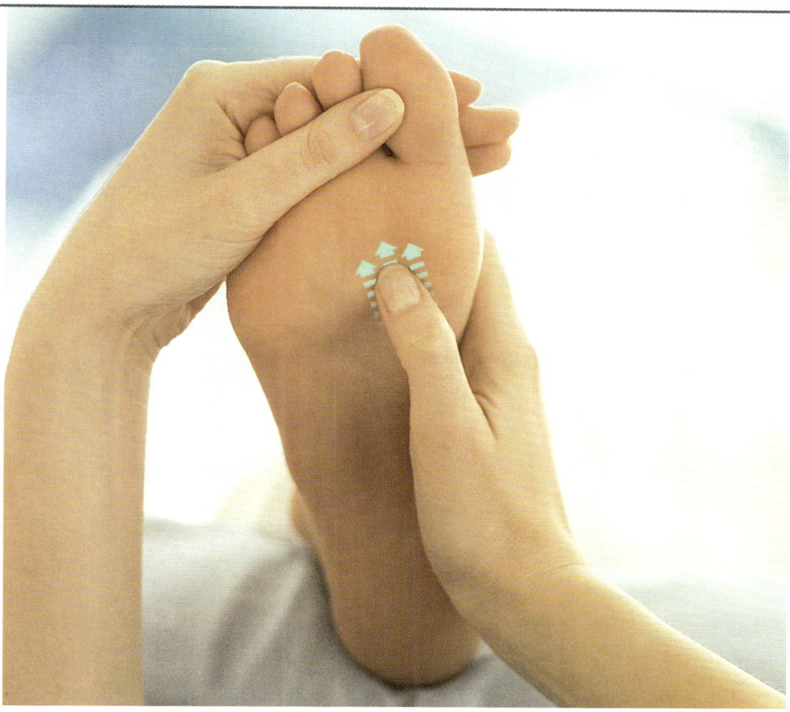

Trabaje los pies

Cuando esté trabajando los pies, recuerde realizar toda la secuencia en cada pie. Un pie puede estar más sensible que el otro, lo que puede indicar que se necesita manipular más esa zona. Si es propenso a los dolores de cabeza, un masaje regular en los pies puede ayudar a prevenirlos.

1 Empiece caminando con el pulgar sobre el punto reflejo del PLEXO SOLAR para aliviar la tensión en todo el cuerpo. Realice varias pasadas.

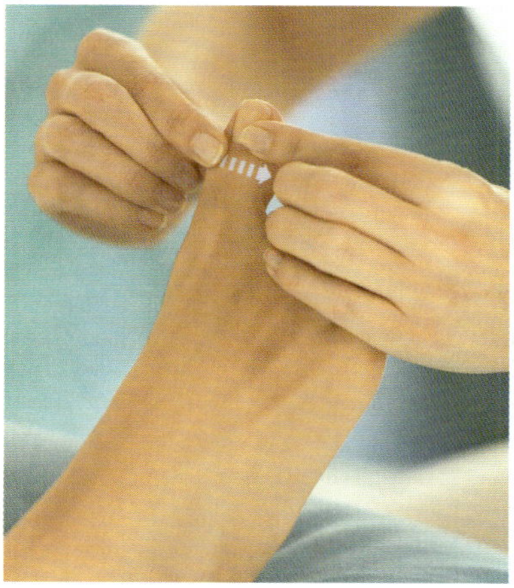

2 Después, inmovilice el dedo gordo y camine con el índice sobre el dorso. Repita con el otro pie. Trabaje cualquier zona sensible que encuentre.

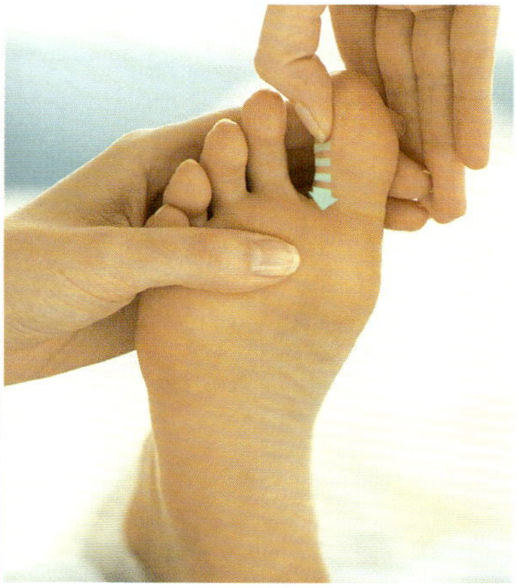

3 Para aliviar la tensión en la cabeza y el cuello, camine con el pulgar hacia abajo por los lados del dedo gordo hasta la base. Repita con el otro pie.

TIPOS DE DOLOR DE CABEZA

MIGRAÑAS: camine con el pulgar sobre la zona refleja de la RABADILLA en el pie.

MIGRAÑAS CON PROBLEMAS DE VISIÓN: baje y tire sobre la zona refleja del CUELLO en el dedo índice.

DOLOR EN LA PARTE SUPERIOR DE LA CABEZA: trate la zona refleja de la CABEZA en la punta del dedo gordo del pie.

DOLOR EN UN LADO DE LA CABEZA: trabaje la zona de reflejo de la CABEZA en el canto del dedo gordo del pie.

DOLOR EN LA PARTE TRASERA DE LA CABEZA: camine con el pulgar sobre el área de proyección de la CABEZA, en la base de la yema de los dedos gordos de los pies.

DOLOR DE ESPALDA Y DE CUELLO

El dolor de espalda y cuello varía según la persona. Localícelo primero y después utilice los mapas de pies y manos *(véase pp. 16–23)* para encontrar las zonas reflejas correspondientes. Recuerde que la tensión en músculos y articulaciones a menudo contribuye a este dolor, así que intente trabajar zonas reflejas que remitan a zonas generales de tensión.

> **INVESTIGACIÓN**
>
> Estudios recientes han encontrado que el 74-98% de los receptores de reflexología consideraban efectivo el tratamiento para aliviar los dolores de cuello y la lumbalgia. Se recomendó el autotratamiento para continuar con los resultados.

Trabaje la mano

La reflexología de la mano resulta conveniente para este tipo de dolor, ya que puede aplicarse de forma discreta y casi en cualquier momento.

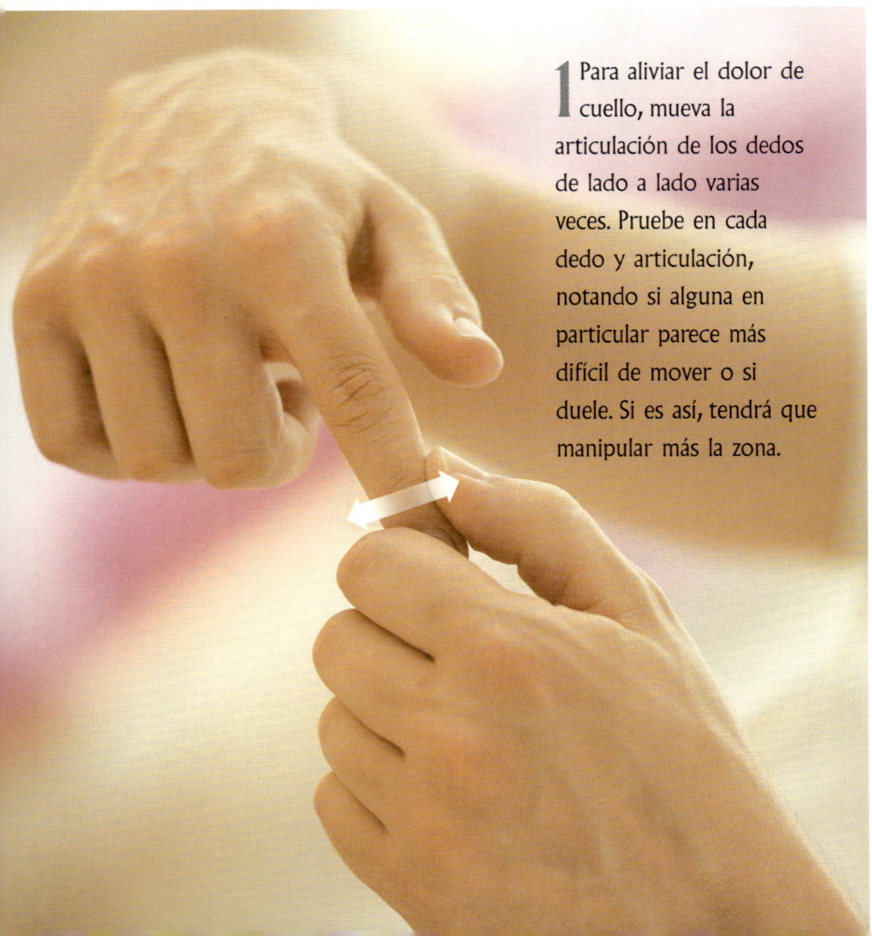

1 Para aliviar el dolor de cuello, mueva la articulación de los dedos de lado a lado varias veces. Pruebe en cada dedo y articulación, notando si alguna en particular parece más difícil de mover o si duele. Si es así, tendrá que manipular más la zona.

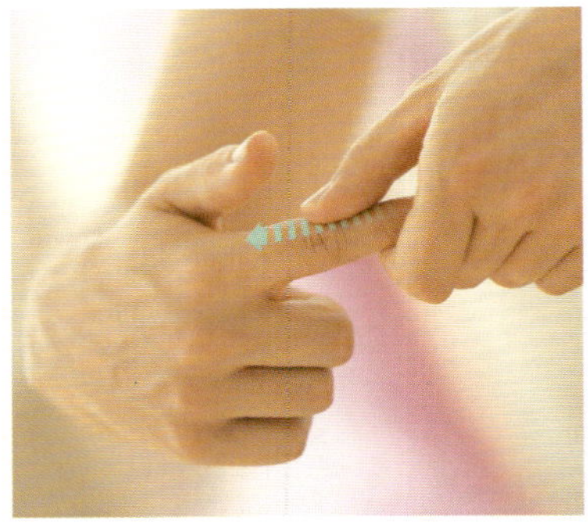

2 Ahora, baje y empuje la zona refleja del CUELLO. Para estirar más cada dedo, baje la muñeca y presione más fuerte con el pulgar. Camine con el pulgar hacia delante por la zona.

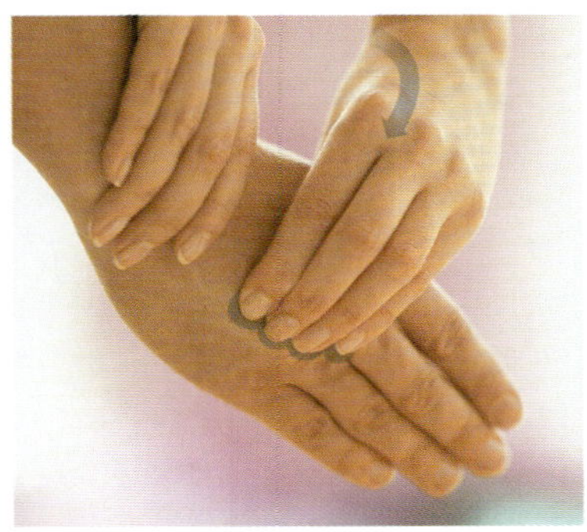

3 Aplique el postre mover la palma *(véase p. 101)* para relajar las áreas de las ZONAS DORSAL y LUMBAR. Presione con los dedos mientras empuja con el pulgar.

Trabaje el pie

Para obtener unos mejores resultados, consulte los mapas *(véase pp. 16–19)* **para localizar las zonas reflejas que corresponden al dolor antes de empezar a aplicar las técnicas. Recuerde repetir la secuencia en los dos pies. Puede encontrar áreas de proyección especialmente sensibles en un pie, que tendrá que tratar en profundidad.**

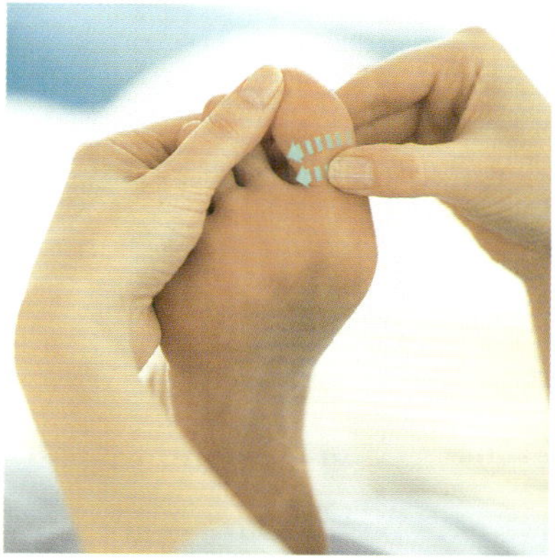

1 Empiece trabajando la zona refleja del CUELLO para liberar la tensión en la parte correspondiente del cuerpo. Camine con el pulgar por la base del dedo gordo, realizando varias pasadas sucesivas.

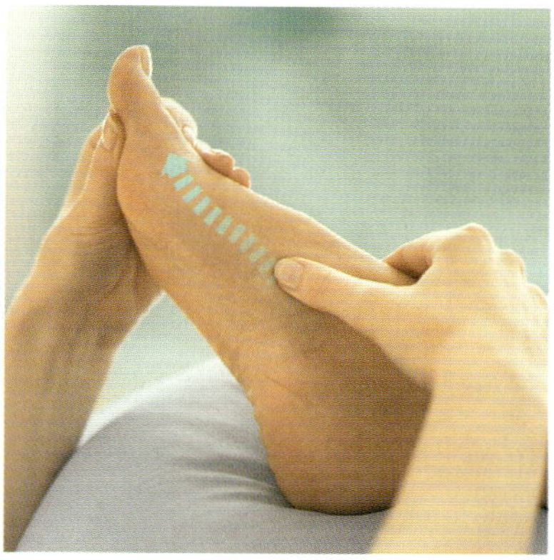

2 Ahora, trabaje desde la mitad de la zona refleja de la COLUMNA hasta la zona entre los OMÓPLATOS. Los problemas en esta parte de la espalda pueden generar tensión y dolor en el cuello y la zona dorsal.

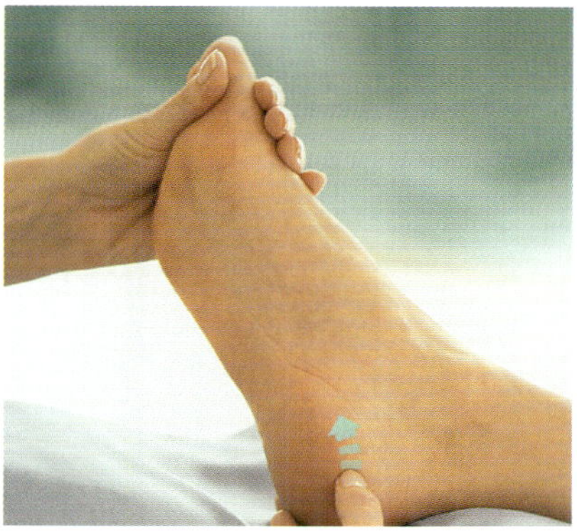

3 Empiece desde el área de proyección de la RABADILLA y camine con el pulgar sobre la zona refleja de la COLUMNA LUMBAR varias veces. Se trata de una zona grande, así que tendrá que manipularla desde distintos ángulos.

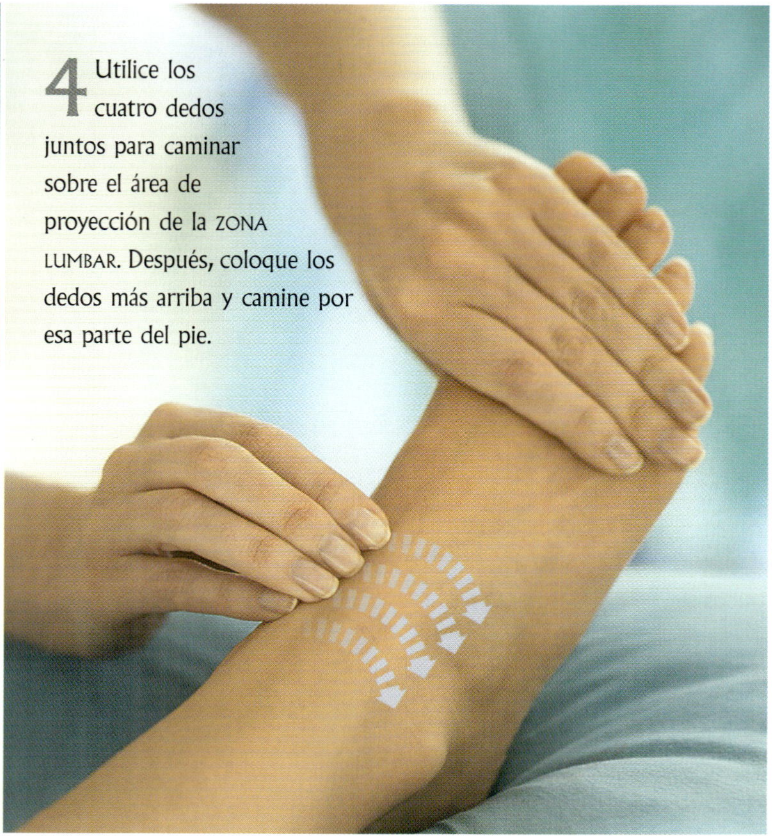

4 Utilice los cuatro dedos juntos para caminar sobre el área de proyección de la ZONA LUMBAR. Después, coloque los dedos más arriba y camine por esa parte del pie.

DOLOR

En reflexología, el dolor se trata aplicando presión directa sobre la zona refleja relevante. Primero, encuentre el área de proyección en el pie o la mano. Trabájela aplicando una presión directa y constante hasta que el dolor cese. También puede manipular la zona de reflejo del plexo solar y aplicar una serie de postres para aliviar los niveles de tensión general. No obstante, un médico debe diagnosticar cualquier dolor de origen desconocido.

¿DÓNDE DUELE?

Empiece localizando el lugar del dolor en el cuerpo. A continuación, encuentre las zonas reflejas correspondientes mirando los mapas del pie y la mano *(véase pp. 16-23)*. Para orientarse, recuerde que la parte derecha del cuerpo se refleja en la mano y el pie derechos, y que la parte izquierda se refleja en la mano y el pie izquierdos.

Trabaje las manos

Aquí encontrará sugerencias para liberar la tensión, lo que afecta al dolor, y para paliar el dolor en la cabeza y el pecho. Cuando presione la zona, evite clavar las uñas.

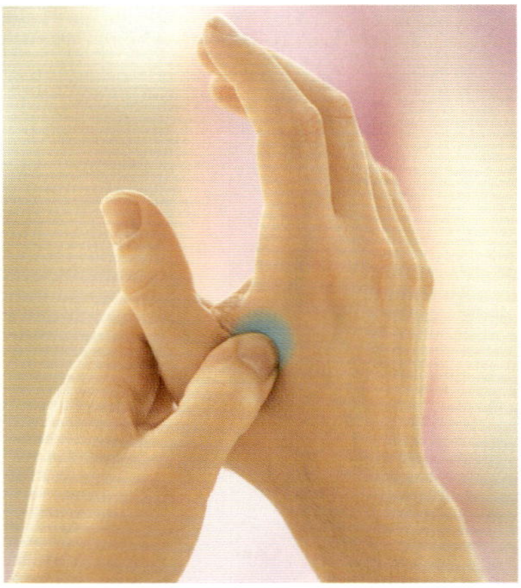

Aliviar la tensión

Apoye el pulgar y el índice en el monte de Venus del pulgar, en el punto reflejo del PLEXO SOLAR. Presione varias veces.

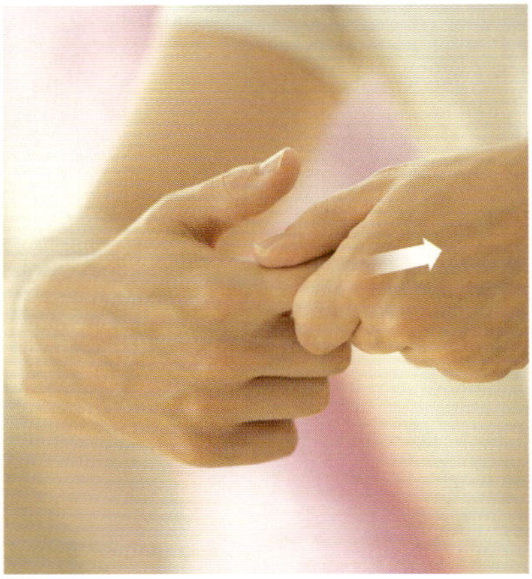

Dolor en el cuello o la cabeza

Para aliviar el dolor, aplique presión directa sobre las zonas reflejas de la CABEZA y el CUELLO en el índice y el pulgar apretando el dedo como se indica en la imagen. Mantenga 15-30 segundos. Repita.

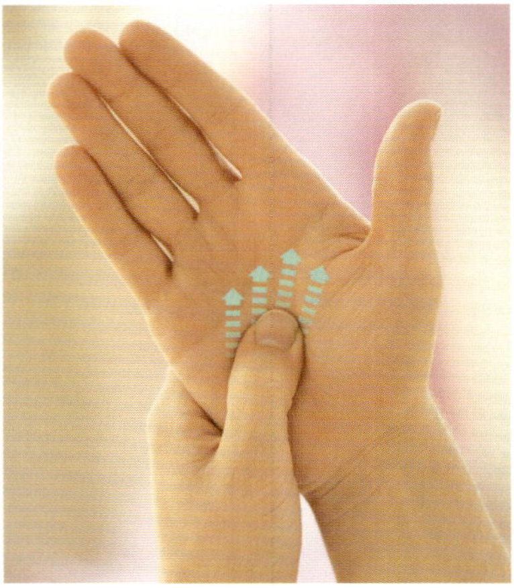

Dolor en el abdomen o el pecho

Si el dolor se localiza en el tronco, trabaje la palma de la mano. Presione con el pulgar la zona refleja correspondiente al origen del dolor. Mantenga 15-30 segundos para ver si el dolor disminuye. Recoloque el pulgar e intente aplicar presión en la zona más sensible.

Trabaje los pies

Primero, manipule el punto reflejo del plexo solar *(véase abajo)* para liberar la tensión, y después aplique presión directa en el punto de proyección correspondiente al origen del dolor. Aquí encontrará sugerencias para el dolor en el cuello y el tronco.

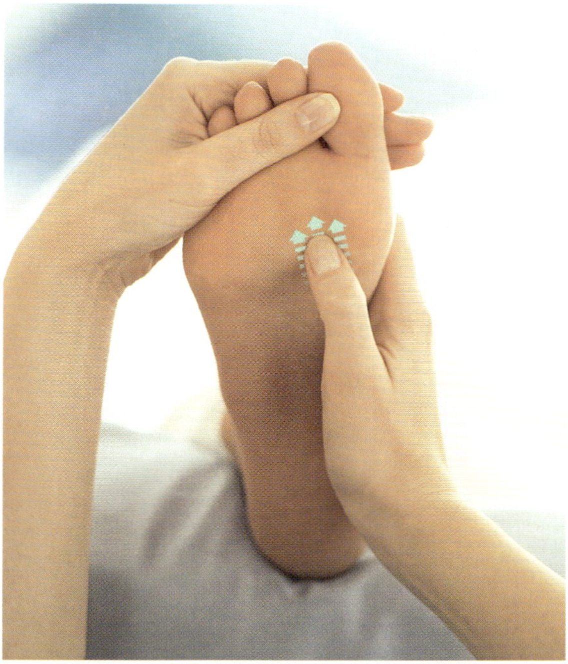

Aliviar la tensión

Para relajar el pie, camine con el pulgar sobre el punto reflejo del PLEXO SOLAR *(véase derecha)*. A continuación, aplique una serie completa de postres *(véase pp. 68-73)*.

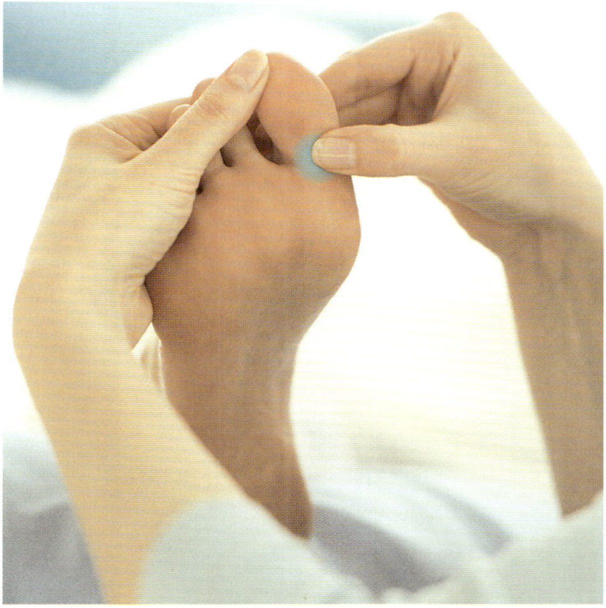

Dolor en el cuello o la cabeza

Para aliviar el dolor, aplique presión en las áreas de proyección de la CABEZA o el CUELLO en los dedos de los pies *(véase pp. 16-19)*, pellizcando la zona seleccionada con el pulgar y los dedos. Mantenga durante 15-30 segundos, o hasta que el dolor disminuya.

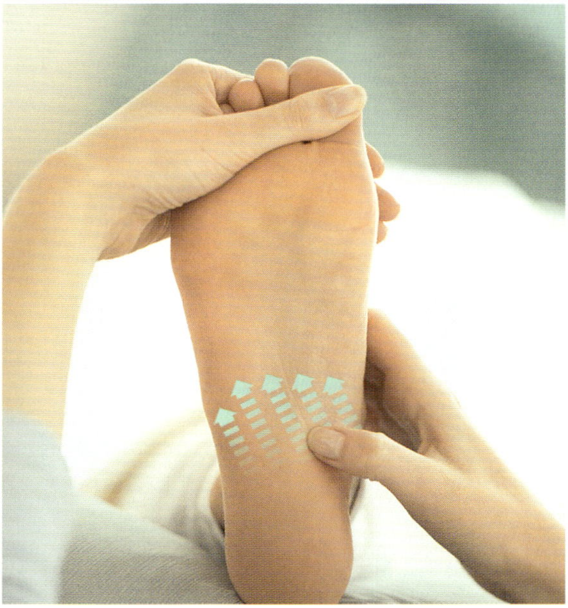

Dolor en el abdomen o el pecho

Si el dolor se localiza en el tronco, aplique las técnicas en la planta del pie. Coloque el pulgar sobre la zona refleja seleccionada y deje caer la muñeca. Mantenga esta posición. Vea si el dolor disminuye tras 15-30 segundos. Recoloque el pulgar y pruebe de nuevo.

ARTRITIS Y REUMATISMO

La artritis y el reumatismo se caracterizan por una inflamación dolorosa de las articulaciones. Estas enfermedades afectan a todo el cuerpo, así que palpe todo el pie o la mano. Debería tratar las zonas reflejas correspondientes a los riñones para eliminar los residuos del cuerpo, y los puntos de proyección de las glándulas suprarrenales, ya que ayudan a luchar contra la inflamación. Presionar el punto reflejo del plexo solar puede contribuir a eliminar la tensión, un factor que es determinante en la artritis. *(Véase también Dolor, pp. 140–141.)*

INVESTIGACIÓN

Unos estudios realizados en China en 1996 concluyeron que la reflexología tenía un efecto beneficioso en el 91-95% de los enfermos de artritis. Además, el autotratamiento parecía ayudar a mantener los resultados.

Trabaje las manos

Aplicar la reflexología a las manos para la artritis conlleva dos estrategias: la primera, tratar las zonas reflejas relacionadas con la enfermedad, y la segunda, fomentar el movimiento de los dedos rígidos y las manos. Recuerde manipular ambas manos por igual.

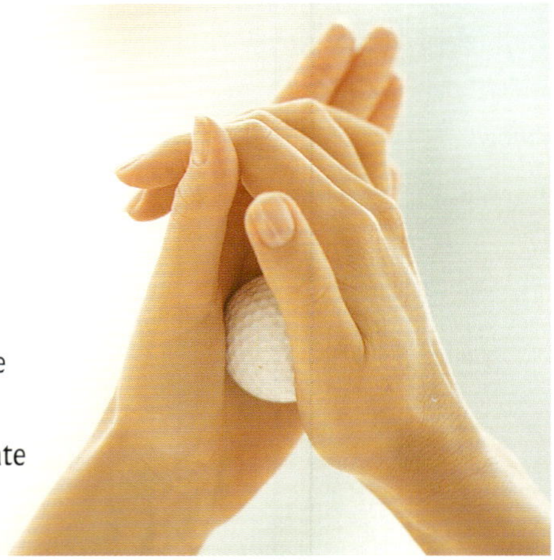

1 Empiece rodando una pelota de golf sobre la zona refleja de la GLÁNDULA SUPRARRENAL, en el monte de Venus del pulgar.

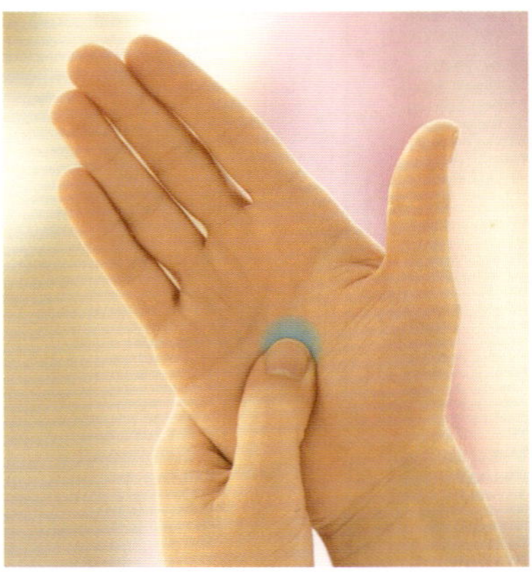

2 Pince la zona refleja del RIÑÓN con el índice y el pulgar. Mantenga varios segundos.

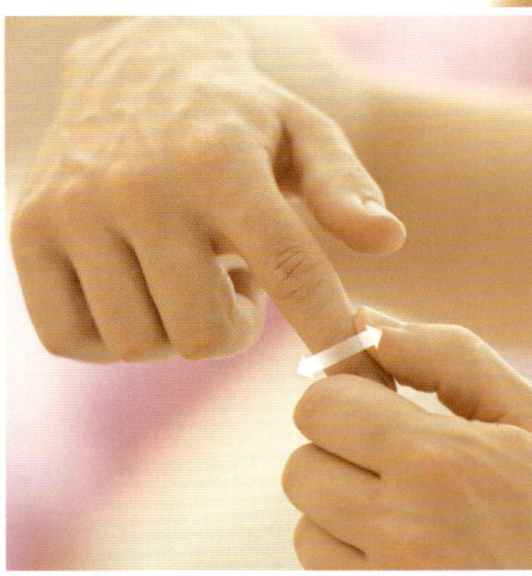

3 Mueva las articulaciones de lado a lado para mejorar la movilidad. Trabaje todos los dedos.

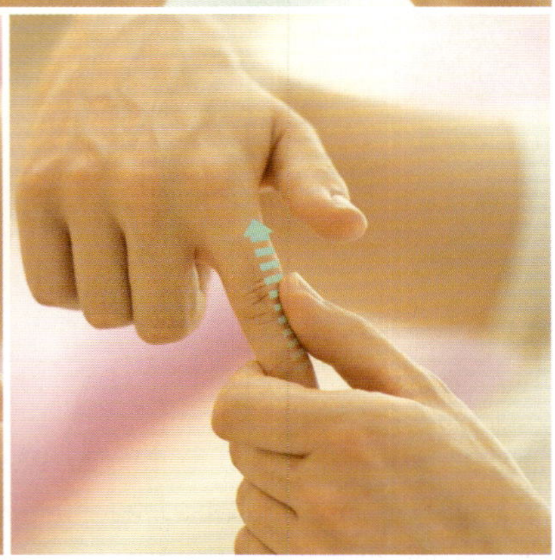

4 Para mantener la flexibilidad, aplique la técnica de bajar y empujar en los dedos.

Trabaje los pies

Si su paciente sufre artritis, sea cuidadoso y mantenga el contacto visual para asegurarse de no sobrepasar el umbral del dolor del receptor.

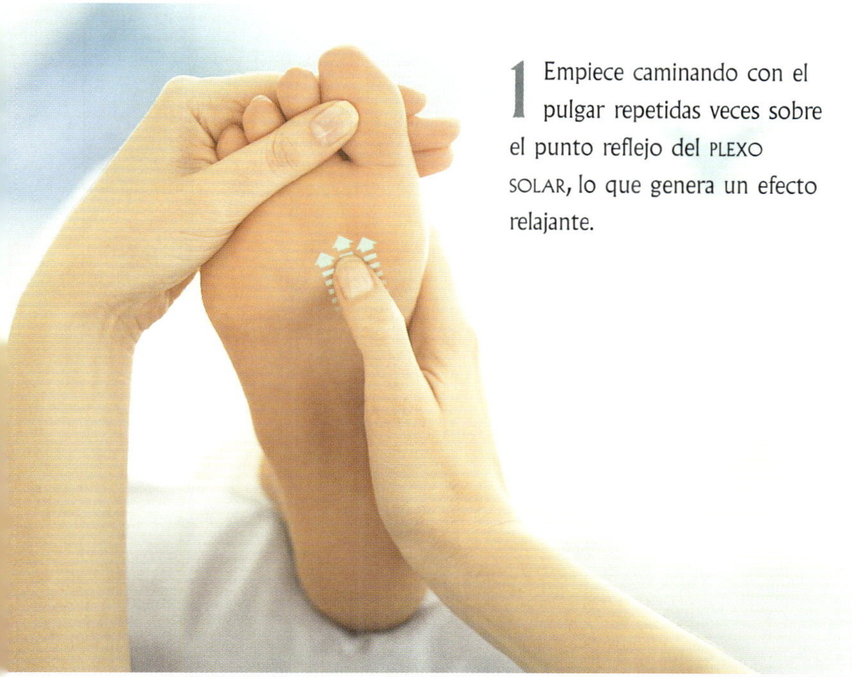

1 Empiece caminando con el pulgar repetidas veces sobre el punto reflejo del PLEXO SOLAR, lo que genera un efecto relajante.

PUNTOS PARA RECORDAR

Sea consciente de la comodidad del individuo. Incluso un toque suave puede resultar doloroso.

Una liberación repentina de toxinas con síntomas del tipo gripe es una reacción común de la reflexología en enfermos de artritis. Para evitarlo, trabaje con suavidad durante cortos periodos de tiempo y céntrese en los órganos de excreción, como los riñones.

Proceda con lentitud en los postres de mano, especialmente en los que se aplican en los dedos. Aplique con suavidad y brevedad.

Si usted padece artritis y se aplica las técnicas de autoayuda, facilítese la vida. Considere utilizar una herramienta, como la punta de goma de un lápiz, para aplicar la presión.

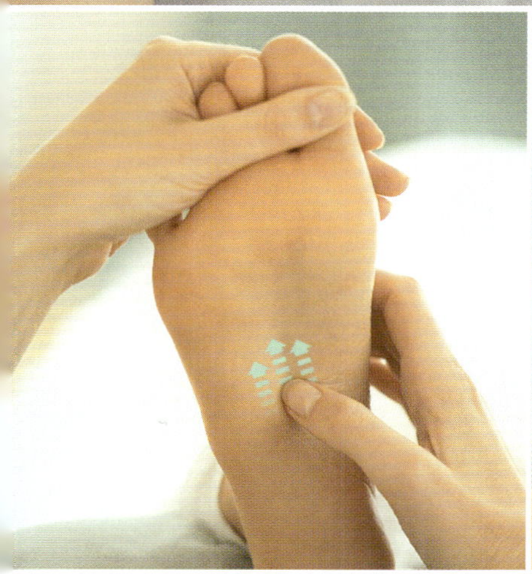

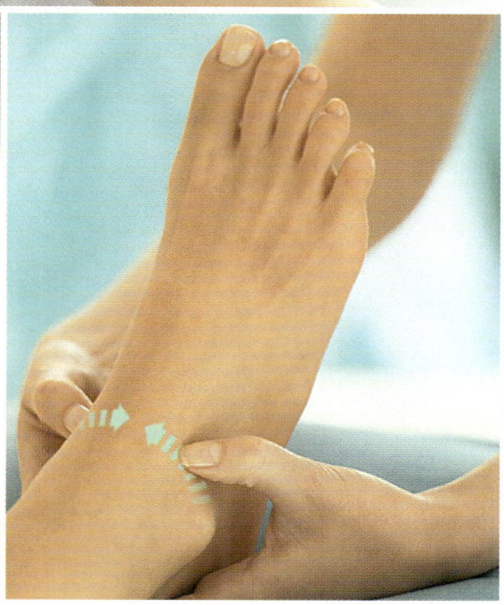

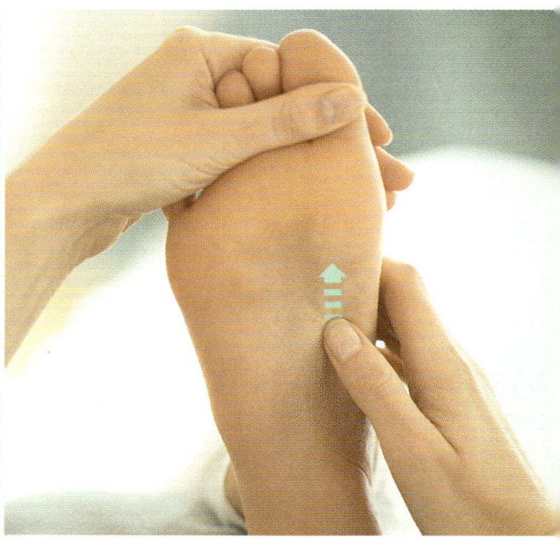

2 Camine con el pulgar sobre el área del RIÑÓN. Los riñones pueden resultar útiles para eliminar los residuos que se acumulan alrededor de las articulaciones.

3 Camine con el pulgar sobre la zona refleja del GANGLIO LINFÁTICO varias veces. Estas glándulas eliminan las toxinas que libera la reflexología.

4 A continuación, trabaje el punto reflejo de la GLÁNDULA SUPRARRENAL para reducir la inflamación.

OTROS PROBLEMAS DE SALUD

PUNTOS PARA RECORDAR

Si una parte de la zona refleja está sensible, céntrese en esa zona. En general, la sensibilidad indica que se necesita manipular más esa zona. Además, recuerde siempre trabajar ambas manos o pies por igual.

Cuando utilice esta sección, experimente para ver lo que funciona mejor. Si no se indica lo contrario, aplique las técnicas 3-4 veces varios minutos a lo largo del día, y después repita con el otro pie.

Falta de energía

La fatiga, especialmente por la tarde, puede indicar que los niveles de azúcar están bajos. El páncreas regula los niveles de azúcar en sangre, y manipular el área de proyección del PÁNCREAS 3-4 veces al día puede ayudar.

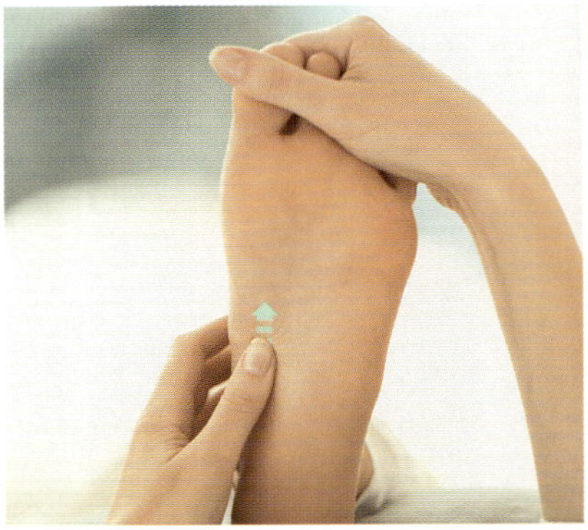

Camine con el pulgar varios minutos por el área del PÁNCREAS.

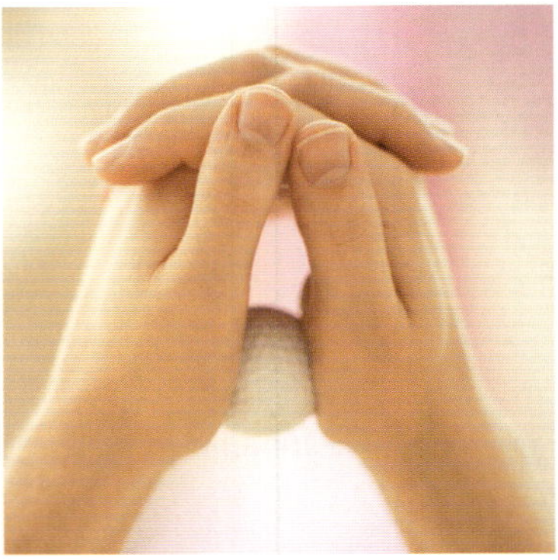

Coja una pelota de golf como en la imagen. Ruédela sobre la zona del PÁNCREAS 2-3 minutos.

Asma

El asma es una alergia que se caracteriza por los resuellos, las toses y la dificultad al respirar. Tratando la zona refleja de la GLÁNDULA SUPRARENAL puede ayudar a aliviar los síntomas porque, al aumentar la producción de las hormonas, los pulmones se relajan y funcionan mejor. Nuestra técnica preferida para el asma es utilizar una pelota de golf.

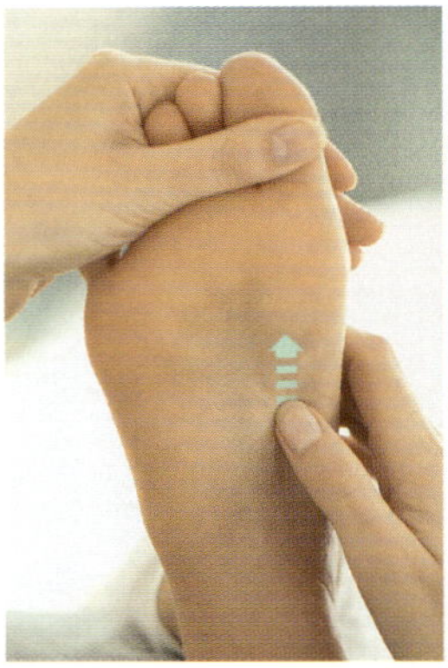

Realice varias pasadas con el pulgar sobre el punto reflejo de la GLÁNDULA SUPRARRENAL.

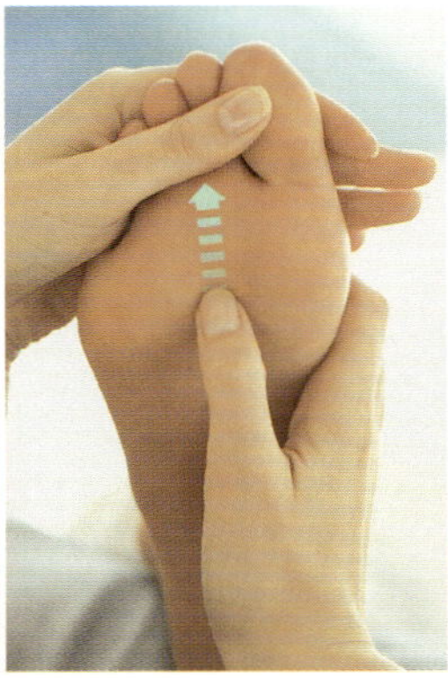

Camine con el pulgar varias veces sobre el área de proyección del PULMÓN, y manipule toda la parte anterior de la planta del pie.

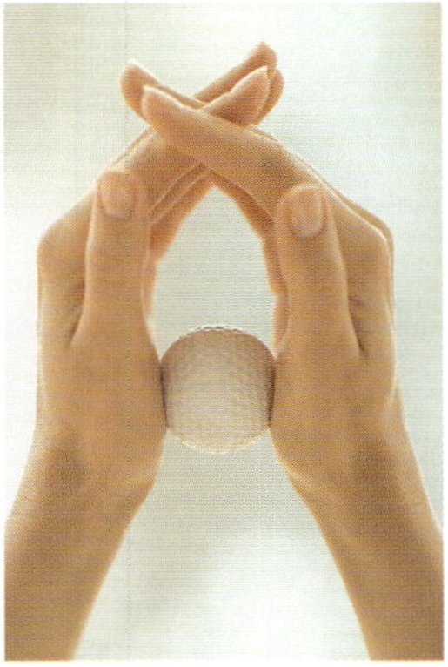

Ruede la pelota de golf, manipulando la zona refleja de la GLÁNDULA SUPRARRENAL hasta que los síntomas disminuyan.

Alergias y problemas de los senos paranasales

El síntoma más común de estas enfermedades es la inflamación. El cortisol, una hormona secretada por las glándulas suprarrenales, ayuda a reducir los niveles de la sustancia química que produce la inflamación. Para mejorar su función, manipule las zonas reflejas de la GLÁNDULA SUPRARRENAL 3-4 veces al día durante varios minutos.

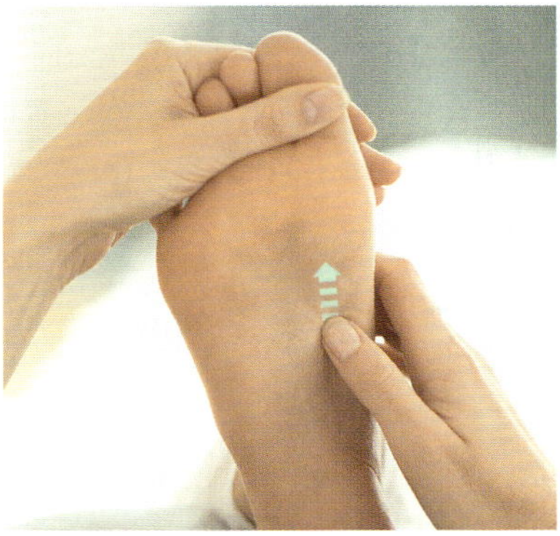

Camine con el pulgar sobre el punto de la GLÁNDULA SUPRARRENAL *(supra)*.

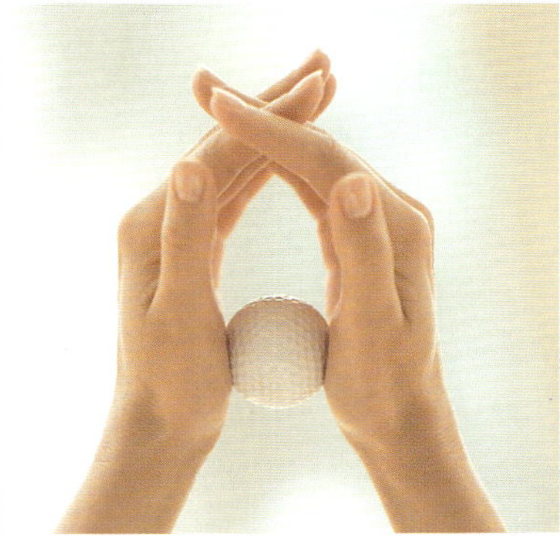

Ruede una pelota de golf por el punto de la GLÁNDULA SUPRARRENAL *(supra)*.

Bronquitis

Esta enfermedad es una inflamación de los bronquios. Para reducir la inflamación, céntrese en las áreas de proyección de la GLÁNDULA SUPRARRENAL *(véase arriba)*. Además, puede intentar presionar las zonas reflejas del PULMÓN para reducir los síntomas.

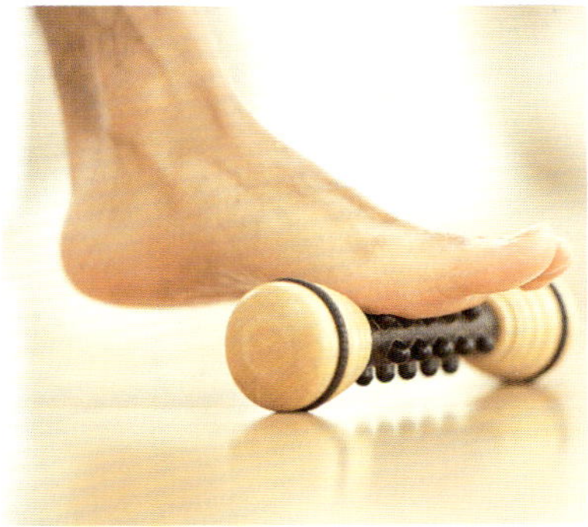

Con un rodillo de pie manipule la zona del PULMÓN *(supra)*. Y trate el punto de la GLÁNDULA SUPRARRENAL.

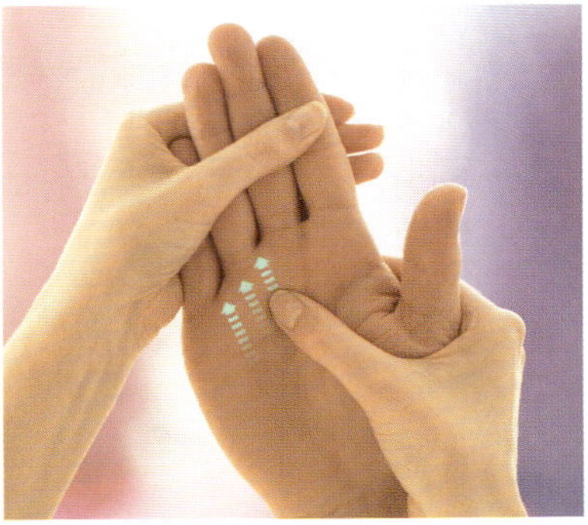

Camine con el pulgar sobre la zona del PULMÓN en la mano *(supra)*. Diríjase al punto de la GLÁNDULA SUPRARRENAL.

Dolor de garganta y amigdalitis

Si le duele la garganta o tiene amigdalitis, intente aplicar las técnicas sobre la zona del CUELLO y de la GLÁNDULA SUPRARRENAL para ayudar a paliar los síntomas y reducir la inflamación. Si las áreas de proyección en la mano están muy sensibles, trate la zona correspondiente en el pie, y viceversa.

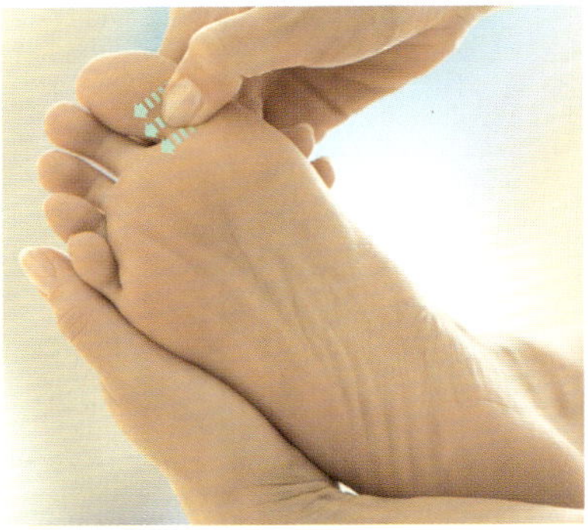

Camine un rato con el pulgar por la zona del CUELLO *(supra)*. Presione el punto de la GLÁNDULA SUPRARRENAL.

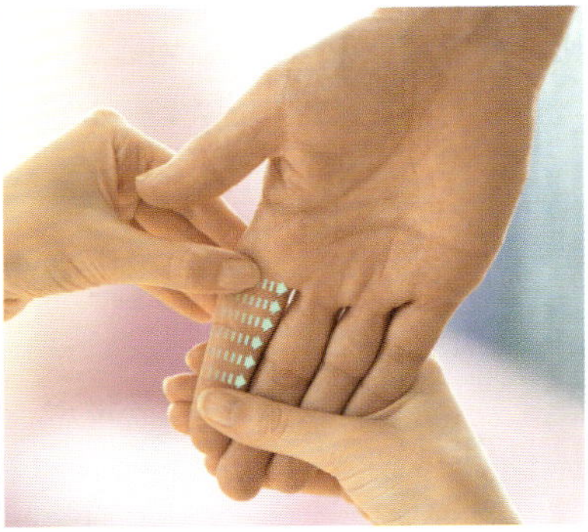

Camine con el pulgar sobre la zona del CUELLO *(supra)*. Diríjase también a la zona de la GLÁNDULA SUPRARRENAL.

Tinnitus

Las personas que sufren esta enfermedad oyen un zumbido, silbido o pitido. Aplique la técnica en la zona refleja del OÍDO en la mano o en el pie del mismo lado del que se produce el ruido hasta que cese. Note cuánto tiempo se requiere. Trabaje 3-4 veces al día durante varios minutos como medida preventiva.

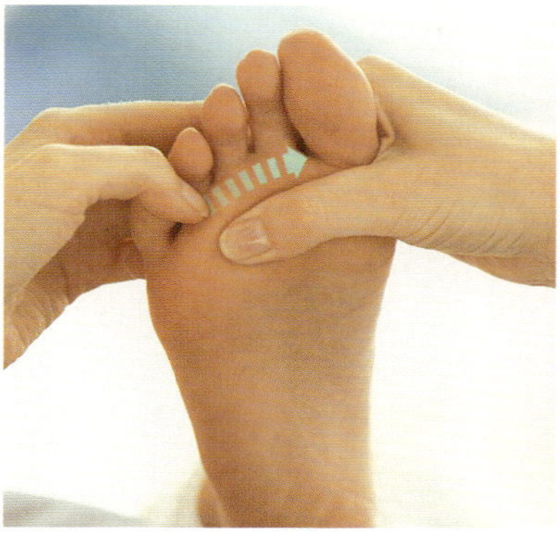

Aplique la técnica de caminar con el pulgar a la zona refleja del OÍDO.

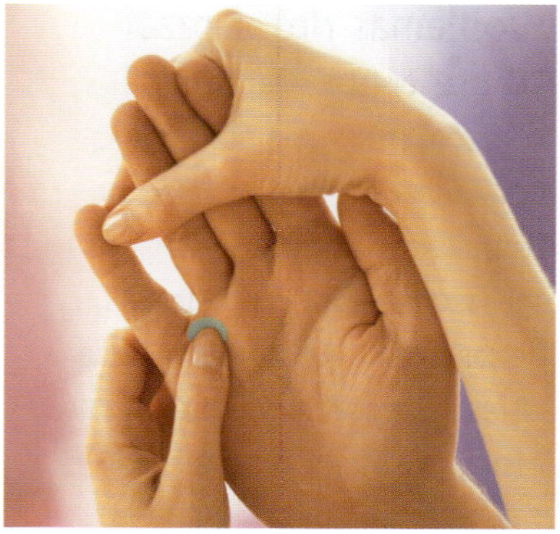

Pellizque la zona refleja del OÍDO entre el dedo anular y el meñique.

Problemas del ojo

Para la vista cansada, puede trabajar las zonas reflejas del OJO hasta que se sienta mejor. Si tiene conjuntivitis u otra enfermedad del ojo, aplique las técnicas 3-4 veces al día durante varios minutos.

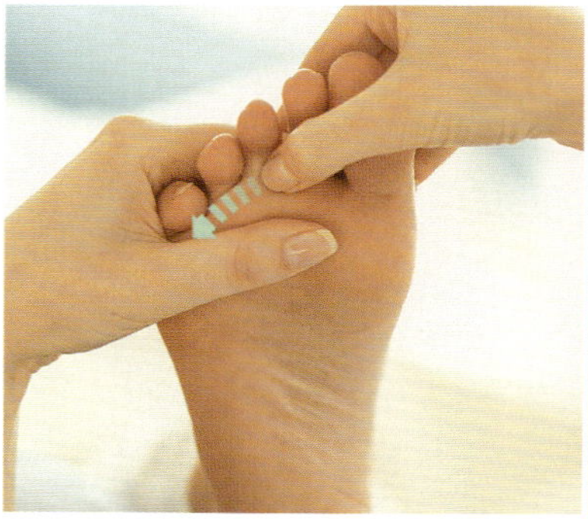

Aplique la técnica de caminar con el pulgar sobre la zona refleja del OJO.

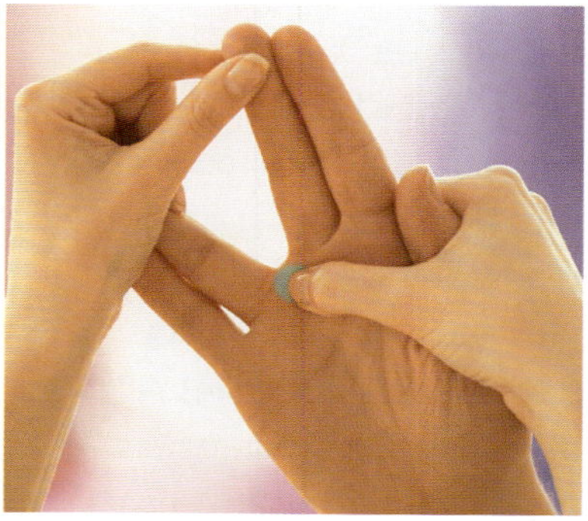

Pellizque la zona refleja del OJO ente el dedo anular y el corazón.

Problemas de la piel

Para los problemas generales de la piel, como el acné, trabaje la zona refleja del RIÑÓN para eliminar las toxinas que podrían contribuir en el problema. *(Para recuperarse de problemas de la piel dolorosos como quemaduras o herpes, véase Dolor, pp. 140–141.)*

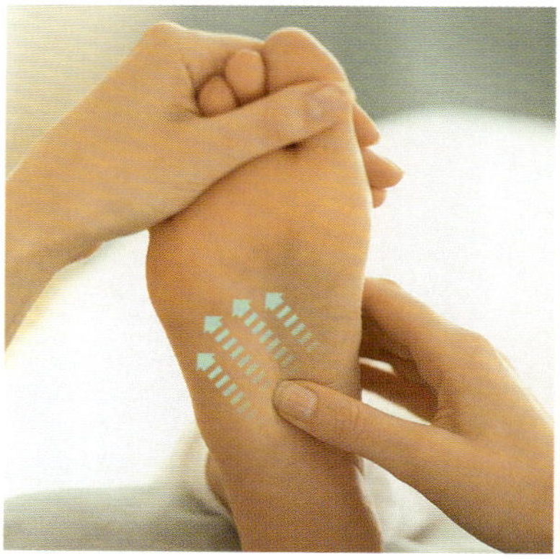

Aplique la técnica de caminar con el pulgar al área de proyección del RIÑÓN, 3-4 veces al día.

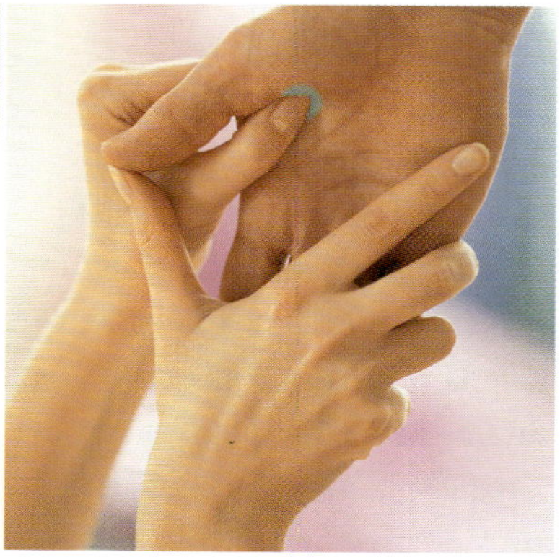

Pellizque fuerte en el monte de Venus del pulgar, en la zona refleja del RIÑÓN, 3-4 veces al día.

Problemas del corazón

Para las enfermedades del corazón, trabaje la zona del CORAZÓN 3-4 veces al día, así como la del PLEXO SOLAR y el TRONCO CEREBRAL (regula algunas de las actividades del corazón). Si le es incómodo los pies, pruebe con las manos *(véase derecha).*

Camine con el pulgar sobre la zona refleja del CORAZÓN (en la articulación del pulgar con la palma), realizando varias pasadas.

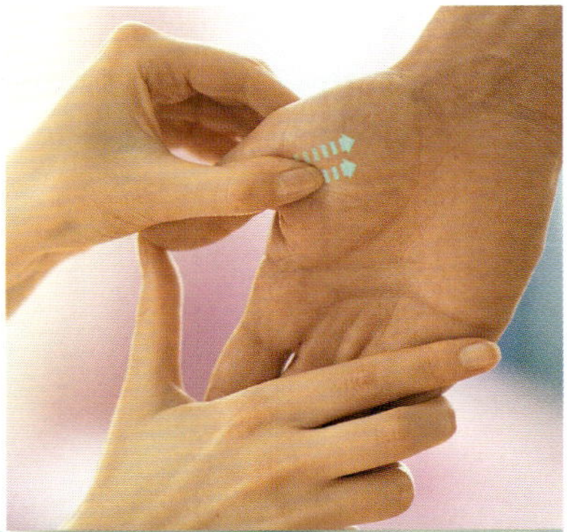

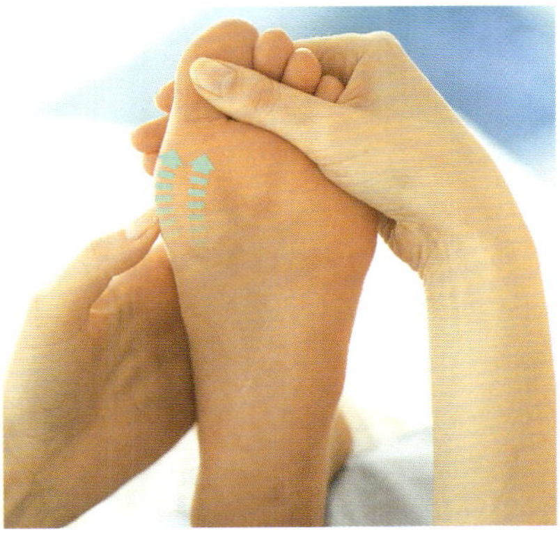

Presione el área del CORAZÓN utilizando la técnica de caminar con el pulgar. Cubra toda la zona, que está bajo el dedo gordo en la zona del metatarso. Realice varias pasadas.

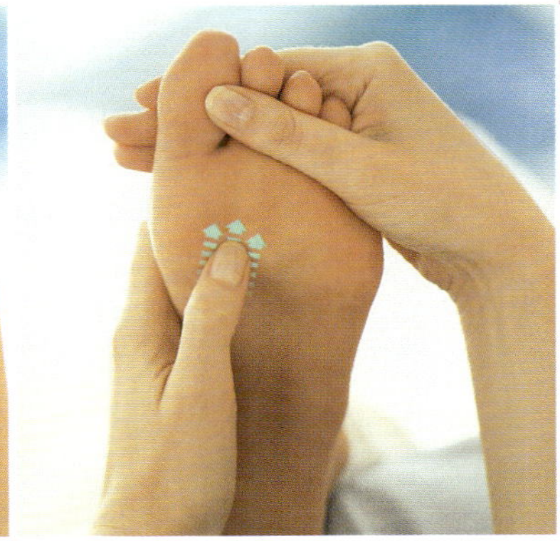

Ahora, trabaje el punto reflejo del PLEXO SOLAR, aplicando varias pasadas suaves de caminar con el pulgar para lograr una relajación general.

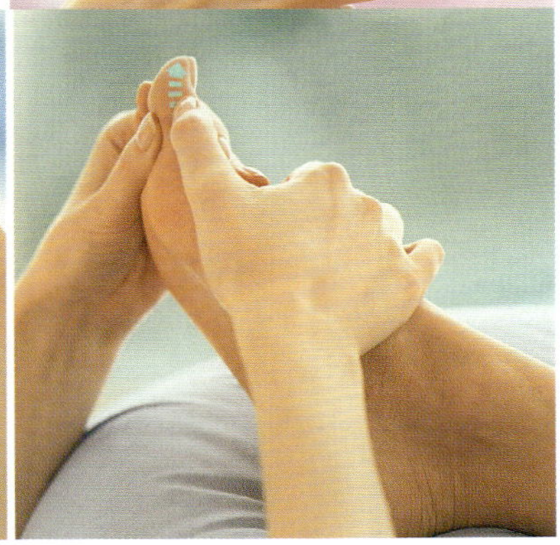

Por último, camine con el pulgar sobre el área de proyección del TRONCO CEREBRAL, realizando varias pasadas.

Alta presión sanguínea

Lo mejor es relajarse, y la mejor forma de hacerlo es recibir una secuencia completa en los pies. También puede intentar trabajar sólo la zona del PLEXO SOLAR. Los postres *(véase pp. 68–73 y 98–101)* tienen un efecto calmante.

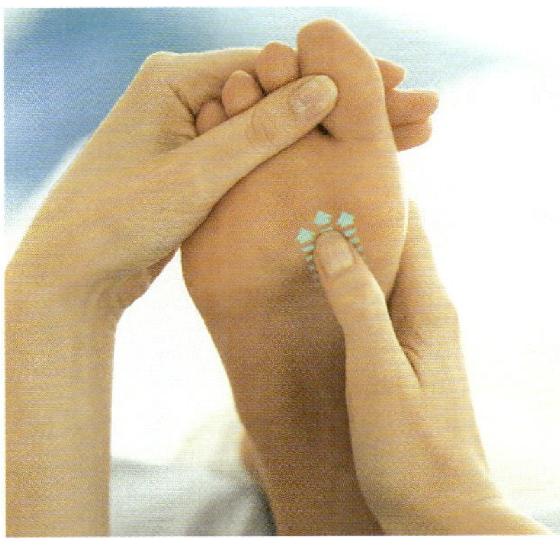

Aplique la técnica de caminar con el pulgar al punto reflejo del PLEXO SOLAR varios minutos 3-4 veces al día.

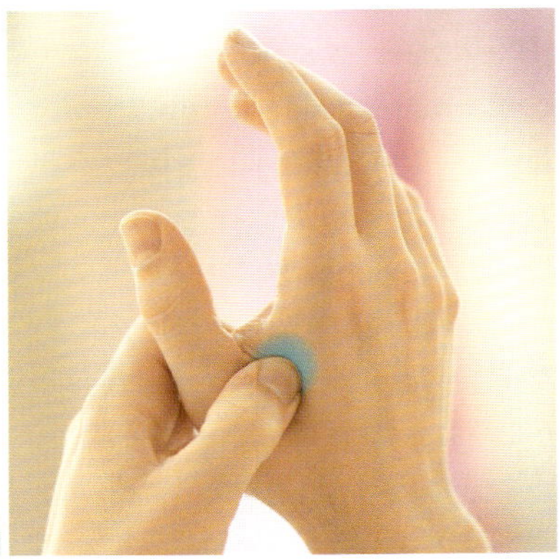

Pince el punto de proyección del PLEXO SOLAR, en el monte de Venus del pulgar. Repita varios minutos 3-4 veces al día.

Retención de líquidos

El sistema linfático ayuda a distribuir los fluidos por el cuerpo. Manipule los puntos de proyección de los GANGLIOS LINFÁTICOS para mejorar el funcionamiento del sistema y poder reducir la retención de líquidos.

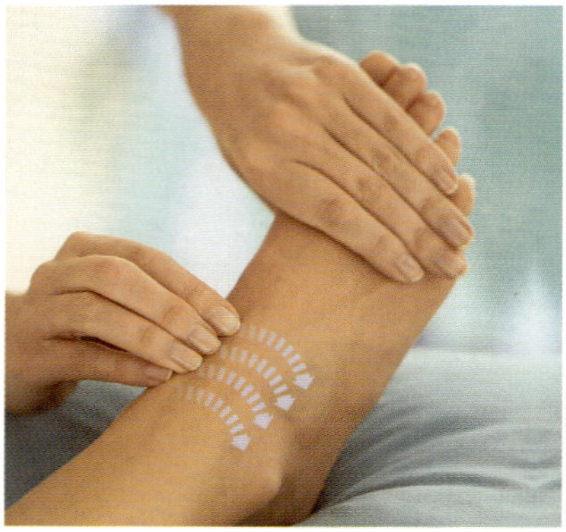

Camine con los dedos por las áreas de proyección de los GANGLIOS LINFÁTICOS y de la ZONA LUMBAR con los cuatro dedos. Cuando los haya retirado, ¿observa una hendidura en la hinchazón? Siga trabajando otras zonas hinchadas.

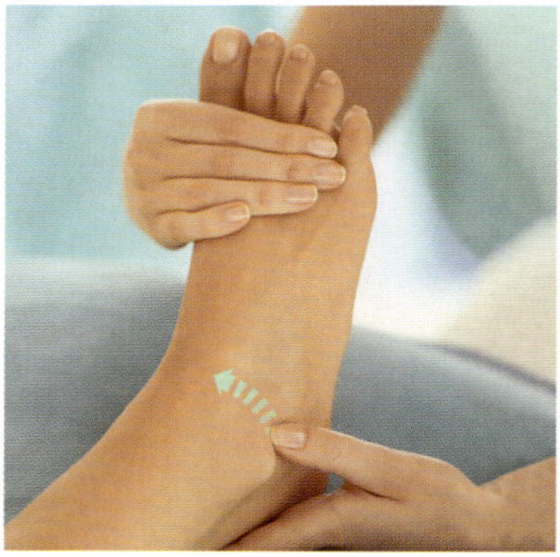

Aplique varias pasadas de caminar con el pulgar sobre la zona refleja de los GANGLIOS LINFÁTICOS. Realice una pausa y observe cualquier cambio en la apariencia de la hinchazón. Manipule las zonas reflejas de los dos tobillos, centrándose en las zonas hinchadas.

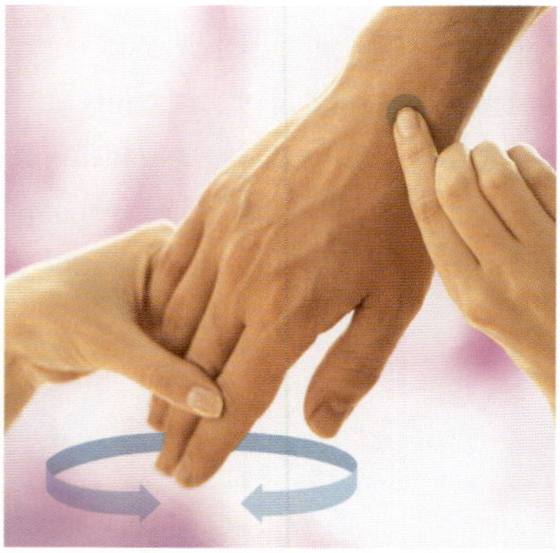

Coloque un dedo sobre el área de proyección de los GANGLIOS LINFÁTICOS y rote sobre un punto realizando círculos con la mano que se está trabajando. Recoloque el dedo y repita en toda la zona, antes de pasar a la otra mano.

Apoplejía

Una apoplejía, que es el resultado de la interrupción del suministro de sangre al cerebro (a menudo como resultado de la ruptura de un vaso sanguíneo), puede causar pérdida de conciencia, parálisis y otros problemas. Aplique la técnica durante varios minutos 3-4 veces al día en la zona refleja del CEREBRO en el lado opuesto del cuerpo de la parte paralizada. Así, se trata el área que refleja el lado de la ruptura del vaso sanguíneo.

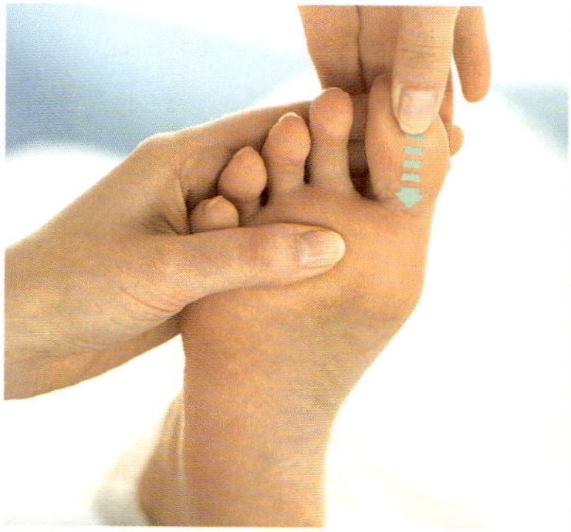

Aplique la técnica de caminar con el pulgar a la zona refleja del CEREBRO en la parte anterior de la planta del pie. Además, ruede la punta del índice sobre esta zona.

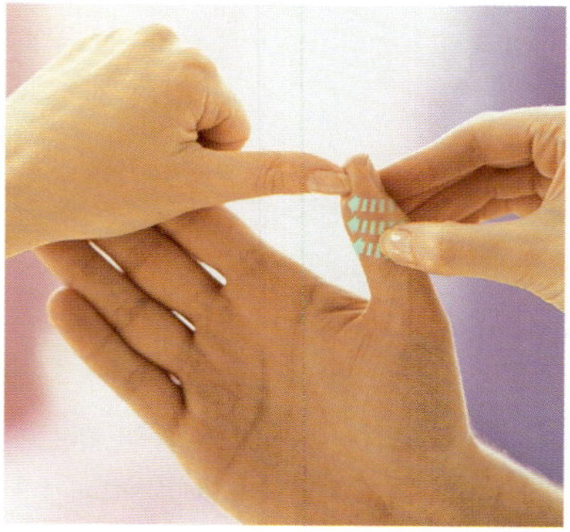

Camine con el pulgar sobre la zona refleja del CEREBRO, en la yema del pulgar.

Anemia

Se trata de una enfermedad en que la hemoglobina, la proteína rica en hierro que contienen los glóbulos rojos, es deficiente o anormal. Se trata la zona refleja del BAZO porque es este órgano el que controla la calidad de los glóbulos rojos que circulan por el cuerpo.

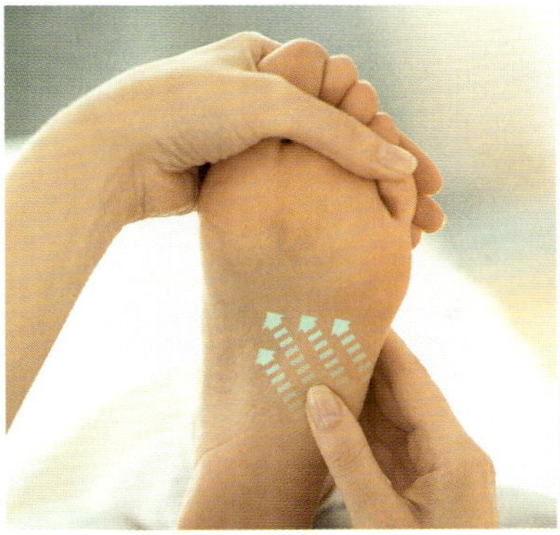

Camine con el pulgar sobre la zona refleja del BAZO 3-4 veces al día durante varios minutos.

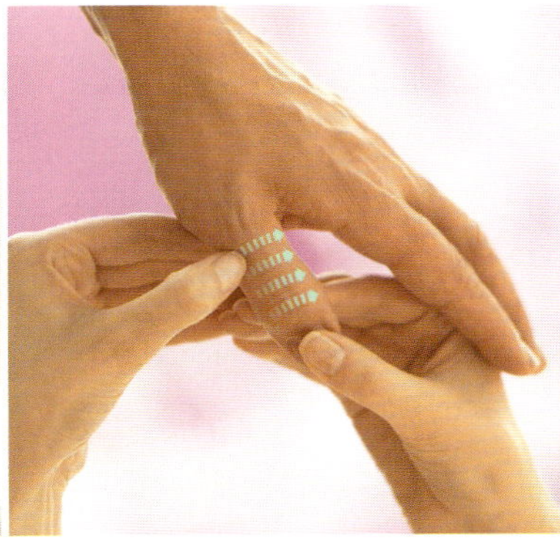

Camine con el pulgar sobre la zona del BAZO 3-4 veces al día durante varios minutos.

Mareos, desmayos y fiebre

En estos casos se trata el punto de proyección de la GLÁNDULA PITUITARIA. Para los dos primeros problemas, aplique la técnica hasta que disminuya la incomodidad. Para la fiebre, presione cada hora.

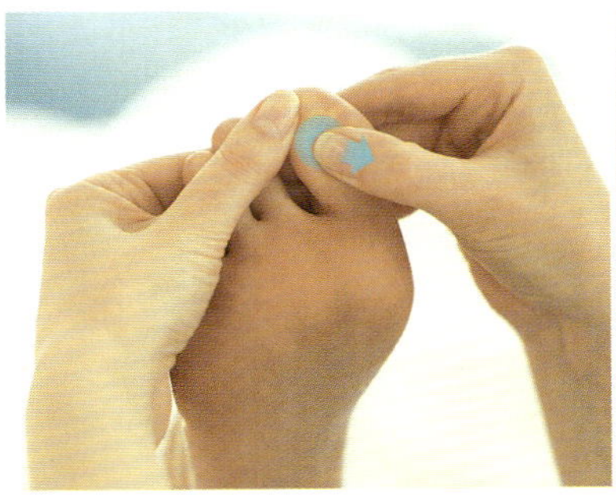

Aplique apretar y tirar al punto de proyección de la GLÁNDULA PITUITARIA. Si el mareo persiste, pince la zona del OÍDO INTERNO *(véase p. 77)*.

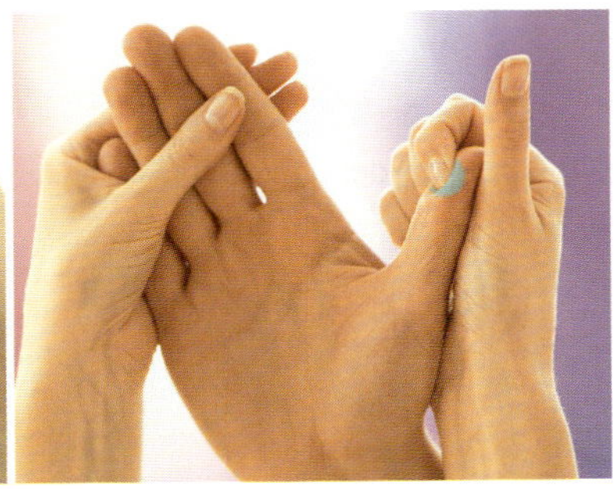

Aplique apretar y tirar al punto reflejo de la GLÁNDULA PITUITARIA. Si el mareo persiste, pince también la zona del OÍDO INTERNO *(véase p. 107)*.

Dolor de estómago

Para el dolor de estómago, aplique la reflexología al área de proyección del ESTÓMAGO hasta que la incomodidad disminuya. Si es propenso a los dolores de estómago, trabaje esta zona varias veces al día como medida preventiva.

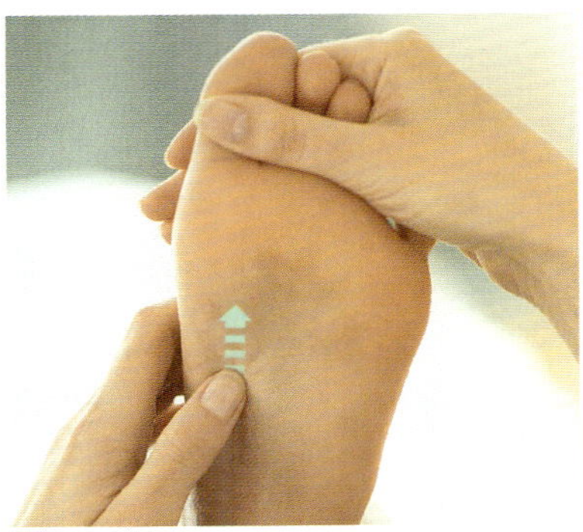

Aplique la técnica de caminar con el pulgar sobre la zona del ESTÓMAGO.

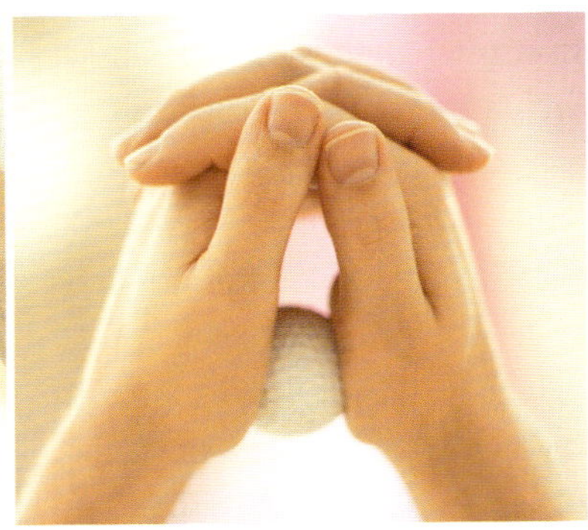

Presione con una pelota de golf la zona refleja del ESTÓMAGO en las manos.

Ardor de estómago

La acidez de estómago produce una sensación de ardor en el esófago y está causada por ácidos que suben del estómago. Para aliviar este problema, manipule el punto de proyección del PLEXO SOLAR durante varios minutos, porque el esófago atraviesa el plexo solar.

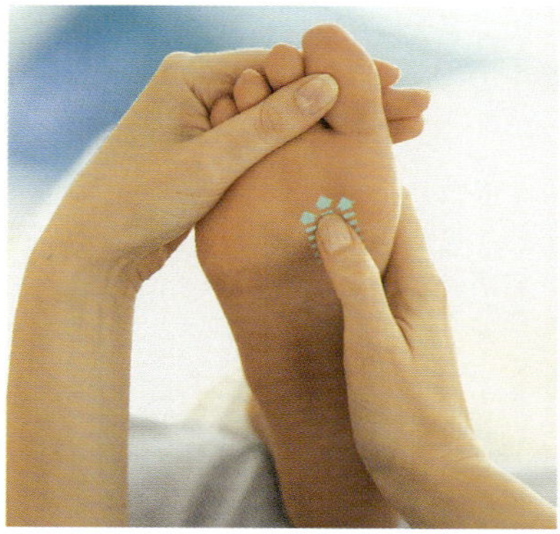

Camine con el pulgar sobre el punto del PLEXO SOLAR. Presione cualquier punto que parezca sensible.

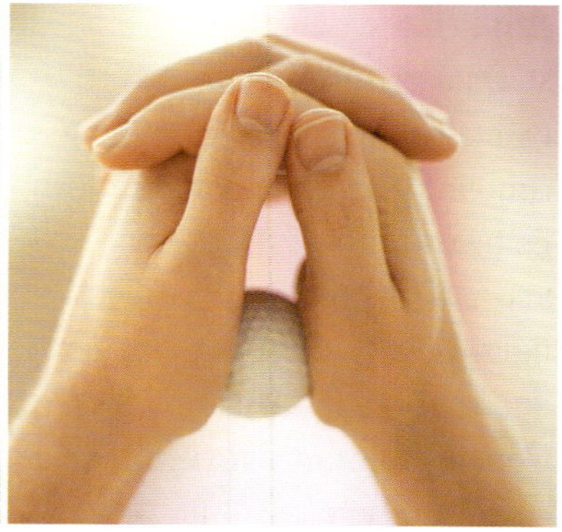

Ruede la pelota de golf sobre el punto de proyección del PLEXO SOLAR, que incluye la del ESÓFAGO.

Diarrea, colitis y diverticulitis

Para estas tres enfermedades, aplique la técnica reflexológica en el área de proyección del COLON durante varios minutos 3-4 veces al día.

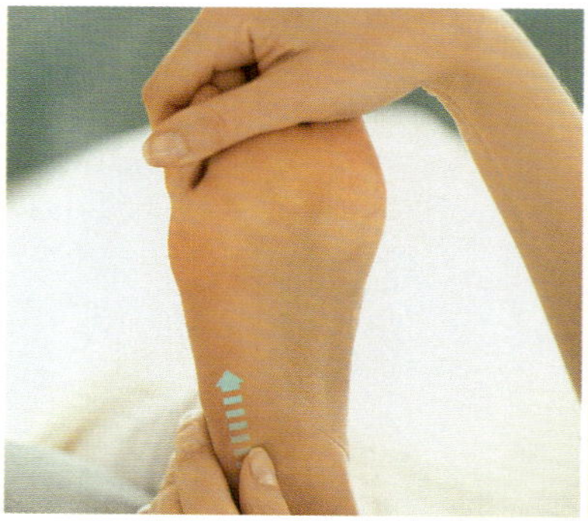

Aplique la técnica de caminar con el pulgar a la zona del COLON.

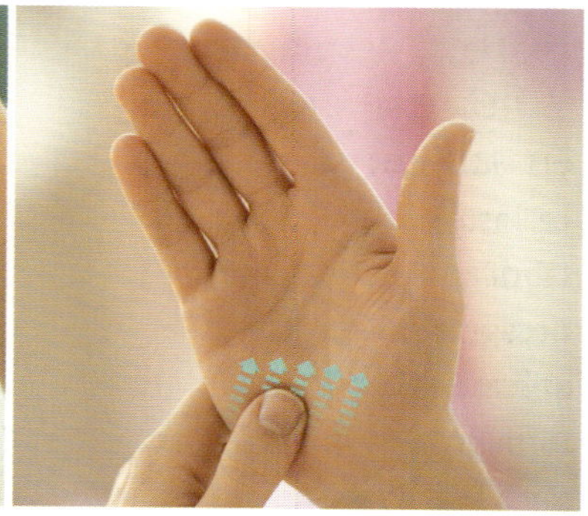

Presione el área del COLON, con la técnica de caminar con el pulgar.

Hemorroides

Para tratar las hemorroides (venas varicosas en el recto) con reflexología, tendrá que manipular la zona refleja del ano, que se encuentra dentro de la de la RABADILLA. Experimente palpando esta zona en los pies y las manos hasta que sienta un punto especialmente sensible. Trate este punto con reflexología.

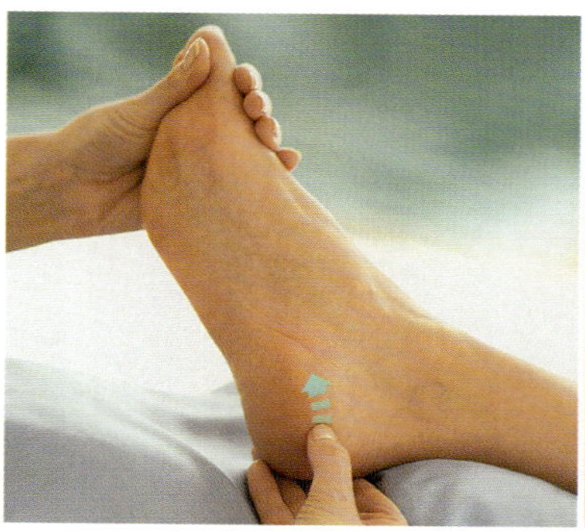

Aplique caminar con el pulgar a la zona refleja de la RABADILLA 3-4 veces al día durante algunos minutos.

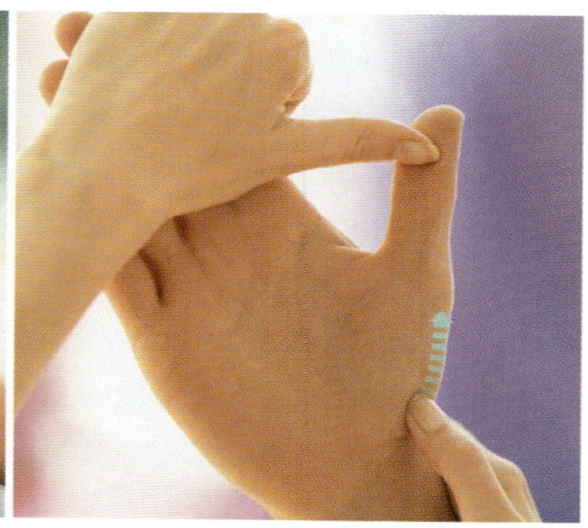

Realice varias veces caminar con el pulgar sobre la zona de la RABADILLA. Pruebe también con la otra mano.

Infecciones de vejiga y de riñón

Para estos problemas de salud, aplique la reflexología a las áreas de proyección del RIÑÓN y la VEJIGA y (para reducir la inflamación) a la zona de la GLÁNDULA SUPRARRENAL. Si la de la mano está demasiado sensible, trabaje los pies en su lugar, y viceversa.

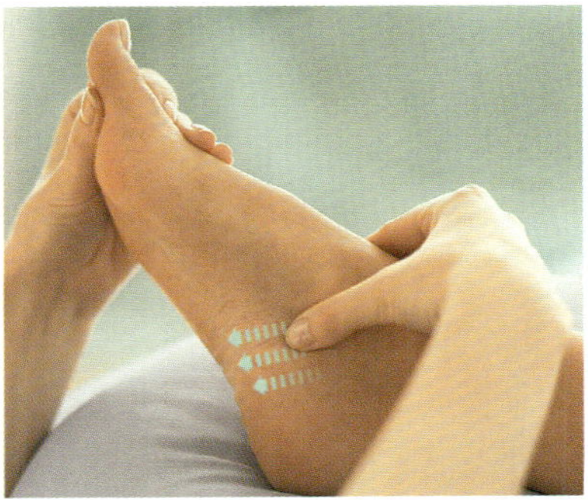

Camine con el pulgar sobre el área de la VEJIGA 3-4 veces al día. Aplique también esta técnica a la zona de la GLÁNDULA SUPRARRENAL *(véase p. 80)*.

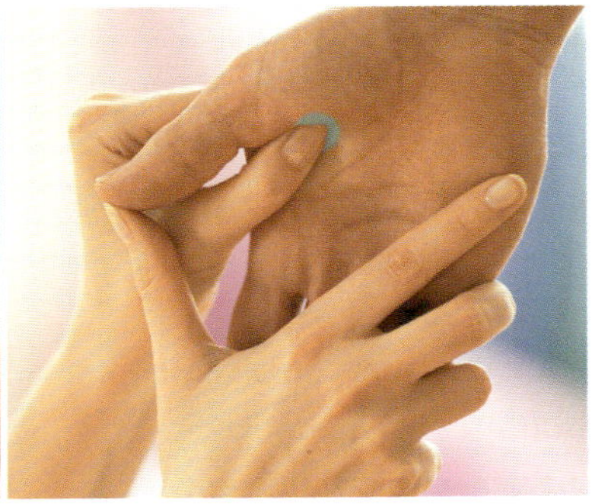

Realice varias pasadas sobre la zona refleja del RIÑÓN. Aplique también la técnica reflexológica a la de la GLÁNDULA SUPRARRENAL *(véase p. 104)*.

Diabetes e hipoglucemia (bajo nivel de azúcar en sangre)

La insulina, una hormona fabricada por el páncreas, es necesaria para metabolizar el azúcar en el cuerpo. En algunas formas de diabetes, se produce poca insulina, permitiendo que los niveles de azúcar en sangre aumenten hasta el punto de que puede resultar peligroso para el cuerpo. Tanto para la diabetes como para la hipoglucemia, se trata la zona refleja del PÁNCREAS y también la del RIÑÓN para ayudar a eliminar toxinas.

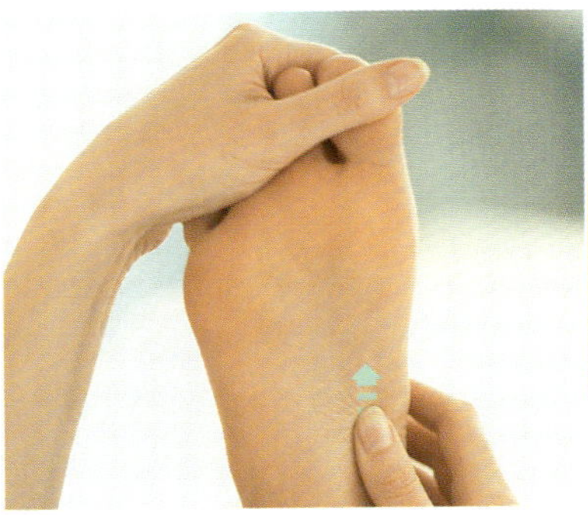

Manipule el área del PÁNCREAS, con pasadas de caminar con el pulgar, especialmente en el pie izquierdo.

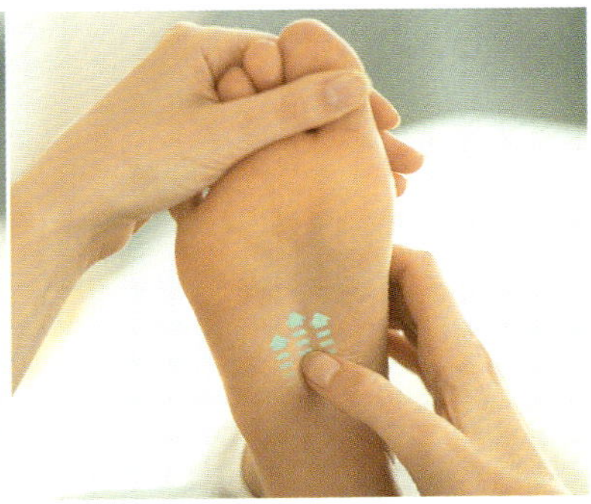

Aplique la técnica de caminar con el pulgar rep·tidamente a la zona refleja del RIÑÓN. Trabaje los dos pies por igual.

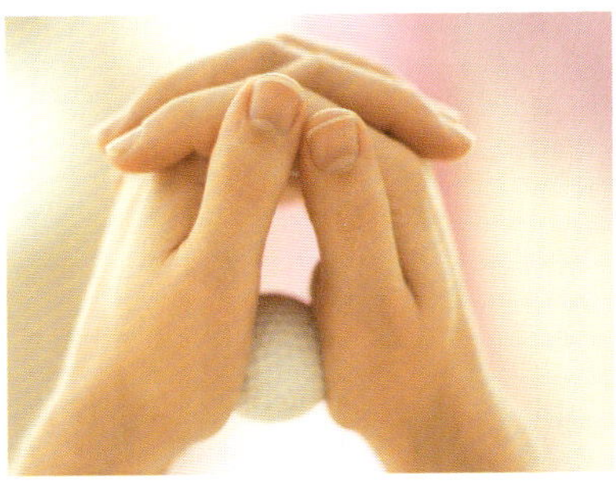

Ruede una pelota de golf sobre la zona del PÁNCREAS varias veces al día. Use poco si la superficie de la bola le resulta demasiado dura.

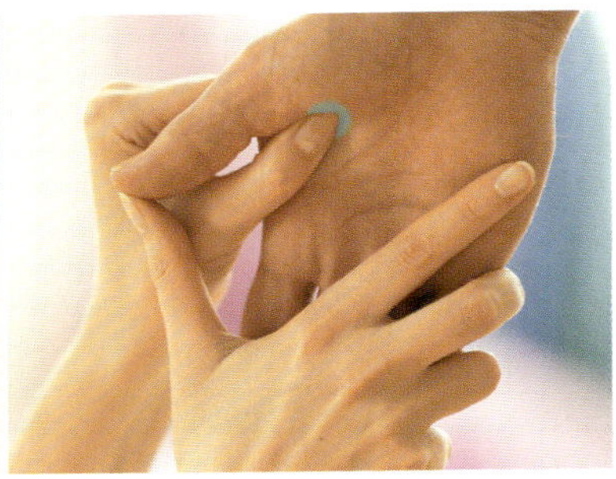

Con el índice y el pulgar, pellizque la zona refleja del RIÑÓN, presionando repetidas veces en el monte de Venus del pulgar.

ATENCIÓN

No trabaje demasiado la zona refleja del PÁNCREAS: aplique presión con brevedad y suavidad.

Ciática

Si el nervio ciático está pinzado, puede causar dolor en la nalga y la pierna, es a lo que se conoce como ciática. La reflexología se aplica al punto reflejo del NERVIO CIÁTICO. Para el dolor en la parte izquierda del cuerpo, trabaje la mano o el pie izquierdos, y viceversa.

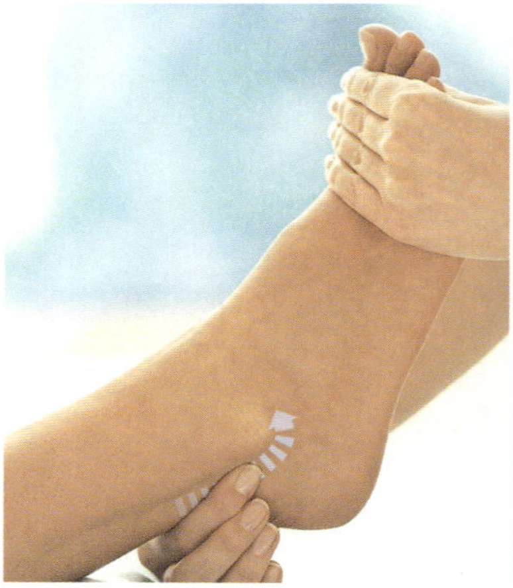

Aplique la técnica de caminar con el dedo a la zona refleja del NERVIO CIÁTICO 3-4 veces al día.

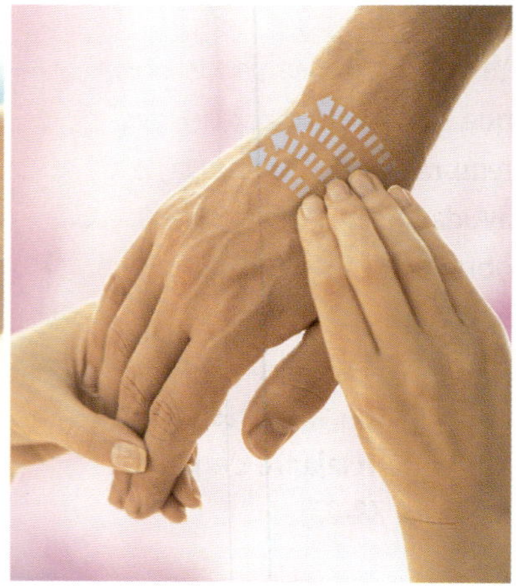

Utilice los cuatro dedos para caminar sobre las áreas de proyección de la ZONA LUMBAR y el NERVIO CIÁTICO.

Dolores menstruales y SPM

El dolor y otros síntomas son normales antes o durante las menstruaciones. Para aliviar el SPM, trabaje el punto reflejo del ÚTERO en los pies o las manos todos los días del mes. Para periodos dolorosos, trabaje la misma zona en las manos o los pies 3-4 veces al día hasta que el dolor disminuya.

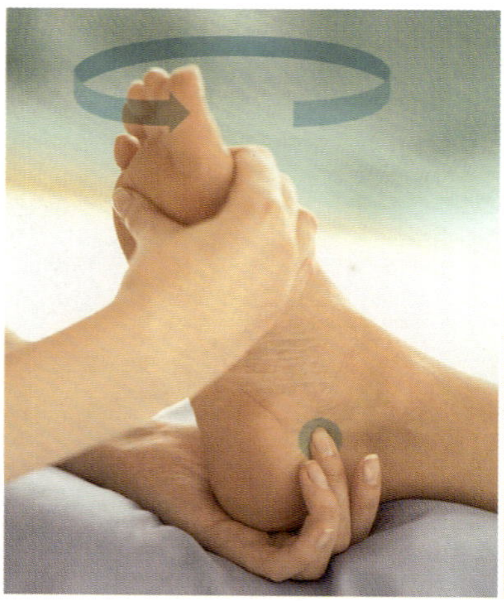

Apoye el dedo sobre la zona refleja del ÚTERO y aplique la técnica de rotación sobre un punto *(véase p. 66)*. Continúe con el otro pie.

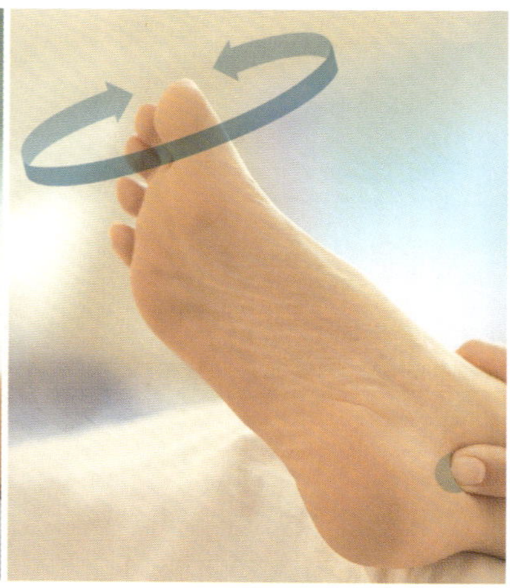

Presione con el pulgar en la zona refleja del ÚTERO, gire el tobillo en círculos, primero en el sentido de las agujas de reloj y, después, en el otro. Continúe con el otro pie.

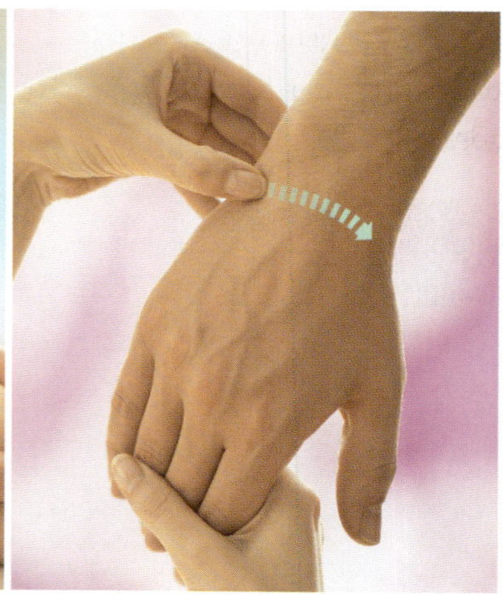

Coloque el pulgar sobre el punto de proyección del OVARIO. Camine sobre la zona varias veces.

Insomnio

Ya sea que no se puede dormir o que se despierte demasiado temprano, la reflexología le puede ayudar a tratar el insomnio. Para obtener mejores resultados, pida a su pareja o a un amigo que le dé un masaje en los pies justo antes de irse a la cama. Después, aplique una serie relajante de postres *(véase pp. 68–73).*

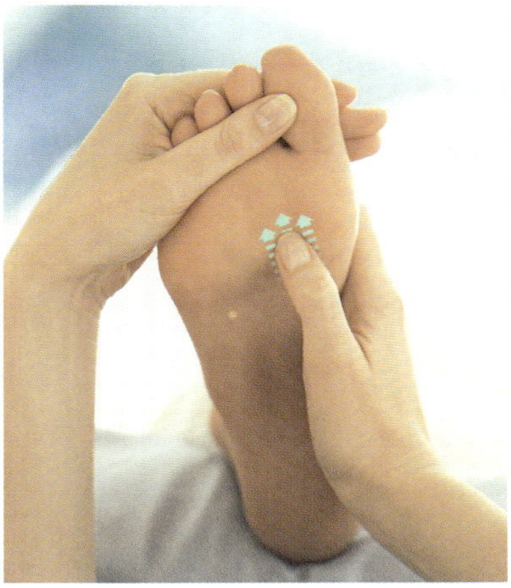

Realice sucesivas pasadas suaves caminando con el pulgar sobre la zona del PLEXO SOLAR de los dos pies.

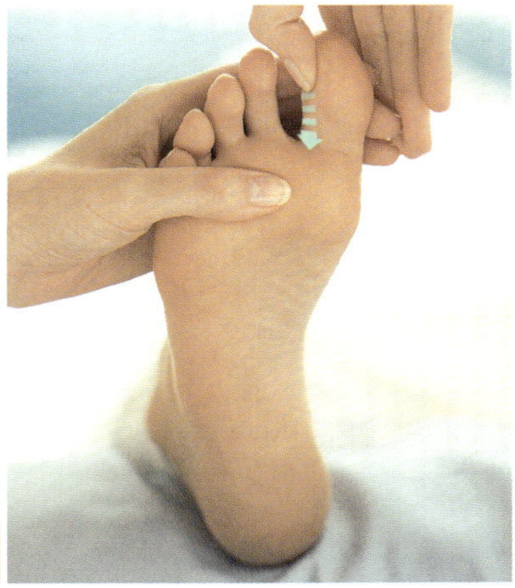

Camine con el pulgar sobre las áreas de CABEZA y CEREBRO. Realice pasadas sobre la zona del TRONCO CEREBRAL para mejorar la relajación *(véase p. 85).*

Ansiedad y depresión

La relajación es crucial. Manipule la zona del PLEXO SOLAR para la relajación, la del PÁNCREAS para estabilizar los niveles de azúcar y la de la GLÁNDULA SUPRARRENAL para normalizar la producción de adrenalina.

Trabaje la zona refleja del PLEXO SOLAR pellizcando el monte de Venus del pulgar. Repita varias veces.

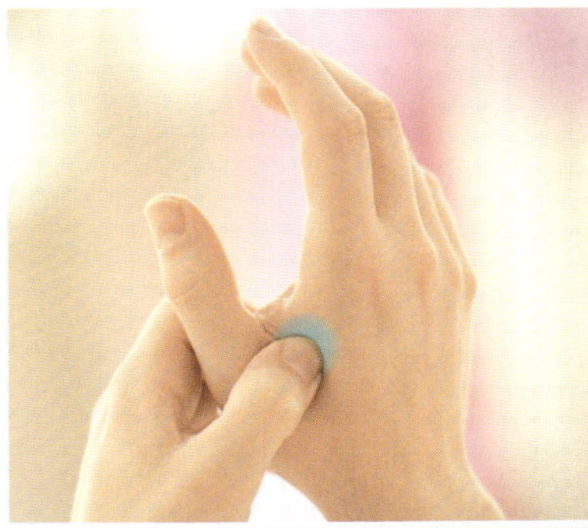

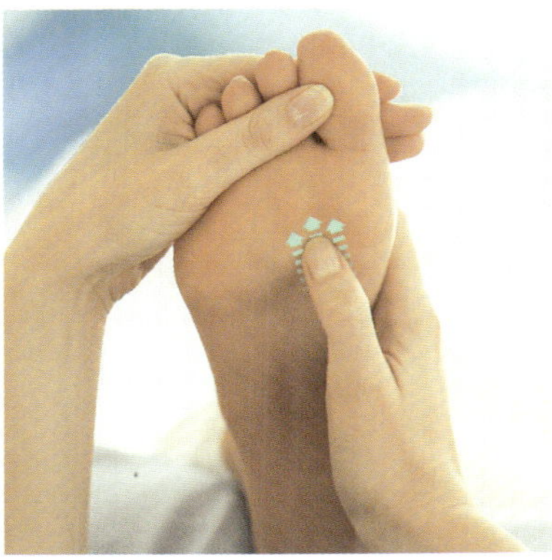

Camine con el pulgar repetidas veces en el punto de proyección del PLEXO SOLAR, con una presión suave.

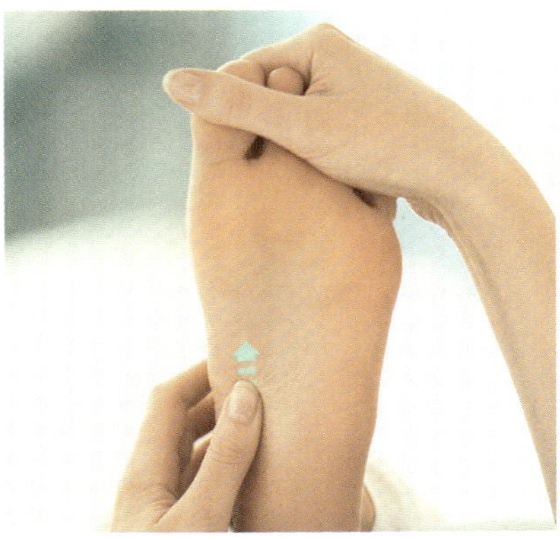

Trabaje la zona refleja del PÁNCREAS utilizando la técnica de caminar con el pulgar.

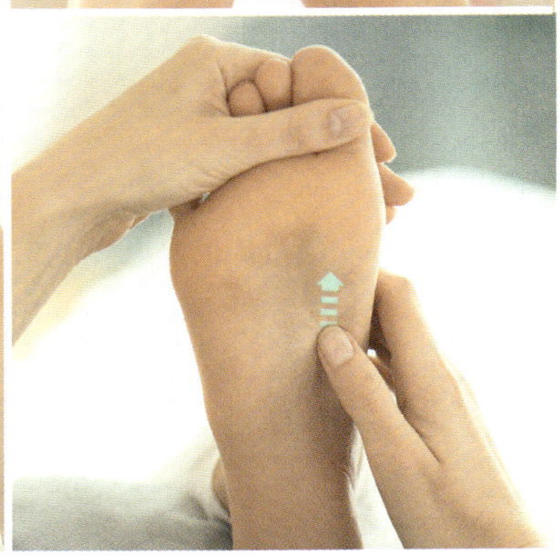

Por último, camine con el pulgar sobre el punto de proyección de la GLÁNDULA SUPRARRENAL varias veces.

DATOS DE INTERÉS

Encontrar un terapeuta

En lugar, o además, de aplicarse usted mismo las técnicas, puede querer contratar a un reflexólogo profesional. Busque en los credenciales de su terapeuta su formación y pertenencia a organizaciones *(véase abajo)*. No obstante, las normas han cambiado durante la última década, así que debería preguntarle a su futuro terapeuta la fecha y la duración de su estudio, y cuánta experiencia profesional tiene. Los reflexólogos mejor cualificados han completado un curso de 50 horas o más y tienen también al menos un año de experiencia en prácticas. También vale la pena observar que alguien que se ha ampliado a otras áreas (como vender productos u ofrecer otras terapias complementarias) puede no tener tanta experiencia en reflexología como un especialista *(véase también pp. 36-37)*.

Contactos

International Council of Reflexologists
PO Box 78060
Westcliffe Postal Outlet, Hamilton, Ontario L9C 7N5
Canadá
Teléfono: 1 905 387 8449
Fax: 1 905 387 6199
Página web: www.icr-reflexology.org
E-mail: icr@mountaincable.net

Reflexology in Europe Network (R.I.E.N.)
Bovenover 59, 1025 JJ Amsterdam, Países Bajos
Teléfono/Fax: 31 20 636 3915
Página web: www.reflexeurope.org
E-mail: h.van.der.werff@freeler.nl

Sociedad Española de Reumatología
C/ Recoletos 9, 1.º 28001 Madrid, España
Teléfono: 91 576 77 99
Fax 91 578 11 33
Página web: www.ser.es
E-mail: ser@ser.es

Asociación Española de Médicos Naturistas
Apartado de Correos 21.122 - 28080 Madrid
Teléfono/Fax: 91 573 24 63
Página web: www.medicina-naturista.net

Asociación Aragonesa de Reflexología Podal
E-mail: asociareflexo@msn.com.

Páginas web

www.reflexology-research.com
La página web de Kevin y Barbara Kunz ofrece una base de teoría y práctica de la reflexología, completada con información sobre los avances en la investigación de la reflexología.

www.foot-reflexologist.com
Kevin y Barbara Kunz ofrecen información y consejos para reflexólogos profesionales.

www.myreflexologist.com
Ofrece información interactiva sobre los productos y la práctica reflexológica.

www.reflexology.org
Aparecen enlaces a otras páginas web importante en el mundo de la reflexología, así como una lista de las organizaciones de todo el mundo.

www.iol.ie/~footman/booklst.html
Lista de libros útiles sobre reflexología, así como videos y gráficos y dónde comprarlos.

www.foot.com
Información sobre cómo cuidar de los pies.

Lecturas recomendadas

Bayly, Doreen
Reflexology Today
(Inner Traditions Intl Ltd, 1989)

Gillanders, Ann
Reflexology: A Step-by-Step Guide
(Element Books, 1997)

Hall, Nicola
Reflexology: A Way to Better Health
(Newleaf, 2001)

Jora, Jurgen
Foot Reflexology: A Visual Guide for Self-Treatment
(St. Martin's Press, 1991)

Kunz, Kevin and Barbara
My Reflexologist Says Feet Don't Lie
(Reflexology Research Project Press, 2001)

Kunz, Kevin and Barbara
Hand Reflexology Workbook (Revised)
(Reflexology Research Project Press, 1999)

Kunz, Kevin and Barbara
The Complete Guide to Foot Reflexology
(Reflexology Research Project Press, 1993)

Kunz, Kevin and Barbara
Hand and Foot Reflexology: A Self-Help Guide
(Simon & Schuster, 1992)

Otras lecturas

Lett, Anne
Reflex Zone Therapy for Healthcare Professionals
(Churchill Livingstone, 2000)

Marquardt, Hanne
Reflex Zone Therapy of the Feet
(Inner Traditions Intl Ltd, 1996)
Trad.: *Terapia de las zonas reflejas de los pies*, Ed. Urano

Eugster, Father Josef
The Rwo Shur Health Method:
A Self Study Book on Foot Reflexology
(Geraldine Co., 1988)

ÍNDICE ANALÍTICO

AGRADECIMIENTOS

Agradecimientos de los autores

Queremos dar las gracias a la editorial y al equipo de producción por su excepcional trabajo con este libro: la fotógrafa Ruth Jenkinson y su ayudante Kerri Lee; los modelos Sarah Clive, Viviene Jay, Richard Beaumont, Amanda Wright, Michael Hakeem, Sarah Jane Oliver y Sebastian Naylor; nuestro agente, Mitch Douglas, de ICM; y el equipo de Dorling Kindersley: Mary-Clare Jerram, Stephanie Farrow, Shannon Beatty, Mabel Chan, Mark Cavanagh, Marghie Gianni y Penny Warren.

Agradecimientos de la editorial

En nombre de Dorling Kindersley, queremos dar las gracias a estas personas por su ayuda y participación en el proyecto: Sue Bosanko por el índice; Christine Heilman, Susana Marrito, Constance Novis y Margaret Parrish por su aportación a la edición; Tracy Miles y Ann Burnham por su ayuda en el diseño; Phillip Wilson por las ilustraciones; Ruth Jenkinson y Kerri Lee por las fotografías; y Sarah Clive, Viviene Jay, Richard Beaumont, Amanda Wright, Michael Hakeem, Sarah Jane Oliver y Sebastian Naylor por posar.

Créditos de las fotografías

Documentalista: Franziska Marking

El editor quisiera agradecer a estas entidades su permiso para reproducir sus fotografías:

6-7: Getty Images/Nick Dolding; 10-11: Expedición de Oxford a Egipto/Paolo Scremin; 12: Heritage Image Partnership/© Museo Británico; 30: Photonica/Neo Vision; 60: Photonica/Takeshi Noguchi.

Sobre los autores

Kevin y Barbara Kunz han sido pioneros en la búsqueda, enseñanza, práctica, regulación y documentación de la reflexología desde hace 25 años. Autoridades reconocidas internacionalmente en su campo, han viajado a lo largo y ancho del mundo para promover y explicar qué es la reflexología. Son codirectores de la organización Reflexology Research y coeditores de la revista de la organización, *Reflexions* (que lleva circulando más de 20 años).

Kevin y Barbara dirigen un curso de reflexología en Santa Fe, Nuevo México, y también mantienen dos páginas web que han recibido más de cinco millones de visitas. Son autores de varios libros, traducidos a muchos idiomas y que han conocido varias ediciones, entre ellos el best-seller ***Complete Guide to Foot Reflexology.*** Del resto de su producción destacan ***Hand and Foot Reflexology: a Self-help Guide, Hand Reflexology Workbook, The Practitioner's Guide to Reflexology, The Complete Guide to Foot Reflexology*** (edición revisada), ***Reflexology for Children, Medical Applications of Reflexology*** y ***My Reflexologist Says Feet Don't Lie.***

Se puede obtener más información en:
http://www.reflexology-research.com o
http://www.foot-reflexologist.com